DIGESTIÓN SANA

DR. PUBLIO AYALA GARZA

Título del libro: Digestión Sana
D. R. © 2019 Publio Ayala Garza
2da Edición

ISBN: 9781795299688

Edición y corrección de estilo: IMANA Contenido Editorial
Asesora en edición: Lic. Mariela Pérez Chavarría
Diseño de cubierta: Nerea Pérez Expósito para MaquetaTuLibro
Diseño y maquetación de tripa: MarianaEguaras.com

Para mi esposa, Dinorah, y mis hijos,
Sebastián, Donato y Dinorah.
Mientras escribía este libro, al igual que
en mi vida entera, me motivaron
a seguir adelante con su apoyo y cariño.

Para mis pacientes, quienes me han ofrecido
su confianza y me han permitido cuidar
de su aparato digestivo.

Nota importante

La información contenida en este libro tiene solamente la intención de ser educativa, sin embargo, no representa de ninguna forma una prescripción médica. El autor no adquiere responsabilidad de ninguna consecuencia que pudiera resultar del empleo de la información incluida en esta obra. El autor no puede garantizar la seguridad o la efectividad de los tratamientos o consejos mencionados en este libro. El lector debe consultar con su médico o profesional de la salud antes de adoptar cualquier sugerencia contenida en este libro. El autor se ha esforzado por ofrecer al lector los conceptos más actuales sobre los temas que aquí trata de acuerdo con una revisión bibliográfica que al final se detalla, sin embargo, la medicina es una ciencia en constante cambio, por lo que la información actual pudiera modificarse con las futuras investigaciones.

Si tienes alguna duda, es mejor que consultes con tu médico.

Contenido

ACERCA DEL AUTOR 11

INTRODUCCIÓN 13

PARTE I. ENTENDIENDO CÓMO TRABAJA EL APARATO DIGESTIVO Y QUÉ HACER PARA QUE FUNCIONE MEJOR 17

CAPÍTULO PRIMERO. PANORAMA DEL ESTADO NUTRICIONAL Y LAS ENFERMEDADES DIGESTIVAS EN MÉXICO 19

CAPÍTULO SEGUNDO. UN VIAJE A TRAVÉS DE TU APARATO DIGESTIVO 29

CAPÍTULO TERCERO. LOS ALIMENTOS SON TU MEJOR MEDICINA 41

CAPÍTULO CUARTO. ¿CÓMO EL ESTRÉS IMPACTA A TU DIGESTIÓN? 75

PARTE II. ENFERMEDADES MÁS COMUNES DEL APARATO DIGESTIVO 93

CAPÍTULO QUINTO. ENFERMEDAD POR REFLUJO GASTROESOFÁGICO 95

CAPÍTULO SEXTO. DISPEPSIA (INDIGESTIÓN) 109

CAPÍTULO SÉPTIMO. ÚLCERA PÉPTICA 117

CAPÍTULO OCTAVO. ENFERMEDAD DEL HÍGADO GRASO NO ALCOHÓLICO 133

CAPÍTULO NOVENO. SÍNDROME DE INTESTINO IRRITABLE (COLON IRRITABLE) 145

CAPÍTULO DÉCIMO. ESTREÑIMIENTO 159

CAPÍTULO DECIMOPRIMERO. CÁNCER DE COLON Y PÓLIPOS 175

CAPÍTULO DECIMOSEGUNDO. GAS INTESTINAL 191

CAPÍTULO DECIMOTERCERO. INTOLERANCIA A LA LACTOSA 203

CAPÍTULO DECIMOCUARTO. ENFERMEDAD DIVERTICULAR DEL COLON 213

CAPÍTULO DECIMOQUINTO. ENFERMEDAD DE CROHN Y COLITIS ULCERATIVA CRÓNICA INESPECÍFICA 225

CAPÍTULO DECIMOSEXTO. HEMORROIDES, FISURA ANAL Y PRURITO ANAL 247

PARTE III. ESTUDIOS DE DIAGNÓSTICO 263

CAPÍTULO DECIMOSÉPTIMO. PROCEDIMIENTOS DE ENDOSCOPÍA E IMAGEN PARA EL DIAGNÓSTICO Y TRATAMIENTO DE LAS ENFERMEDADES DIGESTIVAS 265

BIBLIOGRAFÍA Y CRÉDITOS 285

ÍNDICE TERMINOLÓGICO 315

ACERCA DEL AUTOR

El doctor Publio Ayala Garza es autor de varios libros, entre los que destacan *Vitaminas, Minerales y Suplementos Dietéticos*, *Cáncer: Causas y Prevención* y *Digestión y Nutrición* 2000, del cual el presente libro es la segunda edición. El autor es médico gastroenterólogo egresado de la Facultad de Medicina de la Universidad Autónoma de Nuevo León. Simultáneamente con los estudios de medicina, cursó la Licenciatura en Psicología Clínica en su alma máter. Realizó estudios de postgrado en el Hospital Universitario "Dr. José E. González" en Monterrey, en la Universidad de Texas en San Antonio y en la Universidad de Miami en Florida. Actualmente, es profesor clínico del servicio de gastroenterología en el Hospital San José TecSalud en Monterrey, donde atiende pacientes con enfermedades del aparato digestivo. Es miembro de diversas organizaciones de salud incluyendo: la Asociación Mexicana de Gastroenterología, la American College of Gastroenterology y la American Gastroenterological Association. El doctor Ayala ha recibido varias distinciones incluyendo un reconocimiento a la excelencia profesional por la Federación de Colegios Profesionales del Estado de Nuevo León, A.C. Propone una medicina enfocada en un cambio en la dieta y en el estilo de vida.

INTRODUCCIÓN

En los sistemas de salud actuales, los médicos tienen cada vez menos tiempo para educar a sus pacientes. Aunque hoy en día se tiene acceso a un mar de información médica en la Internet, la cual puede ser en ciertos casos de gran ayuda, en otras ocasiones, puede ser confusa o incluso peligrosa. Este libro está escrito para brindarte los conceptos actuales de forma sencilla y clara para que comprendas la forma en que trabaja tu aparato digestivo y puedas cuidarlo adecuadamente.

El campo de la gastroenterología, al igual que otras áreas de la medicina, está lleno de charlatanes y curanderos que con información engañosa convencen a los pacientes a todo tipo de tratamientos alternativos, como lavados colónicos, ozonoterapia, homeopatía y una variedad de dietas de moda que pueden causar más daño que bien a tu salud. En ciertas circunstancias, las personas recurren a quiroprácticos, hipnotistas e incluso brujos en lugar de acudir con un médico en busca de un diagnóstico y tratamiento correctos. El riesgo de toda esta pseudomedicina es que existe un retraso en un tratamiento médico convencional con consecuencias fatales.

Digestión Sana es una guía médica para que conozcas lo esencial del diagnóstico y los tratamientos en gastroenterología actualmente disponibles con información científica seria que se encuentra en libros y revistas médicas de vanguardia. Aquí, obtendrás conocimiento confiable para que puedas iniciar tratamientos sencillos en casa y aprendas a reconocer cuándo acudir con el médico para solucionar tus problemas digestivos oportunamente.

En la primera parte del libro, compartiré contigo un panorama del estado nutricional y las enfermedades digestivas en México. Resalto que el aumento de las enfermedades del aparato digestivo se debe, principalmente, a un cambio en la dieta que ha venido ocurriendo en las últimas décadas en nuestra población. Te hablaré de las causas de las molestias digestivas más comunes y por qué una digestión sana es el centro de la salud. Posteriormente, te daré un viaje a través de tu aparato digestivo. De forma sencilla, te enseñaré el funcionamiento de este maravilloso sistema, la forma en que se controla la digestión y te platicaré sobre la estrecha relación de tu cerebro con tus intestinos. El capítulo principal de todo el libro es el tercero. En éste, te muestro las ocho recomendaciones básicas para mejorar tu alimentación. Asimismo, señalo los lineamientos de las principales autoridades en salud y nutrición basadas en sólidas investigaciones científicas que indican la forma de lograr una nutrición óptima. También aprenderás si realmente necesitas tomar suplementos de vitaminas y minerales.

En esta segunda edición, incluyo un tema que es de suma importancia en el origen de muchas enfermedades digestivas: el estrés. En el capítulo *Cómo el estrés impacta tu digestión*, explico qué es el estrés crónico, cuáles son los factores estresantes más comunes y cómo afecta tu digestión. Sin embargo, lo más importante es que incluyo una guía completa con consejos para disminuir el estrés y mejorar tu salud digestiva y tu vida en general.

Cuando el aparato digestivo funciona de forma correcta, los alimentos son convertidos en energía que permite el funcionamiento y la reparación de todo tu cuerpo. Cuando tienes una buena salud, los alimentos pasan a través de los ocho metros de tracto digestivo —desde la garganta hasta el recto— sin ningún malestar y sin que te des cuenta. Sin embargo, los síntomas del aparato digestivo son muy frecuentes y la mayoría de la gente sufre casi a diario algún tipo de molestia gastrointestinal. En la segunda parte de este libro, en lenguaje sencillo detallo las causas, los síntomas, el diagnóstico y el tratamiento de las enfermedades más frecuentes del aparato digestivo haciendo énfasis en lo que tú puedes hacer para mejorar tus molestias a través de un cambio en tu dieta y estilo de vida. Incluyo aquí, de arriba abajo y en ese orden: la enfermedad por reflujo gastroesofágico, úlcera péptica, indigestión, hígado graso, colon irritable, estreñimiento, cáncer de colon, gas intestinal, intolerancia a la lactosa, enfermedad diverticular del colon, enfermedad de Crohn, colitis ulcerativa y enfermedades del ano y recto, como hemorroides, fisura anal y prurito anal.

Finalmente, en la tercera parte hago la descripción de los procedimientos de endoscopía e imagen para el diagnóstico de las enfermedades digestivas. Aquí describo los avances en la tecnología que han hecho posible una verdadera transformación de la gastroenterología en los años recientes. Los estudios de endoscopía gastrointestinal –como la endoscopía digestiva superior y la colonoscopía– son procedimientos que permiten examinar las paredes internas del aparato digestivo con gran detalle. No sólo permiten el diagnóstico preciso de múltiples enfermedades, sino que también posibilitan realizar tratamientos, como eliminar un tumor o controlar una hemorragia.

Digestión Sana tiene el objetivo de ser un libro de fácil entendimiento y espero que sea de gran utilidad para ti y para tu familia. También espero que te ayude a identificar y a tratar algunas molestias y, en muchos casos, a prevenir enfermedades. No olvides que, si persisten las molestias de tu aparato digestivo, no esperes más y acude con tu gastroenterólogo.

PARTE I

Entendiendo cómo trabaja el aparato digestivo y qué hacer para que funcione mejor

CAPÍTULO PRIMERO

PANORAMA DEL ESTADO NUTRICIONAL Y LAS ENFERMEDADES DIGESTIVAS EN MÉXICO

El cambio en la dieta es la principal causa del aumento de las enfermedades digestivas

En las últimas décadas, el cambio progresivo de la dieta tradicional de los mexicanos es una de las principales causas del aumento en la incidencia de la mayoría de las enfermedades del aparato digestivo. Algunas enfermedades digestivas que antes eran muy raras ahora son cada vez más frecuentes, como la colitis ulcerativa crónica inespecífica y la enfermedad de Crohn.

Las enfermedades del aparato digestivo más comunes que constituyen un 80% de toda la patología digestiva incluyen el reflujo gastroesofágico, la dispepsia, el síndrome de intestino irritable y el estreñimiento crónico. Estos padecimientos causan que, año tras año, los medicamentos para estos problemas sean de los más consumidos. Por otra parte, el cáncer de colon –otra de las enfermedades relacionadas con la alimentación– ha estado presentando un aumento notable en la población mexicana.

En los últimos años, los hábitos alimentarios se han modificado de forma importante en nuestro país, sobre todo en las áreas urbanas. La dieta tradicional mexicana ha cambiado, ya que se ha visto influenciada por los regímenes alimentarios de los países desarrollados, principalmente por Estados Unidos. La dieta ha aumentado en cuanto a los alimentos procesados con gran cantidad de harinas, azúcares refinados, grasas trans y un sinnúmero de aditivos: por el otro lado, han disminuido los alimentos naturales ricos en fibra, grasas saludables y carbohidratos complejos. Actualmente, se sabe que la dieta tradicional mexicana –considerada como una de las gastronomías más ricas y saludables del mundo, basada en maíz, chile, frijol, frutas y verduras– es más recomendable y sana que las dietas de los países industrializados.

Sin lugar a duda, estos cambios han causado que la calidad y el valor nutricional de nuestra dieta se esté deteriorando y estos –aunado al sedentarismo, al abuso en el consumo de alcohol, al tabaquismo y al estrés de la vida actual– han causado que todas las enfermedades crónicas, en particular las del aparato digestivo, estén aumentando hasta tener ahora una incidencia cada vez más parecida a la de los países desarrollados.

Para nuestra fortuna, contamos con las herramientas necesarias para hacer el diagnóstico preciso y oportuno. Asimismo, tenemos los tratamientos para controlar o incluso erradicar la mayoría de los padecimientos del aparato digestivo. La gastroenterología –ayudada por los avances en la tecnología– ha evolucionado hasta ser una especialidad médica con conceptos muy precisos. El desarrollo de la endoscopía digestiva nos ha dado los medios para valorar las paredes internas del aparato digestivo para el diagnóstico de muchas enfermedades. Por medio de la endoscopía digestiva no sólo se realiza diagnóstico, sino que se pueden aplicar tratamientos, como la cauterización directa de una úlcera gástrica sangrante o la eliminación de un pólipo precanceroso del intestino grueso.

La alimentación en méxico

México es un país donde se pueden apreciar grandes contrastes. Sin embargo, a pesar de que hay una gran riqueza de recursos, la población presenta problemas de nutrición. Por diferentes motivos –políticos, económicos y culturales– se han causado graves desigualdades socioeconómicas que repercuten en los hábitos de alimentación. Los grupos más afectados por una mala nutrición son los niños, los ancianos y las mujeres embarazadas o que se encuentran en lactancia.

La desnutrición es un problema de salud muy frecuente en nuestro país. En diferentes estudios nacionales, se calcula que padecen desnutrición casi el 20% de los niños en los medios rurales. Se ha observado que la nutrición ha ido empeorando en las últimas décadas, posiblemente debido a la publicidad exagerada de alimentos procesados con pobre valor nutricional. Es notable que los análisis de las encuestas de nutrición indican que los estados del norte son los que tienen menor grado de desnutrición, mientras que los estados del sur y las zonas con población indígena son los más afectados.

Por otro lado, cada vez es más notorio el problema de una mala nutrición por exceso, lo cual está aumentando las enfermedades crónicas en cierto grupo de la población. Actualmente, se ven con mayor frecuencia enfermedades como la diabetes, la obesidad, la hipertensión arterial, los infartos del corazón, varios tipos de cáncer y problemas de la digestión. México y Estados Unidos tienen el mayor índice de obesidad a nivel mundial en adultos en comparación con países como Corea y Japón. México también ocupa el cuarto lugar en obesidad infantil. Se calcula que más del 30% de la gente que vive en las ciudades tiene cierto grado de obesidad. Es alarmante ver cómo en nuestra población cada vez hay más personas con sobrepeso, con todas las enfermedades relacionadas con este problema.

El mercado de los alimentos

Hoy en día, los hábitos de alimentación son influidos por muchos factores. La gente come según las ofertas en los supermercados, por la presentación o color de los alimentos o por influencia de la información de la industria alimentaria a través de los medios de comunicación. Desgraciadamente, existe mala información en todas partes. Los restaurantes de comida rápida comparten consejos contradictorios, al igual que hay mucha desinformación en miles de sitios web, blogs y redes sociales. Son pocas las personas que escogen los alimentos a su gusto con base en el contenido nutricional. La verdad es que la gente come de acuerdo con la situación del gran mercado de los alimentos, el cual es muy extenso y complejo a nivel mundial.

La industria alimentaria facilita el charlatanismo y el fraude debido a la gran falta de información confiable sobre la nutrición en la gente, quien es la víctima al dejar que manipulen sus gustos y predilecciones.

El resultado final es una mala nutrición y mayor predisposición a enfermedades. El mercado del charlatanismo en la nutrición es inmenso, simplemente considerando que todos comemos todos los días. Las personas más vulnerables tienen las siguientes características: no son suspicaces, por lo que creen que si una información aparece en algún medio, debe ser verdad, o dan por cierto lo que otras personas refieren como experiencias personales; creen en la magia y piensan que es posible la solución rápida a los problemas que han tenido por largo tiempo; otro grupo son los que se encuentran desesperados debido a que sus enfermedades no han sido resueltas por los médicos, por lo que intentan cualquier cosa con la esperanza de aliviarse; el último grupo de personas vulnerables son aquéllas que tienen ideologías contrarias a la medicina científica, por lo que prefieren los métodos alternativos.

Actualmente, se gastan millones de pesos al año en suplementos dietéticos, la mayoría de las veces, innecesarios. La principal justificación de la publicidad es que los suplementos de vitaminas y minerales "aseguran la salud", ya que supuestamente los alimentos no son suficientes para darnos estos nutrientes. Otra falsa afirmación es que las vitaminas pueden ayudar a manejar el estrés; incluso se ha dicho que el estrés puede "robar" las vitaminas de nuestro cuerpo, lo cual es una idea errónea.

El abuso en el mercado de la nutrición es muy frecuente en la gente de edad avanzada. Los ancianos son un grupo de la población que compra productos que prometen juventud y más años de vida. Muchos de ellos creen que pueden conservar su salud y vivir más al tomar suplementos de vitaminas y minerales. Los suplementos de vitaminas y antioxidantes tienen ciertas indicaciones y conviene saber que las dosis muy altas pueden causar daño en lugar de beneficio.

Muchas personas que tienen obesidad quieren bajar de peso de forma rápida y con el mínimo esfuerzo. Este grupo de población –cada vez mayor– es el principal mercado de la alimentación con abusos, que en muchas ocasiones constituyen fraude. En este mercado, se pueden encontrar desde dietas y medicamentos, hasta aparatos y muchos otros accesorios. Es común ver a una gran cantidad de médicos y nutriólogos que se dedican a brindar diferentes tratamientos para reducir peso. Desgraciadamente, además de estos profesionales, hay un sinnúmero de falsos nutriólogos y bariatras que no tienen la preparación ni las credenciales adecuadas para llevar a cabo tratamientos en estos pacientes.

Por otro lado, se puede encontrar una gran variedad de libros sobre dietas y tratamientos para la reducción de peso. La principal característica de todos estos materiales es que ofrecen una nueva y revolucionaria idea que está basada solamente en la "experiencia personal del autor". La mayoría de las dietas de estos libros promueven esquemas no balanceados o basados en sólo un tipo de nutriente o, de plano, francamente irracional. Algunas personas que siguen estas dietas logran bajar de peso en corto tiempo, sin embargo, lo vuelven a ganar e incluso más de lo que pesaban.

Una digestión sana es el centro de tu salud

Desde hace muchos años, múltiples investigaciones han demostrado que una alimentación adecuada y una buena digestión son muy importantes para mantener la salud y prevenir enfermedades. Está demostrado que una buena nutrición favorece el crecimiento de los niños permitiendo, en general, un buen desarrollo físico y mental. Todos los seres vivos dependemos de los alimentos para poder vivir. Estos contienen nutrientes que dan la energía y los materiales para la construcción y la reparación de las células de los organismos vivos. Los nutrientes básicos para mantener el funcionamiento de nuestro cuerpo y que aportan energía son los carbohidratos, las grasas y las proteínas. Para poder usarse esta energía, se necesitan además vitaminas y minerales.

El aparato digestivo es una maquinaria extraordinaria que permite que todos los alimentos que entran a nuestro cuerpo se absorban hacia la sangre para luego transformarse en la energía que nos permite vivir. El aparato digestivo funciona como una interfaz entre los alimentos y el resto de nuestro organismo. Aquí está la base de nuestro sistema inmune, se producen vitaminas y existe una extensa comunicación con cada célula del resto de nuestro cuerpo.

El aparato digestivo —con sus órganos de la digestión, sus jugos enzimáticos, hormonas y movimientos muy bien organizados— tritura, mezcla y digiere los alimentos hasta convertirlos en partículas muy pequeñas de nutrientes que pasan a través de la pared intestinal hacia el resto del cuerpo para ser utilizados. Cuando este proceso no ocurre como debe ser, es posible sentir molestias y malestares. Si no se atienden estos síntomas, se propicia el desarrollo de enfermedades.

Tú no eres tan solo lo que comes

Con frecuencia, atiendo en mi consultorio a pacientes que se quejan de muchos síntomas digestivos. Cuando les pregunto acerca de su alimentación, muchos me indican que llevan una dieta muy sana y, a pesar de eso, tienen molestias. Escoger alimentos saludables es un buen principio y es donde más enfocaré mi atención en este libro, sin embargo, existen otros factores que influyen en nuestra salud general y, en particular, en un buen funcionamiento de nuestro aparato digestivo.

Tu aparato digestivo debe ser capaz de digerir los alimentos; convertirlos en pequeñas partículas; absorber los nutrientes; transportarlos a través de la pared intestinal hacia la sangre; asimilar los nutrientes y las calorías dentro de las células donde se van a utilizar; y eliminar los desechos a través del excremento, riñones, sistema linfático y piel. Los problemas de salud pueden surgir por una falla en cualquiera de estas etapas de tal forma que, si tu digestión no funciona adecuadamente, ni los mejores alimentos del mundo te ayudarán a sentirte bien. Por ejemplo, las personas que tienen intolerancia a la lactosa no tienen en su intestino una enzima necesaria para digerir el azúcar de la leche, de tal forma que este azúcar no se absorbe y causa molestias digestivas, como gases, distensión abdominal o diarrea.

¿Qué causa las enfermedades digestivas?

Las causas de las enfermedades digestivas pueden ser múltiples. La enfermedad digestiva puede ser exclusiva del aparato digestivo o puede ser un síntoma de una enfermedad sistémica que afecta otros órganos. Algunas enfermedades del aparato digestivo pueden tener más de una causa; otras pueden ser crónicas y durar mucho tiempo, mientras que existen agudas que duran solamente unos días.

Una de las causas más frecuentes de las molestias digestivas es una dieta inadecuada. Algunos ejemplos son no escoger bien los alimentos, comer demasiado, no comer alimentos con fibra o comer grasa no saludable. El estilo de vida es otro de los factores más frecuentes en los problemas digestivos. Niveles altos y continuos de estrés, falta de actividad física, tabaquismo, mala calidad del sueño y consumo excesivo de alcohol pueden afectar al aparato digestivo. Claro que el estilo de vida no afecta tan solo al aparato digestivo, sino a todo el organismo. De acuerdo con investigaciones de la *Harvard School of Public Health* dirigidos por el Dr. Walter C. Willett, está demostrado que comer bien, mantener un peso adecuado, realizar actividad física y no fumar, puede prevenir el 80% de los infartos cardiacos, 90% de diabetes tipo 2 y 70% de cáncer de colon. Además, también puede prevenir la osteoporosis, la embolia cerebral, las cataratas, la demencia y, por supuesto, varios problemas digestivos.

Las enfermedades funcionales del aparato digestivo son muy comunes. Muchos pacientes se quejan de molestias gastrointestinales, pero cuando se realizan estudios de diagnóstico, todos resultan normales. En ocasiones, es importante realizar análisis para descartar otras enfermedades más delicadas –como el cáncer– sobre todo en personas mayores de 45 años.

Causas más comunes de las enfermedades digestivas

Dieta inadecuada
Estrés crónico
Falta de actividad física
Enfermedades funcionales
Alergias e intolerancia alimentaria
Tabaquismo
Consumo excesivo de alcohol
Infecciones
Genética
Inflamación y enfermedades inmunológicas
Cáncer
Medicamentos y suplementos recetados y auto recetados

El porqué de este libro

Si sufres de episodios de diarrea, estreñimiento, agruras, mal aliento o simplemente tienes con cierta frecuencia "malestar" en el abdomen, no eres el único. Este tipo de molestias son muy frecuentes en la población general, sin embargo, muchas de estas personas padecen estos síntomas en silencio o se automedican, pero no acuden con su médico para un diagnóstico y tratamiento adecuados. Si bien es cierto que la mayoría de las molestias del aparato digestivo son causadas por problemas benignos y no ponen en riesgo la vida, nunca debes ignorar estos síntomas, sobre todo cuando se prolongan por cierto tiempo. Si las molestias persisten, es vital que busques a tu médico de confianza, quien probablemente te referirá a un gastroenterólogo para que atienda tu caso.

El cuidado de la salud del aparato digestivo no consiste solamente en tomar una pastilla, que en ocasiones sí pudiera ser necesaria. Todos vemos a diario publicidad en la televisión, revistas o a través de las redes sociales que tratan de vendernos medicamentos para la diarrea, estreñimiento, comezón anal o agruras, sin embargo, hay que insistir que lo que comes todos los días, si haces o no actividad física, o la forma como reaccionas al estrés es tan importante como un medicamento que pudieras iniciar.

Hace 18 años escribí *Digestión y Nutrición 2000*, libro que tenía como objetivo ayudar a la gente a aliviar las molestias digestivas más comunes. El libro lo basaba en las evidencias científicas disponibles en esos años y ofrecía recomendaciones para lograr una nutrición saludable. En esta nueva edición, con el soporte de cientos de artículos científicos recientes, mis recomendaciones son parecidas, aunque mejoradas y con detalles nuevos e importantes. Esta obra se apoya en una gran revisión bibliográfica para ofrecerte las recomendaciones de acuerdo con los líderes en medicina y nutriología. En algunas partes, enriquezco los conceptos con mi opinión, mi criterio o la experiencia con mis pacientes a lo largo de mi vida profesional.

La meta de este libro es hacer una pequeña contribución para que estés mejor informado acerca de la digestión, los alimentos y de la nutrición en general. Creo que saber qué se debe comer y lo que no, es una cultura de gran valor para fomentar una buena salud y prevenir las enfermedades digestivas. Este libro debe ser una motivación para que seas proactivo y, después de que lo leas, deberás saber qué preguntarle a tu médico y saber cuándo es necesario que te envíe con un especialista. Debes recibir la información completa acerca de tu padecimiento de tal forma que puedas hacer cambios en tu estilo de vida, comer mejor y controlar el estrés para disminuir tus síntomas.

Una gran parte del libro la dedico a los padecimientos más frecuentes del aparato digestivo; enfermedades tan comunes como el reflujo gastroesofágico, el estreñimiento, la colitis nerviosa y los gases intestinales, que son una causa muy frecuente de que la gente acuda con el médico. Aquí comparto un panorama general de estos problemas, con consejos sencillos de tratamiento y enfatizando los poderes de la dieta. No cabe duda de que los alimentos son la medicina más segura, económica y eficiente que nos ha dado la naturaleza.

¿Quién es un gastroenterólogo?

El gastroenterólogo es un médico internista con estudios y entrenamiento especializado en el diagnóstico y el tratamiento de las enfermedades del aparato digestivo. También tiene entrenamiento en endoscopía digestiva, en la cual se emplean instrumentos de fibra óptica, flexibles, de alta resolución, con procesadores de imágenes que permiten una valoración muy precisa de las paredes internas del aparato digestivo. Existen varios procedimientos de endoscopía digestiva, aunque los que se emplean con mayor frecuencia son la endoscopía digestiva superior y la colonoscopía.

La endoscopía digestiva superior utiliza un lente que se pasa a través de la boca y garganta para revisar la porción superior del aparato digestivo: esófago, estómago y duodeno. La colonoscopía es útil para el diagnóstico y el tratamiento de las enfermedades del intestino grueso. Después de una adecuada limpieza del intestino, se pasa un lente a través del recto para examinar el revestimiento del colon. En los dos estudios es posible tomar muestras (biopsias) cuando se observan áreas sospechosas o anormales. En ocasiones, para el diagnóstico y el tratamiento, el gastroenterólogo usa varias pruebas de laboratorio de sangre, orina y excremento. También pueden ser necesarios estudios de rayos X, ultrasonido y otros estudios más especializados, como veremos más adelante.

El gastroenterólogo puede trabajar en equipo con otros especialistas que también tratan enfermedades digestivas. El cirujano general o el cirujano de colon y recto son médicos especializados en tratar enfermedades del aparato digestivo cuando se requiere una cirugía, como remover la vesícula biliar, el apéndice o reparar una hernia de la pared del abdomen. El cirujano también puede intervenir en el tratamiento de los tumores del aparato digestivo. El oncólogo es otro especialista relacionado que se dedica exclusivamente a tratar el cáncer. El radiólogo, aunque no consulta directamente a los pacientes, ayuda en la evaluación cuando el gastroenterólogo le solicita la realización de diversos procedimientos de diagnóstico.

El gastroenterólogo puede asesorar tu nutrición y darte consejos para mejorar tu alimentación ya que, en muchos casos, las enfermedades del aparato digestivo se relacionan con problemas de alimentación. En ocasiones, se apoya en nutriólogos para diseñar dietas específicas dependiendo de la situación de cada paciente.

CAPÍTULO SEGUNDO

UN VIAJE A TRAVÉS DE TU APARATO DIGESTIVO

¿Qué es la digestión?

La digestión es el proceso en el que la comida y los líquidos que entran al aparato digestivo son transformados en pequeñas partículas para que puedan absorberse hacia la sangre y llegar a todas las células del organismo. Los alimentos están formados por moléculas muy grandes que no pueden absorberse hacia la sangre sin ser reducidos a partículas más simples y pequeñas; incluso alimentos tan pequeños como el azúcar tienen que ser partidos en moléculas más pequeñas para absorberse.

La función del aparato digestivo es realizar la digestión y absorción de los nutrientes; y lo que no sirve al organismo, lo elimina. Los nutrientes son de dos tipos: los macronutrientes, tales como los carbohidratos, proteínas y grasas; y los micronutrientes son las vitaminas y los minerales. La digestión se inicia en la boca al comer los alimentos y se completa en el intestino delgado, en donde ocurre la absorción de los nutrientes. Todo lo que no alcanza a absorberse pasa al intestino grueso, de donde luego es evacuado.

La digestión incluye la mezcla de los alimentos, que se inicia en la boca con la masticación, y se completa en el estómago. Posteriormente, toma lugar el movimiento del alimento a través de todo el aparato digestivo, el cual se hace por movimiento propio llamado peristaltismo u ondas peristálticas. Otra parte de la digestión es la conversión de los alimentos en pequeñas moléculas que puedan atravesar las paredes del intestino delgado para llegar a la sangre y, posterior, a todo el cuerpo para nutrir y dar energía.

¿Cómo funciona tu aparato digestivo?

La mayoría de la gente conoce muy poco sobre el funcionamiento del aparato digestivo. Hagamos un viaje a través de este maravilloso sistema y veamos lo que ocurre paso a paso con lo que comemos todos los días.

El aparato digestivo está formado por varios órganos huecos unidos desde la boca hasta el ano en una estructura tubular de 6 a 8 metros de longitud. Este sistema comprende: boca, faringe, esófago, estómago, intestino delgado, intestino grueso (colon), recto y ano. Existen otros órganos digestivos accesorios que ayudan a la digestión: dientes, lengua, glándulas salivales, páncreas, hígado y vesícula biliar.

Las paredes de los órganos huecos están formadas por varias capas de músculos, los cuales causan movimiento al contraerse y empujan el contenido desde el esófago hasta el ano. En la boca, se lleva a cabo la masticación por medio de la acción de los dientes, la lengua y los carrillos (músculos de las mejillas), lo cual causa la fragmentación inicial de los alimentos. Unos dientes y encías saludables son críticos para una buena masticación. La saliva producida por las glándulas salivales es la primera en actuar en el proceso de la digestión; ésta contiene una enzima que empieza la digestión de los azúcares en la boca. El resultado de la masticación es el bolo alimentario. La deglución es el primer movimiento muscular importante que ocurre cuando el bolo alimentario es deglutido (tragado). El inicio de la deglución es voluntario, pero la segunda parte de este movimiento es automático y está controlado por los nervios desde el cerebro. El bolo alimentario pasa desde la boca a través de la faringe y el esófago hasta llegar al estómago.

El esófago es el órgano tubular que conecta la boca con el estómago. Mide 25 cm y tiene un esfínter o "válvula" en la unión con el estómago que impide que lo que pasa hacia el estómago pueda regresarse hacia el esófago. Esta "válvula" se llama esfínter esofágico inferior. El estómago es la licuadora de nuestro cuerpo. Aquí se llevan a cabo cuatro acciones mecánicas con los alimentos: almacenamiento, trituración, mezcla y vaciamiento.

En primer lugar, el bolo alimentario llega al estómago, el cual recibe y almacena el alimento y líquido ingeridos, lo que hace necesario que los músculos del estómago se relajen para dar cabida al alimento. La segunda fase incluye la trituración de los alimentos por medio de los movimientos de los músculos del estómago y, al mismo tiempo, ocurre la mezcla del alimento junto con el jugo gástrico rico en ácido clorhídrico y enzimas digestivas. Estas dos acciones se comparan a las de una potente licuadora.

En el estómago, el bolo alimentario inicia la digestión con el jugo gástrico, el cual contiene enzimas –como la pepsina– que inician la digestión de las proteínas. El contenido del estómago ya mezclado se conoce como *quimo*. Por último, ocurre el vaciamiento del contenido gástrico, lentamente, hacia el duodeno, el cual mide 25 centímetros de longitud y es la primera parte del intestino delgado. El orificio que comunica al estómago con el duodeno se llama píloro.

Generalmente, el vaciamiento gástrico se completa en dos horas y es influido por varios factores. El principal factor que controla la velocidad del vaciamiento es el tipo de alimento, por ejemplo, los alimentos grasosos hacen más lento este proceso. El contenido del estómago pasa al intestino delgado en partículas menores a un milímetro de diámetro y se mezclan con los jugos digestivos que llegan del páncreas, el hígado (la bilis) y los jugos del mismo intestino.

El intestino delgado mide de 5 a 6 metros de longitud y consta de tres partes: el duodeno, el yeyuno y el íleon. Para aumentar el área de absorción, en la superficie del intestino se encuentran cientos de pequeñas estructuras alargadas llamadas vellosidades; a su vez, éstas tienen miles de microvellosidades que realizan la absorción de los nutrientes. Si consideramos las vellosidades y las microvellosidades intestinales y extendemos el intestino delgado, la superficie tendría el tamaño de una cancha de tenis. Aquí es donde los alimentos son completamente digeridos y absorbidos.

Las proteínas quedan reducidas a aminoácidos, las grasas se convierten en ácidos grasos libres y los carbohidratos en monosacáridos. Los nutrientes fragmentados son absorbidos a través de la pared del intestino delgado casi en su totalidad; después, se transportan por la sangre o linfa hacia el hígado y al resto de los tejidos del cuerpo. Aquí también se absorben las vitaminas y los minerales. La fibra de los alimentos no sufre cambios, por lo que transita sin digestión hasta el intestino grueso. La fibra forma parte muy importante del peso y el volumen del excremento.

La pared intestinal tiene una doble función: permite que los nutrientes pasen hacia la sangre mientras que bloquea la absorción de sustancias extrañas, como químicos, bacterias y otras moléculas que se encuentran en los alimentos. Los restos de los alimentos que no son absorbidos –junto con la fibra de la dieta– avanzan hacia el intestino grueso a través de la válvula ileocecal, que se encuentra en la unión del intestino delgado con el grueso.

El intestino grueso o colon mide de 1.3 a 1.5 metros de largo y conecta al intestino delgado con el recto. El colon está formado por el ciego, colon ascendente (derecho), colon transverso, colon descendente (izquierdo) y colon sigmoides, el cual conecta con el recto. El apéndice es una estructura tubular pequeña que se encuentra en el ciego. El intestino grueso es un órgano altamente especializado responsable del manejo de los desechos para que sean eliminados de nuestro cuerpo de forma fácil y conveniente.

En el colon, se absorbe principalmente agua, de tal forma que el desecho que viene del intestino delgado se va convirtiendo en sólido a medida que avanza hacia el sigmoides. Entre 7 a 8 litros de agua pasan a través del colon cada día y dos tercios de estos vienen de las secreciones del mismo aparato digestivo. La eficiencia del colon absorbe el 80% de toda esta agua hacia la sangre. El excremento o heces están formadas en dos terceras partes por agua, fibra y productos alimentarios. La otra tercera parte está formada por bacterias vivas y muertas. Estas bacterias realizan múltiples funciones, como la producción de algunas vitaminas, nos protegen contra bacterias dañinas y se conectan con el cerebro a través del eje intestino-cerebro, como veremos más adelante. En el intestino grueso, el excremento permanece por un día o dos mientras avanza hacia el recto.

El recto es una estructura tubular de 8 a 15 cm de largo que conecta el colon con el ano. A medida que el recto se va llenando de excremento, envía señales al cerebro y el cerebro decide si el excremento es liberado o no. Si decide liberarlo, el esfínter del ano se relaja para dejar pasar el contenido por medio de una evacuación o defecación. La evacuación del excremento a través del ano ocurre normalmente en cada persona con una frecuencia variable de tres veces al día, hasta una vez cada tercer día.

El ano es la última parte del tracto digestivo. Es un canal de 15 a 20 mm de longitud y está formado por dos esfínteres o anillos de músculos, uno interno y otro externo. Las paredes del ano tienen la capacidad para que tú sepas si el contenido en el recto es líquido, gas o sólido y así decidas cuándo expulsar ese contenido. El ano está rodeado por varios músculos que son parte del piso pélvico y son importantes porque mantienen el control del excremento deteniéndolo en el recto cuando es necesario.

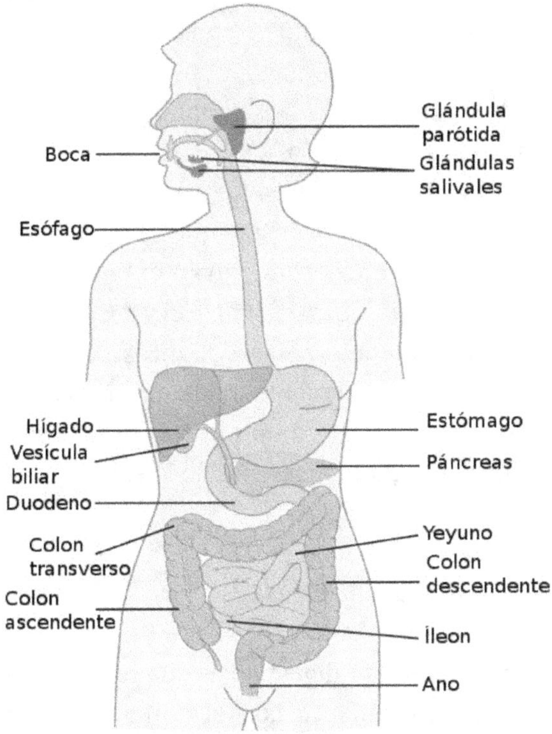

FIG. 1. Aparato digestivo

Los jugos digestivos

Los jugos digestivos son importantes para llevar a cabo la digestión. Estos son producidos por las glándulas, mismas que también producen las hormonas que controlan el proceso de digestión.

Las glándulas salivales producen saliva, la cual contiene una enzima que inicia la digestión de los almidones de la dieta. Al llegar el alimento al estómago, actúan varias enzimas y ácidos que se producen en las glándulas de la pared del estómago. Después que el estómago tritura y mezcla el alimento, lo vacía al intestino delgado, donde el alimento se mezcla con los jugos de dos glándulas muy importantes para continuar la digestión: el jugo del páncreas y la bilis del hígado.

El páncreas es una glándula que produce un jugo con enzimas para la digestión de carbohidratos, grasas y proteínas. El jugo pancreático llega al duodeno (intestino delgado) por un conducto y se mezcla con el alimento recién vaciado del estómago. El páncreas también produce la insulina, que va directamente hacia la sangre y es la principal hormona que controla los niveles de glucosa.

El hígado tiene muchas funciones, pero la principal en el aparato digestivo es la producción de bilis, misma que se almacena en la vesícula biliar. La vesícula biliar se encuentra debajo del hígado y su función es solamente almacenar la bilis. Cuando ocurre el vaciamiento del estómago, la bilis pasa por los conductos biliares al intestino para ayudar en la digestión de las grasas de los alimentos. Además de la bilis y el jugo pancreático, también actúan otras enzimas que se producen en las paredes del intestino para completar la digestión de los alimentos.

¿Cómo se controla la digestión?

Una característica del aparato digestivo es que contiene sus propios reguladores para su funcionamiento: las hormonas y los nervios.

Las hormonas que controlan el funcionamiento del aparato digestivo se producen en las células de la pared del estómago y del intestino delgado. Las principales hormonas que controlan la digestión son la gastrina, secretina y la colecistocinina.

La gastrina, producida en el estómago, causa que el estómago produzca ácido para disolver y digerir algunos alimentos. Es necesaria para el mantenimiento y la reparación de la pared del estómago, del intestino delgado y del intestino grueso. La secretina, producida en el intestino, causa que el páncreas arroje el jugo digestivo rico en bicarbonato. También causa que el estómago produzca una enzima para la digestión de las proteínas y que el hígado produzca bilis. La colecistocinina, también producida en el intestino, causa que el páncreas forme las enzimas del jugo pancreático. También causa que la vesícula biliar exprima la bilis hacia el intestino a través de los conductos biliares.

El aparato digestivo está controlado por una compleja red nerviosa que permite tener interacción con el cerebro y con los nervios de la médula espinal. Existen dos tipos de nervios reguladores que ayudan al control del funcionamiento del aparato digestivo: intrínsecos (internos) y extrínsecos (vienen de afuera).

Los nervios extrínsecos son los que vienen desde la parte inconsciente del cerebro y la médula espinal. Este tipo de nervios funcionan con dos clases de transmisores, la acetilcolina y la adrenalina, las cuales tienen acción opuesta entre sí. La acetilcolina provoca que los músculos del aparato digestivo se contraigan empujando el alimento a lo largo de los órganos digestivos. También causa que el estómago y el páncreas produzcan más jugos digestivos. La adrenalina tiene efectos opuestos a la acetilcolina, es decir, relaja todos los músculos del aparato digestivo y disminuye la producción de los jugos digestivos. La adrenalina disminuye también la cantidad de sangre que va a todo el aparato digestivo.

Los nervios intrínsecos son propios del aparato digestivo y están formados por una extensa red dentro de las paredes del esófago, el estómago y los intestinos. Este tipo de nervios funciona cuando las paredes del aparato digestivo se dilatan por la presencia del alimento. Los nervios propios del intestino producen varias sustancias que aumentan o disminuyen el movimiento de los alimentos y los jugos digestivos a lo largo del aparato digestivo. Los nervios intrínsecos controlan —de forma independiente— la sangre que llega a todos los órganos digestivos, así como todo el proceso de la digestión y absorción de los nutrientes.

Eje intestino-cerebro

El eje intestino-cerebro es una conexión bidireccional entre el sistema nervioso central (SNC) y el sistema nervioso intestinal (SNI). Incluye vías de conexión entre los centros emocionales y de conocimiento del cerebro con las funciones intestinales periféricas a través de una red de más de 500 millones de neuronas que llevan y traen información en ambos sentidos. Un intestino con problemas puede enviar señales al cerebro y viceversa, un cerebro con problemas puede enviar señales hacia el intestino. Así una persona con molestias intestinales puede causarle ansiedad, estrés o depresión y al revés, estas mismas alteraciones emocionales pueden causar síntomas en el intestino.

Microbiota. Dentro de los intestinos existen aproximadamente 100 trillones de bacterias que colectivamente se les conoce como flora intestinal o microbiota. Si consideramos todas las células de nuestro organismo, las bacterias que viven en nuestro intestino son más numerosas en una proporción de 10 a 1, por lo que se podría decir que estamos formados, principalmente, por bacterias más que de células. Actualmente, los científicos consideran el microbiota como todo un órgano de nuestro cuerpo con numerosas funciones, aunque quedan muchas por definir. Hoy en día, es cada vez más claro que la microbiota del intestino es un regulador muy importante en el eje intestino-cerebro y que juega un papel crítico en la salud.

Los microbios del intestino regulan la digestión y el metabolismo. Extraen y producen vitaminas de otros nutrientes. Programan nuestro sistema inmune. Ayudan en la construcción y el mantenimiento de las paredes del intestino para protegernos contra invasores externos. Las bacterias intestinales también producen cientos de neurotransmisores que el cerebro usa para regular los procesos cerebrales, como el aprendizaje, la memoria y el estado de ánimo. Por ejemplo, la microbiota produce el 95% de la serotonina de nuestro cuerpo, la cual influye directamente en nuestras emociones, así como en la actividad intestinal.

Dentro de la microbiota, existen dos grandes especies de bacterias: firmicutes y bacteroides. Éstas constituyen el 75% de toda la microbiota y se ha encontrado que son muy sensibles a los cambios. Cuando existe un desequilibrio en la diversidad de la microbiota, se le llama disbiosis, lo cual se ha relacionado con varias enfermedades.

Considerando la interacción del intestino y el cerebro, cada vez está más claro que las emociones y los factores psicosociales pueden causar síntomas en el aparato digestivo. De hecho, las enfermedades digestivas se clasifican como orgánicas o funcionales. Las enfermedades orgánicas son aquellas donde existe una falla o problema estructural, como una úlcera, divertículo o pólipo; estos se pueden diagnosticar por medio de diferentes estudios, como exámenes de laboratorio, radiología o endoscopía. En cambio, las enfermedades gastrointestinales funcionales presentan síntomas muy parecidos a las enfermedades orgánicas, pero al realizarse estudios de diagnóstico no se encuentra ninguna alteración estructural ni daño en los órganos que causan estos síntomas. Se les llama enfermedades funcionales porque no existe ningún daño aparente, pero esos órganos afectados no funcionan bien. Las enfermedades funcionales digestivas más frecuentes son la dispepsia funcional, el síndrome de intestino irritable y el estreñimiento crónico, que son padecimientos sumamente comunes y constituyen la causa más frecuente por los que la gente acude a consulta con un gastroenterólogo.

Antiguamente, los médicos pensaban que estas enfermedades estaban "sólo en la cabeza" del paciente. Ahora, se sabe que los factores psicológicos, como la ansiedad, el estrés y otros conflictos emocionales, pueden causar síntomas digestivos. Éste es el caso del colon irritable, donde se presentan espasmos del intestino, dolor, "llenura" abdominal y otras molestias debido a esta conexión a través del eje intestino-cerebro.

La manipulación de la microbiota con fines de tratamiento con probióticos es un tema que está causando cientos de investigaciones. Los probióticos se definen como bacterias vivas que, cuando se administran en una cantidad adecuada, tienen un efecto benéfico en la salud de una persona. Los probióticos se han estudiado en una variedad de enfermedades del aparato digestivo. En la actualidad, se tienen evidencias de que pudieran ser efectivos en el tratamiento de la diarrea aguda, diarrea asociada a antibióticos, encefalopatía hepática, colitis ulcerativa y síndrome de intestino irritable. Sin embargo, hacen falta más pesquisas para poder definir la utilidad de estos tratamientos en enfermedades del aparato digestivo, así como en algunos otros problemas de salud.

Las enfermedades del aparato digestivo en breve

Las molestias del aparato digestivo son una causa muy frecuente de que la gente tome medicinas con o sin receta, o que busque la ayuda de un médico. Se calcula que más de una tercera parte de la población toma antiácidos para aliviar las comunes agruras.

Las agruras son causadas por reflujo ácido gastroesofágico, que es la enfermedad más común del esófago. El reflujo gastroesofágico se puede relacionar a una hernia hiatal. La disfagia es una sensación de que la comida pasa con dificultad y puede deberse a la inflamación del esófago (esofagitis) o debido a tumores benignos o, más raramente, a cáncer del esófago.

La gastritis, la dispepsia y la úlcera son las enfermedades más frecuentes del estómago. Hoy en día, se sabe que pueden estar en relación con una bacteria llamada *Helicobacter pylori*. La segunda causa de úlcera gástrica y duodenal es el abuso de medicamentos analgésicos y antiinflamatorios no esteroideos (AINEs), como la aspirina, el naproxeno y algunos otros más. Otros factores que contribuyen al desarrollo de la gastritis, la dispepsia o úlcera son los malos hábitos de alimentación, el tabaco, el alcohol y el café. El cáncer del estómago es un problema menos frecuente, aunque de mayor gravedad.

El páncreas puede presentar enfermedades, como la pancreatitis aguda, la cual se debe a cálculos biliares o por consumo excesivo de alcohol la mayoría de las veces. La pancreatitis crónica es causada, principalmente, por el consumo crónico de alcohol. El cáncer de páncreas provoca malestar general, pérdida de peso, dolor abdominal y, en ocasiones, color amarillo de la piel (ictericia).

La enfermedad más frecuente del intestino delgado es la diarrea aguda infecciosa, que generalmente es de corta duración; cuando ésta persiste por más de dos o tres semanas, se requiere de valoración especializada. El síndrome de intestino irritable o colitis nerviosa es una de las enfermedades más comunes del intestino grueso. Se caracteriza por diarrea o estreñimiento, dolor en el abdomen aliviado al evacuar, sensación de "llenura" abdominal y mucosidad en el excremento; nunca se observa sangre en las evacuaciones. El estreñimiento crónico es otra de las enfermedades más usuales del intestino grueso.

El cáncer del intestino grueso es uno de los tumores malignos más comunes del aparato digestivo y puede ser eliminado completamente cuando se detecta en forma oportuna. En el ano y recto, las molestias más frecuentes son las hemorroides, las cuales pueden ser internas o externas. Las hemorroides internas se caracterizan por sangrado color rojo brillante al evacuar, generalmente sin dolor. Las hemorroides externas, en ocasiones, se pueden complicar con trombosis, en cuyo caso se presenta un dolor muy intenso en el área anal. Otras enfermedades de esta región son las fisuras, los abscesos, las fístulas, la incontinencia, el prurito y el cáncer del recto.

El hígado es el segundo órgano de mayor tamaño del cuerpo humano, pesa de 1,200 a 1,500 gramos y su funcionamiento es esencial para una buena salud. El hígado tiene varias funciones, por ejemplo: purificación, síntesis, almacenamiento y transformación de sustancias químicas del organismo. El hígado se encarga de la eliminación de los medicamentos, junto con los riñones. La palabra "hepatitis" significa inflamación del hígado. Existen muchas causas que pueden producir esta inflamación; algunos medicamentos tóxicos y algunas enfermedades inmunológicas pueden causarla. La causa más frecuente de inflamación del hígado es la hepatitis viral. La mayoría de las veces, la hepatitis es aguda, pero cuando la inflamación persiste después de seis meses, se le llama hepatitis crónica. En algunos casos, la hepatitis crónica puede predisponer a cirrosis y cáncer de hígado. Actualmente, se conocen varios virus que específicamente producen hepatitis, aunque los más frecuentes son los tipos A, B, C y D. En muchas personas, la hepatitis aguda o crónica no causa síntomas o puede confundirse con una infección gripal. Es importante señalar que la hepatitis A, B y D pueden prevenirse con vacunas. En los últimos años, ha habido grandes avances en el tratamiento de la hepatitis C.

El abuso en el consumo de alcohol puede causar varios problemas del hígado, como la acumulación de grasa en el hígado (esteatosis), la hepatitis y la cirrosis. La cirrosis del hígado es una enfermedad muy seria que puede llevar a insuficiencia del hígado, hemorragias del estómago y del esófago, infecciones y falla grave de los riñones.

En la actualidad, la enfermedad del hígado más frecuente es el hígado graso no alcohólico. Consiste en la acumulación de grasa en el hígado y se relaciona con el sobrepeso y la diabetes. Si no se trata adecuadamente, con el paso del tiempo se puede complicar con fibrosis y cirrosis. En algunos casos, puede desarrollarse cáncer de hígado.

La vesícula biliar se relaciona con varias enfermedades, como cálculos e inflamación. Los cálculos en la vesícula pueden producir dolor abdominal intenso con vómitos; su tratamiento generalmente es con cirugía abierta o por laparoscopía para extirpar la vesícula junto con los cálculos.

Aquí ya hice la descripción en breve de la mayoría de las enfermedades del aparato digestivo. Más adelante en este libro, aprenderás de las enfermedades digestivas más comunes, sus causas, sus síntomas, así como los tratamientos médicos más efectivos. Una parte a la que le daré gran importancia es al manejo de tus síntomas a través de un cambio en tu dieta y tu estilo de vida; herramientas que tú mismo puedes hacer para lograr un alivio exitoso de tus molestias.

CAPÍTULO TERCERO
LOS ALIMENTOS SON TU MEJOR MEDICINA

Conoce los nutrientes esenciales y sus funciones

Los nutrientes esenciales los adquirimos de los alimentos debido a que nuestro organismo no es capaz de producirlos. Los seis grupos de nutrientes que obtenemos de los alimentos son: carbohidratos, grasas, proteínas, minerales, vitaminas y agua. Cada grupo puede incluir varios nutrientes, por ejemplo, del grupo de las vitaminas necesitamos 13 de éstas.

Los nutrientes que aportan energía en forma de calorías son los carbohidratos, las grasas y las proteínas, mientras que el agua, las vitaminas y los minerales permiten que esta energía pueda utilizarse en cada una de las células de nuestro cuerpo. La fibra es otro componente de los alimentos de origen vegetal que, si bien no es un nutriente esencial, sí es muy importante para el buen funcionamiento del aparato digestivo.

En seguida, describiré los carbohidratos, las grasas y las proteínas y, más adelante, hablaré sobre las vitaminas y los minerales.

Carbohidratos

Los carbohidratos son la principal fuente de energía para nuestro cuerpo y comprenden dos tipos principales: los carbohidratos simples, llamados también azúcares; y los carbohidratos complejos. Esta diferenciación depende de la estructura química y qué tan rápido se digieren y se absorben en el intestino. Comer el tipo correcto de carbohidratos es de suma importancia para una nutrición saludable.

- **Carbohidratos simples o azúcares**. Estos se digieren y se absorben rápidamente enviando glucosa hacia la sangre en un corto periodo. Los carbohidratos simples están formados por unidades sencillas o dobles de azúcar llamados monosacáridos y disacáridos. Los monosacáridos están formados solamente por una unidad de azúcar, como la glucosa, la galactosa y la fructosa. Los disacáridos se componen de dos monosacáridos unidos y los de mayor importancia son la sacarosa, la lactosa y la maltosa. Existen dos tipos principales de azúcares: los naturales y los agregados.

Azúcares naturales. Se encuentran en alimentos enteros no procesados, como frutas, verduras, lácteos y algunos cereales integrales. La fructosa es el azúcar natural que se encuentra en las frutas. La lactosa es el azúcar de la leche y es la única que se encuentra en cantidades considerables en productos de origen animal. Los azúcares naturales se encuentran en alimentos saludables que tienen vitaminas, minerales y fibra.

Azúcares agregados. Son aquéllos que se emplean en muchos alimentos procesados. Un ejemplo es la sacarosa o el azúcar de mesa, que se obtiene de la caña de azúcar y de la remolacha. El jarabe de maíz de alta fructosa (JMAF) es otro azúcar derivado del maíz; es de los más dulces y baratos, por lo que actualmente se agrega en miles de bebidas y productos alimenticios procesados. Los azúcares agregados pueden existir en los alimentos procesados con muchos nombres, por lo que es importante revisar la etiqueta de los alimentos. Algunos de los nombres del jarabe de alta fructosa y otros azúcares agregados son: jarabe de maíz, jarabe refinado, miel, jugo de fruta concentrado, sólidos de jarabe de maíz, melaza, dextrina, jarabe de arroz, cristales de jugo de caña, azúcar invertida, concentrado de jugo de fruta y jarabe de tapioca, entre otros.

- **Carbohidratos complejos**. Los carbohidratos complejos se digieren y se absorben en el intestino hacia la sangre de forma más estable. Están formados por cadenas de monosacáridos unidos en cientos o miles. Llevan este nombre porque tienen formas, texturas y colores variados, unidos con muchas otras sustancias vegetales saludables. Los principales carbohidratos complejos son los almidones y las fibras. El almidón es el carbohidrato de mayor importancia en las plantas y está formado solamente por cadenas de glucosa. Se le encuentra en el arroz moreno, los granos enteros, las pastas integrales, los frijoles y otros alimentos vegetales. Por otro lado, la fibra tiene una estructura tan compleja que ni siquiera se digiere completamente, por lo que pasa a través del aparato digestivo y luego es eliminada en el excremento. La fibra se encuentra en las verduras, las frutas, los granos integrales y las legumbres. Algunos carbohidratos complejos son mejores que otros, por ejemplo, los cereales refinados, como la harina de trigo blanca, el arroz blanco y los cereales de caja procesados se les han quitado muchos nutrientes como vitaminas B y fibra, además de que muchos tienen azúcares agregados, por lo que no son muy saludables. En cambio, los cereales enteros no refinados retienen muchos nutrientes y son ricos en fibra, misma que ayuda a que el aparato digestivo trabaje adecuadamente.

El alto consumo de alimentos que contienen azúcares agregados –por ejemplo, dulces, refrescos, pasteles, galletas, donas, salsas y aderezos, entre otros– se ha asociado con los siguientes problemas de salud: caries dental, sobrepeso, hígado graso, diabetes tipo 2, enfermedades cardiacas, niveles altos de triglicéridos, elevación de colesterol "malo" o lipoproteínas de baja densidad (LDL) y disminución de colesterol "bueno" o lipoproteínas de alta densidad (HDL).

Proteínas

Además del agua, nuestro cuerpo está formado, principalmente, por proteínas que pueden considerarse como los "materiales de construcción", ya que son parte de los músculos, la piel, los huesos, el pelo, la sangre, etcétera. Las proteínas son necesarias para la formación de enzimas y hormonas, las cuales intervienen en reacciones químicas en el sistema inmunológico, la producción de anticuerpos, la transportación de nutrientes en la sangre y muchas otras funciones vitales. Las proteínas también pueden ser usadas como fuente de energía, aunque los carbohidratos y las grasas son más eficientes en esta función. Nuestro cuerpo está formado por más de 10 mil tipos diferentes de proteínas.

Las proteínas se conforman por pequeñas moléculas llamadas aminoácidos, los cuales están unidos en largas cadenas. Las proteínas formadas por cadenas muy cortas se les llaman péptidos. Las proteínas humanas están formadas por la combinación de 20 aminoácidos, de los cuales a nueve se les llama esenciales debido a que nuestro cuerpo no los puede producir, así que debemos adquirirlos de la dieta. Los 11 restantes son no esenciales y pueden ser producidos por nuestro organismo.

En la alimentación, las proteínas se encuentran en las carnes blancas, las carnes rojas, los huevos, los lácteos, las nueces, los cereales de grano entero, los frijoles y otras leguminosas. Algunas personas piensan que entre más proteínas comamos, seremos más saludables, lo que es un error. Debemos consumir solamente las necesarias, porque si comemos en exceso, pondremos a nuestro hígado y riñones a trabajar demasiado causando otros problemas de salud incluyendo la pérdida de calcio de los huesos.

Si aislamos las proteínas de las carnes y los lácteos y luego aislamos las proteínas de las legumbres y las nueces, ambos tipos de proteínas probablemente tendrán el mismo efecto en nuestra salud. El problema está en la "envoltura". Las carnes y los lácteos son fuente de excelentes proteínas, pero contienen una gran cantidad de grasa saturada no saludable. Mientras que las legumbres y nueces contienen una buena cantidad de proteínas y, además, grasas insaturadas muy saludables. Algunas carnes procesadas son aún peor debido a que vienen acompañadas con otras sustancias, como nitritos, sodio y otros aditivos que convierten a este tipo de carnes en alimentos no saludables.

En definitiva, la fuente de las proteínas hace mucha diferencia. La *International Agency for Research on Cancer*, parte de la Organización Mundial de la Salud (OMS), ha concluido que las carnes procesadas son "cancerígenas para los humanos", mientras que las carnes rojas son "probablemente cancerígenas". Las carnes rojas y las carnes procesadas se han asociado, principalmente, con cáncer de colon, aunque también se han relacionado con cáncer de páncreas y de próstata.

Otras opciones mejores de alimentos ricos en proteínas animales son las carnes blancas, como aves y pescado. Por otro lado, los alimentos ricos en proteínas vegetales, como los frijoles, la soya, los granos enteros y las nueces, son la mejor alternativa, ya que son bajos en grasas saturadas, ricos en grasas insaturadas y, además, contienen fibra.

Grasas

Desde hace muchos años, la sola palabra "grasa" ha tenido connotación dañina, sobre todo para la gente que busca reducir de peso. A pesar de que las grasas tienen mala fama entre los nutrientes, se debe aclarar que, en cierta cantidad y ciertos tipos, son muy necesarias para mantener la salud y prevenir enfermedades. El problema verdadero con las grasas es que la alimentación actual contiene demasiadas, particularmente de las no saludables, lo cual ha traído a la población un aumento en el riesgo de enfermedades crónicas, como cáncer, problemas cardiovasculares, diabetes y obesidad, entre otras.

El principal atractivo de las grasas en los alimentos es que éstas realzan los sabores, mejoran la consistencia y dan sensación de llenura cuando se comen. Las grasas, conocidas también como lípidos, son una fuente concentrada de energía para nuestro organismo, pues por cada gramo de grasa se producen nueve calorías, mientras que los carbohidratos y proteínas producen cuatro calorías por gramo.

Por otro lado, las grasas son muy importantes en la alimentación debido a que ayudan a la absorción de las vitaminas A, D, E y K en el intestino. Además, existen ciertas grasas llamadas esenciales, porque nuestro cuerpo no las puede producir y tienen gran relevancia para el crecimiento de los niños para mantener una buena salud de la piel e intervienen en el metabolismo del colesterol de la sangre, entre otras muchas funciones.

Conoce los diferentes tipos de grasas

Las grasas están formadas por componentes llamados triglicéridos, los cuales, a su vez, están compuestos por una molécula de glicerol y tres ácidos grasos. Los triglicéridos constituyen la mayor parte de las grasas de los alimentos y casi todas las de nuestro organismo. Cada triglicérido está conformado por diferentes clases de ácidos grasos, como se verá enseguida. Actualmente, se sabe con certeza que el impacto que tienen las grasas en la salud depende del tipo, más que de la cantidad total que consumamos. Por esta razón, es de suma importancia que sepamos distinguir los diferentes tipos de grasas para hacer una mejor selección de los alimentos que comemos.

Grasas no saludables en los alimentos. El consumo de grasas saturadas y, sobre todo, transaturadas, tiende a elevar el colesterol "malo" –llamado también lipoproteína de baja densidad (LDL)– en la sangre y predispone a enfermedades cardiovasculares.

- **Grasas saturadas.** Son sólidas a temperatura ambiente y se les conoce como mantecas. Este tipo de grasas predomina en carnes rojas, carnes procesadas (salchichas, tocino y hamburguesas), manteca de puerco, manteca de res, lácteos hechos con leche entera (leche, mantequilla, crema y nieve), chocolate, aceite de coco y una variedad de comida rápida.

  Durante décadas, se ha señalado que el consumo de grasas saturadas es dañino debido a que tienden a elevar el LDL en la sangre, el cual se relaciona con problemas del corazón y embolia cerebral. Sin embargo, en algunos estudios recientes se ha encontrado que el consumo de ciertas grasas saturadas no eleva el riesgo de enfermedades cardiacas, ya que no existe evidencia concluyente para asociar estas grasas con enfermedades cardiacas y embolia cerebral. A pesar de que existe controversia, la recomendación actual es limitar el consumo de grasas saturadas y reemplazarlas, en lo posible, por grasas saludables, ya sea monoinsaturadas o polinsaturadas.
- **Grasas transaturadas (hidrogenadas).** Es otro tipo de grasa, principalmente, de origen vegetal. Es hidrogenada de forma artificial por la industria alimentaria para que no se haga rancia y facilitar su manejo. Generalmente, la hidrogenación es parcial haciendo grasa de 5 a 60% saturada que se le llama "transgrasa" o grasa "trans". Con la hidrogenación, estas grasas son más estables y los alimentos procesados tienen una vida más larga en los estantes, como todo tipo de panes y galletas que no se hacen rancios ni pierden su olor y consistencia tan rápido. La hidrogenación del aceite de cacahuate le da una textura cremosa; el aceite permanece mezclado y no se separa colocándose en la parte superior de los frascos. Al igual que las grasas saturadas, las transgrasas son sólidas a temperatura ambiente y se les encuentra en

margarinas, mantecas vegetales hidrogenadas y una gran variedad de alimentos procesados, por ejemplo: aderezos, donas, galletas, reposterías, pasteles, etc. La comida "rápida", que incluye a las hamburguesas, las papas fritas, el pollo frito y las pizzas, pueden contener este tipo de grasa. En numerosos alimentos procesados puedes identificar esta grasa entre los ingredientes donde la describen como grasa o aceite vegetal "hidrogenado o "parcialmente hidrogenado".

Las transgrasas se comportan en nuestro organismo peor que las grasas saturadas porque se ha demostrado que tan solo no elevan el LDL y los triglicéridos, sino que también disminuyen el colesterol "bueno" (HDL) en la sangre, lo cual aumenta aún más el riesgo de enfermedades cardiovasculares. Las transgrasas también se han asociado con embolia cerebral, diabetes, artritis, cálculos en la vesícula y demencia. Asimismo, contribuyen a generar resistencia a la insulina y síndrome metabólico. Se ha encontrado que estas grasas pueden tener efectos dañinos aun cuando se consumen en cantidades pequeñas, por lo que se debe evitar completamente su consumo.

Grasas saludables en los alimentos. El consumo de alimentos con grasas insaturadas ya sea monoinsaturadas o polinsaturadas, tiende a disminuir los niveles de colesterol "malo" y aumentar el colesterol "bueno" en la sangre, por lo que podrían ayudar a prevenir las enfermedades cardiovasculares.

- **Grasas polinsaturadas.** Estas grasas son líquidas a temperatura ambiente, por lo que se les llama aceites. Dependiendo de su procesamiento, pueden sufrir un proceso llamado oxidación. Las grasas polinsaturadas se pueden subdividir en grasas omega-3 y omega-6. Cada tipo juega un rol muy importante en nuestro organismo. Nuestro cuerpo no puede producir grasas polinsaturadas, por lo que necesitamos obtenerlas de los alimentos.

  Grasas omega-6. Se encuentran en aceites vegetales de nueces, almendras, avellanas, germen de trigo, cártamo, girasol, maíz, linaza y soya. Estas grasas ayudan a mantener el colesterol en niveles saludables.

  Grasas omega-3.- Este tipo de grasa merece una atención especial. Existen tres tipos de grasas omega-3 en nuestra dieta: ALA (ácido alfa linolénico), EPA (ácido eicosapentaenoico) y DHA (ácido docosahexaenoico). Se encuentran en el pescado, el aceite de pescado y en la linaza. Otros alimentos ricos en grasas omega-3 son las nueces, las semillas de girasol, el germen de trigo y los aceites de canola, linaza y soya. Estas grasas son especiales porque son necesarias para hacer las membranas de las células de todo nuestro cuerpo. Las grasas omega-3 han demostrado que ayudan a prevenir y tratar enfermedades cardiacas y embolia cerebral. También pueden ayudar al control del lupus, artritis reumatoide, demencia, degeneración macular y otras enfermedades crónicas.

- **Grasas monoinsaturadas.** Estas grasas también son líquidas a temperatura ambiente y son más resistentes a la oxidación comparado con las polinsaturadas. Se ha encontrado que pueden ayudar a mantener el colesterol en la sangre en niveles normales. Las mejores fuentes de grasas monoinsaturadas son el aguacate y los aceites de oliva y canola. También se encuentran en buena cantidad en las nueces, las almendras, los cacahuates, las avellanas y las semillas de calabaza y el ajonjolí. Numerosas investigaciones han demostrado que el consumo de grasas monoinsaturadas disminuye el riesgo de enfermedades cardiovasculares. También se ha encontrado que ayudan al control de los niveles de glucosa en la sangre, lo cual es muy benéfico en los pacientes con diabetes tipo 2.

Colesterol. Primero se debe aclarar que el colesterol es una sustancia parecida a las grasas, pero en realidad no es grasa. El colesterol tiene una estructura y funciones muy diferentes en nuestro cuerpo al de las grasas. Por otro lado, existe algo de confusión acerca del colesterol, por lo que hay que diferenciar dos tipos: el colesterol de la dieta, el cual se encuentra en los alimentos; y el colesterol de la sangre, el cual circula en arterias y venas. El colesterol que circula en la sangre de tu cuerpo tiene dos orígenes:

- Tu cuerpo produce la mayor parte del colesterol que circula en tu sangre. El hígado es el principal productor.
- El colesterol que contienen los alimentos y bebidas de origen animal, como los huevos, los mariscos, la carne roja, el pescado, las aves, los lácteos y las vísceras, como hígado, sesos y menudo.

Aunque es bien sabido que los niveles altos de colesterol en la sangre predisponen a enfermedades cardiacas, el colesterol de la dieta no eleva directamente el nivel del colesterol en la sangre. Se ha demostrado que los culpables de la elevación del colesterol en la sangre son las grasas saturadas y, principalmente, las transgrasas de la alimentación que, dentro de nuestro organismo, se convierten en colesterol "malo".

Es importante mencionar que cualquier alimento puede estar formado por varias combinaciones de las diferentes grasas. Por ejemplo, el aceite de maíz contiene, esencialmente, grasa polinsaturada, aunque también contiene algunas grasas saturadas y monoinsaturadas. En cambio, el aceite de oliva contiene grasas monoinsaturadas, pero tiene pequeñas cantidades de grasas saturadas y polinsaturadas. De acuerdo con lo anterior, lo ideal es escoger los alimentos que ofrecen la mejor combinación de grasas.

Las evidencias científicas actuales señalan que el consumo excesivo de grasas saturadas y transgrasas, en combinación con una dieta alta en azúcares agregados, es la alimentación que más se ha relacionado con el desarrollo de enfermedades del corazón. En cambio, el consumo de grasas saludables ya sea monoinsaturadas o polinsaturadas, no tiende a elevar el colesterol "malo" sanguíneo y, de hecho, nos podrían proteger contra las enfermedades cardiacas, por lo que son las que debemos consumir con moderación todos los días.

Fibra dietética

La fibra dietética es una parte de las plantas que es resistente a la digestión por las enzimas del aparato digestivo de los humanos y, a pesar de que no contiene vitaminas, minerales ni calorías, tiene una función muy importante para mantener una buena salud. La fibra sólo se encuentra en alimentos de origen vegetal, como las frutas, las verduras, los cereales de grano entero y las legumbres. La fibra no existe en los alimentos de origen animal, como en las carnes, los lácteos o los huevos.

De acuerdo con sus propiedades físicas, existen dos tipos de fibra: soluble e insoluble. La fibra soluble se disuelve en agua formando geles. Se encuentra en buena cantidad en las legumbres, los cereales de grano entero como la avena, en productos de harina integral, las manzanas, las peras, las frutas cítricas y el *Psyllium*. Se ha demostrado que este tipo de fibra puede ayudar en el tratamiento del colesterol elevado en la sangre y puede ser útil para el control de la glucosa en los diabéticos.

La fibra insoluble se encuentra en los cereales de grano entero, el salvado, el arroz moreno, las nueces y algunas frutas y verduras, como la zanahoria, el pepino y el tomate, entre otras. Esta clase de fibra facilita el movimiento del contenido del aparato digestivo, por lo que ayuda a prevenir el estreñimiento, alivia las molestias de las hemorroides y es auxiliar en el tratamiento de los divertículos intestinales.

Las fibras solubles e insolubles generalmente están en los mismos alimentos y, aunque su proporción puede variar, en conjunto se les llama "fibra dietética". Los nutriólogos recomiendan a los adultos consumir diariamente de 20 a 35 gramos de fibra dietética para mantener una buena salud, señalándose que es importante tomar suficiente agua para lograr los máximos beneficios de este componente. Aumenta gradualmente el consumo de fibra para que tu cuerpo pueda adaptarse al volumen, porque si consumes demasiada fibra antes de que tu cuerpo se acostumbre, puedes presentar molestias abdominales, como sensación de "llenura" y gases.

8 recomendaciones para mejorar tu alimentación

El comer sanamente es la mejor inversión que puedes hacer en tu vida porque, dependiendo de lo que decidas consumir cada día, con el paso del tiempo se verá reflejado en tu salud. Claro que la salud también depende de otros factores, como los genes heredados, la edad, el medio ambiente, la asistencia médica e incluso la cultura. Sin embargo, la buena nutrición, la actividad física y el manejo del estrés son los factores más importantes que determinan el bienestar físico y mental; estos factores dependen solamente de ti.

Las autoridades en nutrición han diseñado una guía para la población con el fin de conseguir una mejor alimentación y mantener un peso adecuado. Estos consejos van dirigidos a personas sanas mayores de dos años.

A través de estos consejos, se motiva a la gente a seleccionar sus alimentos para ayudarle a mantener su salud y prevenir enfermedades. Las personas con alguna enfermedad del aparato digestivo pudieran requerir alguna alimentación especial, como después lo veremos en este libro.

1. **Escoge una dieta rica en una variedad de alimentos de predominio vegetal**

- Basa tu alimentación en una variedad de alimentos y bebidas de origen vegetal, limitando el consumo de grasas saturadas, azúcares agregados, sal y alcohol. Evita las transgrasas.
- Los nutrientes deben provenir de una variedad de alimentos, pero no de suplementos o alimentos muy "enriquecidos" o "fortificados".

2. **Haz actividad física y mantén un peso sano**

- Es recomendable mantener un peso sano balanceando las calorías que consumes con las calorías que gastas mediante la actividad física.
- Si tienes un peso adecuado, mantenlo así y trata de evitar el aumento. Si tienes sobrepeso, trata de reducirlo para mejorar tu salud. Cuida que tu cintura mida menos que tu cadera.
- Se recomienda a los adultos realizar cuando menos 150 minutos (2 horas y 30 minutos) semanales de actividad física aeróbica de intensidad moderada, o bien, 75 minutos de actividad física vigorosa cada semana. También puede ser una combinación de actividades físicas moderadas y vigorosas. La actividad física debe realizarse por periodos de cuando menos 10 minutos y distribuirlos a través de toda la semana.
- Estimula a los niños y adolescentes a realizar actividad física aeróbica cuando menos una hora diaria.

3. **Prefiere una dieta rica en frutas, verduras, legumbres y cereales de grano entero**

- Se recomienda comer varias veces al día frutas y verduras. Todas son saludables.
- Se recomienda comer cereales de grano entero varias veces al día, incluyendo arroz, trigo, maíz, avena, amaranto y centeno, así como pastas, harinas y panes derivados de estos, 100% de grano entero.

- Se recomienda consumir a diario legumbres, como frijoles, habas, lentejas y soya.
- Consume de modo ocasional los cereales de grano refinado, como harina de trigo blanco, productos de harina de trigo blanco, arroz blanco y pastas blancas.

4. Escoge bien las grasas que consumes

- Se recomienda consumir diariamente alimentos con grasas insaturadas, como nueces, semillas, aguacate y pescado. Usa todos los días aceite de oliva o canola para cocinar o para aderezar tus alimentos. La manteca de puerco o de res la podrías usar para cocinar de forma ocasional.
- Se recomienda el consumo moderado, varias veces a la semana, de alimentos altos en colesterol, como huevos y mariscos.
- Se recomienda el consumo moderado, varias veces a la semana, de grasas saturadas de carne blanca, como pollo, pavo y pescado. Con menor frecuencia, come carnes rojas como res, puerco y cabrito. Come ocasionalmente, si acaso, carnes procesadas, como jamón, salchichas, tocino y bologna.
- Si tomas lácteos, se recomienda el consumo moderado de leche y quesos. La mantequilla y la crema de leche consúmelas en forma ocasional. Consume a diario algún lácteo fermentado, como yogur natural, jocoque o kéfir.
- Evita los alimentos con transgrasas, como los aceites y las mantecas vegetales "parcialmente hidrogenados" que se encuentran en una variedad de alimentos procesados, como margarinas, panes, tortillas de harina y reposterías, así como en la "comida rápida", donde se usa este tipo de aceites para freír.

5. Escoge bien los carbohidratos que consumes

- Se recomienda consumir varias veces al día carbohidratos complejos a través de una dieta rica en frutas, verduras, legumbres y cereales de grano entero.
- Consume de modo ocasional alimentos procesados con azúcares agregados, como dulces, postres, pasteles, nieve, galletas, aderezos, jarabes y mieles.

6. Escoge y prepara tus alimentos con menos sal

- Limita el consumo de sal de mesa y de sodio.
- Cocina con hierbas y especias de tal modo que tus alimentos necesiten menos sal.
- Modera el consumo de alimentos con alto contenido de sodio, como congelados, procesados, embutidos y enlatados.

7. Toma las mejores bebidas y evita otras

- Toma todos los días agua natural y jugos de frutas o verduras 100% naturales para hidratarte, aliviar tu sed o acompañar tus alimentos.
- Podrías tomar café o té en moderación.
- Considera que el consumo de leche de vaca es opcional en tu dieta. La leche de soya o de almendras es una alternativa.
- Toma de modo ocasional, si acaso, refrescos y bebidas sin calorías o bajas en calorías que contengan endulzantes artificiales.
- En modo ocasional, si acaso, toma refrescos y bebidas con azúcar agregado.
- El consumo de alcohol no se recomienda. Para aquellas personas que decidan tomar alcohol, se recomienda que lo hagan moderadamente, lo cual significa no más de una bebida diaria en las mujeres o dos en los hombres.

8. Limita el consumo de alimentos procesados

- Limita los alimentos procesados que contienen azúcares agregados, sal, transgrasas, conservadores y otras sustancias no deseables.
- Limita los alimentos con residuos de sustancias peligrosas o insecticidas.
- Limita los alimentos con saborizantes, colorantes artificiales o tratamientos químicos, en la medida que puedas.

Grupos de alimentos en la práctica

Los siguientes comentarios van encaminados a orientar a la gente para que haga una buena selección de sus alimentos de forma práctica.

Alguien podría preguntar si la ciencia ya sabe cuáles son los nutrientes que necesitamos, ¿por qué no hablar específicamente de cada nutriente? La principal razón es porque lo que comemos todos los días son alimentos y no precisamente nutrientes aislados. Además, comer un alimento en lugar de otro es más práctico que contar calorías o investigar el tipo de grasa de determinado producto.

Por otra parte, los investigadores han separado algunos nutrientes de muchos alimentos, pero no pueden afirmar categóricamente que cierto nutriente es el que protege contra alguna enfermedad en particular. Por ejemplo, las frutas y las verduras contienen miles de nutrientes que pudieran tener cierto papel contra las enfermedades, pero es difícil saber cuál es el mejor o si funcionan todos en conjunto. Por todas estas razones, es importante entender cómo cada nutriente afecta nuestra salud, pero es más importante saber cómo la alimentación integral nos puede proteger contra las enfermedades.

Grupo de granos (cereales, pan, arroz y pasta)

Existen dos tipos de productos que contienen granos:

- **Granos enteros y granos intactos.** Los granos enteros o integrales contienen todos los nutrientes de los granos: fibra, germen y endosperma, aunque pueden estar procesados. Los granos intactos son aquéllos que tienen un mínimo procesamiento o no tienen ningún procesamiento.
- **Granos refinados**. Han sido molidos hasta hacerlos un polvo al cual se le eliminó la fibra y el germen. Al refinarlos, se les da una textura más fina y prolongan su vida en los estantes, pero les quitan nutrientes importantes, como la vitamina B, el hierro y la fibra. Ejemplos de cereales refinados son la harina de trigo, el arroz blanco y la pasta blanca. Algunos granos refinados son "enriquecidos" con algunas vitaminas durante el procesamiento, sin embargo, casi nunca se les agrega de regreso la fibra.

Los granos enteros o intactos son mucho más nutritivos porque son una buena fuente de fibra dietética, la cual necesitamos para que nuestro aparato digestivo funcione mejor. La mayoría de los granos refinados no contienen o contienen muy poca fibra. La fibra dietética ayuda a mejorar los niveles de colesterol en la sangre y disminuye el riesgo de enfermedades cardiovasculares, embolia cerebral y diabetes tipo 2. Si estás tratando de disminuir de peso, la fibra de los granos integrales o intactos te ayudará a sentirte lleno y te sentirás satisfecho comiendo menos calorías. Además de la fibra, los granos enteros ofrecen varios nutrientes importantes, como la tiamina, la riboflavina, la niacina, el folato, el hierro, el magnesio y el selenio. Todos tienen funciones importantes en nuestro organismo.

Cuando vayas de compras, prefiere cereales, pan, arroz y pasta que se anuncian de "grano entero", "whole grain" o "integrales". En alimentos derivados de granos, busca que anuncien "trigo entero" al principio de la lista de ingredientes, lo cual indica que contienen mayor cantidad de nutrientes. De los cereales procesados "listos para comer", escoge productos que anuncien en su etiqueta, cuando menos, 3 gramos de fibra dietética por ración. Cabe mencionar que algunos cereales que se anuncian como "multi-grano" y "siete-granos" generalmente no son productos de grano entero.

Actualmente y de manera más fácil, se pueden conseguir todos los alimentos de grano entero en supermercados y tiendas de alimentos. Prueba el arroz y la pasta integral en diferentes formas o agrégalos a platillos de carnes para darles mejor sabor y consistencia. Come diferentes tipos de arroz, el moreno tiene tres o cuatro veces más fibra que el arroz blanco. El arroz salvaje, desde el punto de vista nutricional, contiene más proteína, riboflavina y zinc que el moreno. Por su textura, lo puedes servir en ensaladas, sopas o acompañando otros platillos. Puedes mezclar el arroz salvaje con arroz blanco o moreno.

Las pastas de grano entero se pueden conseguir en una variedad de formas. Prueba el espagueti, la lasagna, los macarrones, el *fettuccine* y el pelo de ángel. Para mayor sabor y color, puedes agregar betabel, tomate, espinacas u otras verduras, sin olvidar algunas hierbas y especias que también agregan un delicado y rico sabor a tus recetas de pastas.

Experimenta con tus hotcakes o wafles y sustituye cuando menos la mitad de la harina blanca con harina de grano entero, avena entera molida o germen de trigo. Prepara tus sándwiches con pan de grano entero. Una excelente opción para desayunar o comer a todas horas es el cereal de granola natural, el cual es una combinación de varios granos intactos.

Como botanas, puedes comer algún cereal de grano entero, o bien, al hacer galletas y panecillos puedes agregarle a la receta harina de trigo integral. Las palomitas de maíz son una buena botana siempre y cuando no les agregues mantequilla ni demasiada sal. Las tortillas y los chips para botanas prefiérelos de maíz nixtamalizado de grano entero, ya que algunos de estos productos son hechos con granos refinados.

En el caso del pan, prefiérelo de grano entero, aunque se debe entender que muchos se anuncian como "producto hecho con granos enteros", sin embargo, la máxima protección la conseguimos si comemos los granos enteros y no un derivado de éste, lo cual implica una gran diferencia. Por otra parte, al ser un pan "moreno" no significa necesariamente que sea integral. En muchas ocasiones, este pan contiene un colorante de caramelo que debe estar enlistado en los ingredientes y es el responsable del color. Busca el pan de "trigo entero" que debe ser hecho 100% con harina entera de trigo.

Grupo de verduras

Todas las verduras son buenas, pero es aconsejable que comas diferentes tipos, ya que los nutrientes varían de una a otra. Todas las verduras contienen una buena cantidad de fibra, carotenoides, vitamina C, folato, potasio y cientos de fitoquímicos más. No contienen colesterol. La mayoría tienen muy escasa grasa saturada y son naturalmente bajas en sodio y calorías.

Come las verduras crudas o cocidas, solas o como parte de otro platillo. Agrégalas a sopas, ensaladas, guisados o simplemente como botanas. Prefiere siempre las verduras frescas porque son las que tienen el mejor valor nutricional. Si no logras conseguirlas, entonces puedes comer las congeladas o, como tercera opción, las enlatadas; aunque pueden conservarse en casa por más tiempo, tienen menor valor nutricional. En el caso de que comas verduras congeladas o enlatadas, cuida que tengan poco sodio o que no tengan sodio agregado, el cual se usa como conservador. Cuida también que no tengan azúcares agregados, incluso puedes drenar las latas y enjuagarlas con agua para disminuir el contenido de sodio o azúcares agregados.

Puedes encontrar en las verduras una maravillosa variedad de sabores, así es que prueba una nueva cada semana y tus favoritas cómelas con frecuencia. Come diferentes tipos de verduras y escógelas de variados colores: verde y amarillo-naranja, como las espinacas, el brócoli, la okra, la papa, la zanahoria, las acelgas, la calabaza y otras más; verduras de color rojo, como el tomate y la cebolla roja; incluso verduras blancas, como la coliflor y la jícama también son excelentes.

Para conservar toda la fibra, no les quites la cáscara a la papa, al pepino y a la calabacita. Busca la forma de aumentar las verduras a tus platillos comunes, por ejemplo, a la pasta puedes agregarle zanahoria, brócoli o chile dulce. Puedes agregar a tu sándwich, lechuga y rebanadas de tomate o pepino. Los jugos o extractos naturales de verduras también son muy nutritivos, aunque tienen menos fibra que las verduras enteras.

Muchas verduras saben mejor si se les agrega un aderezo, pero procura que sea de grasas saludables. Una buena opción para aderezar es el aceite de oliva y vinagre (aderezo italiano), el cual contiene grasas insaturadas. Puedes hacer también tus propios aderezos con yogurt o queso cottage mezclándolos con hierbas y sazonadores.

Las papas fritas "a la francesa", los aros de cebolla y otros productos vegetales fritos en aceite que venden como parte de la "comida rápida" deben ser limitados; a pesar de que ciertamente son verduras, la forma de prepararlas les aumenta mucho la cantidad de grasas no saludables, a menos que tú las prepares en tu casa con aceite de oliva o canola.

Las legumbres también se incluyen en el grupo de las carnes y los huevos debido a que contienen buena cantidad de proteínas, sin embargo, ya que éstas se recomiendan en mayor cantidad, también se pueden considerar en el grupo de las verduras. Trata de comer todos los días 1 o 2 raciones de legumbres, por ejemplo: frijoles, habas, lentejas, garbanzo y soya que, además de proteínas, contienen fibra, carbohidratos complejos, vitaminas del complejo B, folato, hierro y calcio. Los frijoles enlatados son una alternativa, pero cuida que no contengan sal (sodio) agregada.

Grupo de frutas

Todas las frutas contienen gran cantidad de fibra, carotenoides, folato, vitamina C, magnesio y potasio, así como muchos fitoquímicos y carbohidratos complejos. La mayoría de las frutas contienen pocas calorías y están prácticamente libres de grasas saturadas. Ninguna fruta contiene colesterol.

Al igual que las verduras, prefiere siempre las frutas frescas porque son las que tienen el mayor valor nutricional. Si no logras conseguirlas, puedes comerlas congeladas o, como última alternativa, enlatadas. En el caso de que consumas frutas congeladas o enlatadas, cuida que tengan poco sodio o que no tengan sodio agregado. Cuida también que no tengan azúcares.

Todas las frutas son saludables y deliciosas, por lo que puedes disfrutar del melón, la sandía, la pera, la papaya, la ciruela, etc. Puedes probar frutas menos comunes en tu dieta, como el kiwi, las mandarinas, las cerezas, los higos o las chirimoyas. Siempre coloca un frutero en el centro de la mesa de la cocina o en algún lugar visible. Haz las frutas más apetitosas con algún aderezo o dip, como algún yogur para las fresas, el plátano o el melón. Prueba hacer un licuado mezclándolas con leche o yogur. Puedes comprar frutas cortadas y tenerlas en el refrigerador siempre listas para una botana rápida. Los jugos y extractos de frutas naturales son muy saludables, aunque contienen menos fibra comparados con las frutas enteras.

Actualmente, se venden muchas bebidas dulces de frutas que, en la mayoría de los casos, contienen agua, azúcar y una pequeña cantidad de fruta como saborizante. Estas bebidas son de muy poco valor nutricional, aunque hayan sido "enriquecidas" con algunas vitaminas.

Tú debes ser un buen ejemplo para los niños, por lo que debes consumir frutas y verduras en tus comidas o como botanas todos los días. Permite que los pequeños te ayuden a escoger estos alimentos en el supermercado y, dependiendo de su edad, déjalos que te ayuden a limpiarlas, pelarlas o cortarlas. En la lonchera, para la escuela, siempre ponles frutas y verduras, así como jugos 100% naturales en lugar de refrescos o jugos azucarados. Platica con ellos de todos los beneficios que nos da comer a diario frutas y verduras.

Las verduras, al igual que las frutas, deben lavarse y desinfectarse muy bien antes de comerlas para remover suciedad y residuos de pesticidas. Cuando compres, prepares o guardes estos alimentos, ten cuidado de separarlas de las carnes crudas.

Grupo de lácteos

Actualmente, el consumo de lácteos se ha vuelto controvertido. Por un lado, la mayoría de las organizaciones de salud señalan que los lácteos son alimentos esenciales para lograr una buena salud de los huesos. Por otro lado, algunos expertos en nutrición no están de acuerdo y piensan que los lácteos no son indispensables y que se pudieran eliminar de la dieta. Este escepticismo ha ocasionado que muchas personas prefieran tomar bebidas a base de plantas, como la soya, las almendras, el arroz o la avena. Independientemente de las controversias, las evidencias científicas actuales señalan que el consumo de lácteos contribuye a tener una buena salud y pueden protegernos contra varias enfermedades crónicas, mientras que son pocas las desventajas.

Además de la leche, al grupo de los lácteos pertenecen el yogur, los quesos, el requesón, el jocoque, la nieve de leche y los licuados. Lácteos muy recomendables son los fermentados por su contenido de probióticos, como el yogur, el jocoque y el kéfir. La leche y los lácteos son una parte importante de la alimentación, ya que son una buena fuente de proteínas, calcio, fósforo, potasio y riboflavina, pero si no son escogidos apropiadamente, los lácteos pueden contener gran cantidad de grasas saturadas, azúcares agregados y sodio indeseables.

La cantidad de grasas y colesterol de los lácteos varía, por ejemplo, la leche skim, llamada también sin-grasa, contiene menos del 0.5% de grasa. La leche al 1% o leche "baja en grasa" contiene 50% menos de grasa que la leche entera. La leche al 2% o "reducida en grasa" contiene 25% menos grasa que la entera y la leche entera contiene 3.5% de grasa.

Los quesos, en su extenso surtido, varían poco sobre cantidad de grasas que contienen. Hoy en día, se pueden conseguir quesos bajos en grasas, los cuales tienen considerablemente menos grasas que los quesos regulares. La leche y los quesos, independientemente de que sean reducidos en grasas, las cantidades de proteínas, calcio, fósforo y vitamina D son parecidas.

Tomar los lácteos de leche entera o tomarlos descremados es otro punto de controversia. Desde hace muchos años que se recomienda tomar los lácteos descremados para disminuir el consumo de grasas saturadas y calorías, sin dejar los demás nutrientes. Pero en algunas investigaciones se ha encontrado que tomar lácteos de leche entera disminuye el riesgo de obesidad, diabetes tipo 2, incluso enfermedades cardiovasculares.

Muchas personas tienen dificultad para hacer la digestión de los lácteos, de hecho, el 75% de la población mundial tiene problemas para digerir el azúcar de la leche y, cuando los toman, sienten molestias digestivas. En estos casos, puedes simplemente evitar los lácteos, o bien, tomar leche "deslactosada" que se consigue en el mercado.

Si no tienes problema para digerir los lácteos, disfruta la leche y los quesos todos los días como parte de una alimentación balanceada. Consume a diario algún lácteo fermentado, como el yogur natural sin azúcar, el jocoque o el kéfir. Evita los quesos muy procesados, porque la mayoría son productos con gran cantidad de sodio y conservadores. Hay varios productos lácteos que su consumo se recomienda sólo en modo ocasional, como la mantequilla, la crema, el queso crema y la crema agria. Estos están hechos a partir de la crema de la leche, por lo que contienen una gran cantidad de grasa saturada.

Aquellas personas que han decidido no tomar lácteos deben incluir en su dieta alimentos ricos en calcio para evitar el debilitamiento de sus huesos. Algunos pescados y mariscos, como la sardina, el salmón y los camarones, contienen mucho calcio. Otros alimentos ricos en calcio son el brócoli, la coliflor, las espinacas, los espárragos y otras verduras de hoja verde. También las nueces, las almendras y los higos contienen buena cantidad de calcio al igual que los frijoles.

Una alternativa a la leche de vaca es la leche de soya o de almendras como complemento o para sustituir los productos lácteos. Debido a que contienen muchos fitoquímicos, estos productos pudieran ser una buena elección en tu alimentación, aunque se debe tener cuidado porque algunas de estas bebidas contienen azúcares agregados y su valor nutricional no está bien estudiado.

Grupo de carnes, huevos y nueces

Todos los alimentos del grupo de las carnes son ricos en proteínas, pero además contienen hierro, zinc y varias vitaminas, como tiamina, niacina, vitamina B6 y vitamina B12. El tipo de carne es muy importante desde el punto de vista nutricional. Prefiere siempre las carnes blancas, como pollo, pavo y pescado. Prefiere la carne de pollo o pavo sin piel, principalmente la pechuga, que es la parte que contiene menos grasa. Puedes comer carne blanca con frecuencia, pero recuerda que no es necesario comer carne todos los días. La carne de pescado, como la de atún, sardina, salmón, arenque y trucha, es una excelente fuente de proteínas y grasas saludables omega-3, por lo que se aconseja comerla cuando menos dos veces por semana. Aunque el pescado fresco es mejor, el atún, el salmón y las sardinas enlatadas son buenas alternativas. Los mariscos también son buenas opciones y aunque contienen mucho colesterol, en general tienen menos grasa saturada que las carnes rojas, por lo que puedes comer moderadamente camarones, ostiones, almejas y langosta como parte de una dieta saludable.

Las carnes rojas se refieren a toda la carne de los músculos de los mamíferos, incluyendo la res, el puerco, la cabra, el cordero, la ternera y el caballo. La carne roja debes consumirla en menor cantidad. Si estás acostumbrado a comerla con frecuencia, disminúyela poco a poco. Si acaso decidieras comer carne roja, escoge cortes seleccionados con la menor grasa visible, consúmela en porciones moderadas y cocínala de preferencia a la plancha, al horno, al vapor, hervida o rostizada. Si decides asar la carne, hazlo a la parrilla, pero marínala antes con un líquido ácido y no comas las partes quemadas que veas negras. Recuerda que una porción de carne es semejante al tamaño de una baraja de naipes que equivale a 3 onzas.

Se recomienda limitar el consumo de todo tipo de carnes procesadas (rojas o blancas), por lo que debes comer sólo ocasionalmente embutidos y carnes frías de jamón, tocino, salchichas, salame y bologna. Aunque son muy apetitosas, son de pobre valor nutricional. Si disminuyes el consumo de las carnes procesadas y rojas, no intentes sustituirlas con queso y otros lácteos, ya que también contienen altas cantidades de grasas saturadas y el efecto final en tu salud es parecido al de las carnes rojas. Si quieres realmente sustituir las carnes rojas por opciones más saludables, entonces debes comer aves, pescado o legumbres, que son de excelente calidad y te ofrecen un sano balance de proteínas y grasas saludables.

Los huevos son un alimento muy nutritivo rico en proteínas, algunas grasas polinsaturadas, hierro, ácido fólico, vitamina B, vitamina D, luteína y más. Cabe aclarar que la mayoría de estos nutrientes se encuentran en la yema, ya que la clara sólo contiene proteína. En el pasado, se recomendaba disminuir el consumo de huevos por su alto contenido de colesterol en la yema pensando que podría causar problemas del corazón. Ahora se sabe que si comemos alimentos ricos en colesterol no significa que se elevará el colesterol en la sangre. Se ha demostrado que la gente que come hasta un huevo diario no tiene mayor riesgo de presentar problemas cardiacos. Aunque no existe una recomendación de cuántos huevos al día es saludable comer. Sí se puede decir que el consumo moderado puede ser parte de una alimentación saludable, sobre todo si se acompañan con verduras, frijoles y frutas. Una excepción ocurre con los diabéticos, quienes deben limitarse a no más de dos o tres huevos por semana, ya que en investigaciones se ha encontrado que un huevo diario puede aumentarles el riesgo de enfermedades cardiacas.

El grupo de las nueces incluye a los cacahuates, las avellanas, el ajonjolí, las almendras, los pistachos, la linaza y las propias nueces de nogal. Estos alimentos contienen gran cantidad de grasas insaturadas saludables que se ha demostrado ayudan a bajar el colesterol "malo" de la sangre. Además, contienen vitamina E, magnesio, potasio, folato, proteínas y fibra que también ayudan a prevenir la ateroesclerosis. Se recomienda consumirlas a diario, de preferencia en forma natural. Si te gusta la crema de cacahuate, consíguela en estilo natural. Evita la crema de cacahuate regular, porque generalmente está hecha con aceites hidrogenados.

Aceites

Es importante definir algunas cuestiones básicas acerca de los aceites para cocinar. Primero, todos los aceites tienen las mismas calorías, una cucharada de cualquier aceite tiene 13 gr de grasa y 120 calorías sin importar el tipo. La diferencia está en la composición: cada uno tiene una proporción de grasas monoinsaturadas y polinsaturadas diferente que también los hace que tengan diferente resistencia a la temperatura y también diferentes efectos en nuestra salud.

El punto de humo es la temperatura a la cual el aceite empieza a producir humo y es cuando se empiezan a perder los nutrientes y a perderse el sabor. Algunos aceites tienen un punto de humo muy alto, por lo que pueden usarse para cocinar a altas temperaturas, como en los alimentos fritos. Otros aceites tienen un punto de humo bajo, por lo que deben usarse mejor como aderezos en frío sobre las ensaladas.

Uno de los mejores aceites para cocinar es el de oliva. Este aceite es rico en grasas monoinsaturadas y polifenoles, los cuales son antioxidantes que tienen propiedades antiinflamatorias. Existen tres tipos de aceite de oliva: extra virgen, virgen y básico o puro. El aceite de oliva extra virgen es el de mejor calidad. Su acidez es menor al 1% y es rico en antioxidantes. En la cocina es mejor usarse en frío, porque las temperaturas altas inhiben su valor nutricional, sabor y aroma. Su mejor uso es como aderezos en ensaladas. El aceite de oliva virgen es ligeramente inferior al extra virgen. Su principal diferencia es que su nivel de acidez es del 2%. El aceite de oliva virgen se recomienda en general para cocinar, aunque también se puede usar en las ensaladas. El aceite de oliva puro es una mezcla de aceites de oliva refinado y extra virgen. Su nivel de acidez es del 2%, pero es menor su valor nutricional comparado con el aceite extra virgen. El aceite de oliva puro se puede usar en general para cocinar, pero no es muy adecuado para ensaladas porque no tiene sabor ni aroma. El aceite de canola es otra alternativa saludable. También es rico en grasas monoinsaturadas y además tiene grasas omega-3. Tiene un punto de humo relativamente alto, por lo que puede usarse para cocinar casi cualquier alimento.

En el mercado hay otros aceites para cocinar, como el de maíz, soya, sésamo, cacahuate, girasol y aguacate, entre otros, que son otras alternativas. Se recomienda usarlos sólo en pequeñas cantidades y nunca recalentarlos. Existe cierta controversia con los aceites tropicales, como el de coco y el de palma, ya que estos contienen gran cantidad de grasas saturadas que actualmente no son recomendables. La manteca de res o de puerco que se utiliza para cocinar ciertos alimentos úsala de forma ocasional. Evita en lo posible el uso de mantecas vegetales hidrogenadas por su alto contenido en transgrasas.

Bebidas

Por excelencia, el agua es la mejor bebida para hidratarte y calmar la sed. Sólo H_2O, sin calorías y sin aditivos. Es todo lo que necesita tu cuerpo para recuperar líquidos perdidos a través del metabolismo, respiración, sudoración y eliminación de desechos. Si quieres tomar agua con algo de sabor, puedes agregarle jugo de limón o naranja para preparar limonada o naranjada, que también son bebidas muy saludables.

Los jugos 100% de frutas o verduras son otra alternativa nutritiva y deliciosa. Además de agua, ofrecen vitaminas, minerales y algo de fibra. El problema de tomar jugos de frutas –aunque sean naturales– es que es muy fácil consumir grandes cantidades de frutas con todo su azúcar en unos cuantos minutos. Si disfrutas de tomar jugos de frutas naturales, prueba diluyéndolos con una parte de agua para que no sean tantas calorías las que consumas tan rápido. Otra alternativa es agregar una pequeña cantidad del jugo de naranja, por ejemplo, a un vaso de agua y preparar una naranjada, como se mencionó anteriormente.

Hace algunos años, se consideraba que tomar café tenía riesgos para la salud. Actualmente, hay evidencias de que su consumo moderado pudiera ser incluso saludable y se ha asociado con una disminución del riesgo de varias enfermedades, como cálculos en los riñones, cálculos en la vesícula biliar, diabetes y enfermedad de Parkinson, entre otras. Si a ti no te gusta el café, no existe una recomendación para que comiences a tomarlo. Si ya eres un tomador de café, toma cuando mucho una o dos tazas diarias y nunca lo tomes a muy altas temperaturas. Acostúmbralo sin azúcar o poca azúcar. Si te gustan las bebidas especiales con café, ten cuidado con los azúcares agregados, porque pueden sumar muchas calorías. Si eres muy sensible a la cafeína y te produce ansiedad, insomnio o tienes algún problema cardiaco, es mejor que consultes con tu médico. Algunos de los beneficios que se atribuyen al café también se han encontrado con el té, como la disminución de riesgo de cálculos en los riñones. El té contiene flavonoides que también se han asociado con la disminución del riesgo de enfermedades cardiovasculares.

Tomar leche de vaca se ha vuelto un tema de controversia, como ya lo he comentado antes. Aquí sólo agregaré que debes considerarlo como una opción en tu dieta y no un alimento que tengas que consumir. Si te gusta tomar leche y no tienes intolerancia a la lactosa, adelante, pero tómala con moderación.

El consumo de alcohol está asociado con una gran cantidad de accidentes fatales de tráfico. Además, el consumo excesivo de alcohol es una de las principales causas de muerte que se puede prevenir. Contribuye a enfermedades del hígado, varios tipos de cáncer, hipertensión arterial, sobrepeso y otros problemas. Por otro lado, el consumo de alcohol con moderación pudiera tener ciertos beneficios. Se ha demostrado que tomar alcohol con moderación ayuda a elevar los niveles de colesterol bueno en la sangre en una forma parecida a como lo hace la actividad física. Este efecto se puede traducir en un menor riesgo de enfermedades cardiacas y embolia cerebral, aclarando que este efecto protector se ha observado, principalmente, en personas jóvenes. Conociendo los riesgos y los beneficios del consumo de alcohol, actualmente no se puede recomendar empezar a tomarlo con el fin de disminuir el riesgo de problemas cardiovasculares. Si ya tomas bebidas alcohólicas, debes mantener un consumo moderado, lo cual significa un promedio de una o dos bebidas estándar por día para los hombres y una bebida al día para las mujeres. Consulta con tu médico los riesgos y beneficios de tomar alcohol.

Hoy en día, existe un excesivo consumo de refrescos y bebidas dulces de frutas que son los responsables de un alto consumo de azúcares agregados. Un refresco regular de 355 ml contiene aproximadamente ocho cucharadas de azúcar, lo cual hace que estas bebidas aporten muchas calorías, sin ningún nutriente saludable como los nutrientes que podrías obtener de los jugos de frutas reales. Se recomienda limitar el consumo de todos los refrescos embotellados y bebidas de frutas con azúcares agregados. Es mucho mejor que tomes aguas de frutas 100% naturales o simplemente agua.

Alimentos para consumo ocasional

Algunos alimentos se recomienda consumirlos sólo ocasionalmente debido a que contienen grasas no saludables o azúcares agregados en exceso y, al mismo tiempo, son muy pobres en nutrientes. Entre los alimentos que contienen demasiada azúcar agregada están todos los refrescos embotellados regulares, las bebidas dulces de frutas, la nieve de leche, los dulces, los chocolates, las mermeladas, los pasteles, las donas y las mieles. Los alimentos que contienen demasiadas grasas saturadas, transgrasas o colesterol son: aderezos para ensaladas, vísceras, aceites vegetales parcialmente hidrogenados, margarina, mantequilla, crema de leche, queso crema, crema agria, tocino, salchichas, pasteles de queso, frituras y papas fritas. Aunque todos estos alimentos agregan sabor y pueden satisfacer un antojo, se deben consumir únicamente de modo ocasional y a discreción.

Como postres, prefiere mejor las galletas, los pudines o los pasteles bajos en grasas. Escoge como botana fruta fresca, cereales sin azúcar, chips de tortilla sin aceite, palomitas de maíz naturales o verduras crudas con dip bajo en grasa.

En cuanto al dilema de consumir mantequilla o margarina, la primera está llena de grasas saturadas y la segunda de transgrasas, por lo que ninguna de las dos es recomendable más que en pequeñas cantidades. Puedes encontrar margarina suave libre de transgrasas, lo cual debe estar anunciado en su etiqueta, sin embargo, sería mucho más saludable que, en lugar de estos productos, mejor le agregues aceite de oliva a tus hot cakes o a tus panes integrales preferidos.

Endulzantes artificiales

Los endulzantes artificiales son sustancias que endulzan, sin valor nutritivo, preparados con componentes químicos sin calorías o muy pocas calorías, que te permiten dar sabor dulce a los alimentos supuestamente sin los problemas relacionados con el azúcar. En nuestros días, los endulzantes artificiales se encuentran en miles de alimentos procesados y refrescos dietéticos. Aunque las sociedades médicas dicen que su consumo es seguro, hay un grupo de científicos que no opina lo mismo. Los endulzantes artificiales más usados son la sacarina, el aspartame, la sucralosa, el acesulfame potasio, el neotame y el advantame.

Las investigaciones que se han realizado para valorar los beneficios de estos endulzantes para disminuir de peso o para el manejo de los diabéticos han sido contradictorias. Mientras que en algunos estudios se ha encontrado que estos endulzantes ayudan a disminuir de peso y mantenerlo, otros estudios no han señalado este beneficio, e incluso se ha encontrado que pudieran aumentar de peso. Algunas investigaciones señalan que los endulzantes artificiales pudieran empeorar el metabolismo de la glucosa en la sangre debido a que alteran la microbiota del intestino. Las sociedades médicas señalan que, aunque el consumo con moderación de todos estos endulzantes artificiales es seguro, las evidencias científicas hasta ahora son insuficientes como para obtener una conclusión de sus efectos en la salud. Aún son necesarias más investigaciones.

Para aquellos adultos que están tratando de bajar de peso sustituyendo los refrescos con azúcar, la soda de dieta es un posible sustituto a corto plazo, en pequeñas cantidades y por un corto periodo. Sin embargo, el consumir alimentos o bebidas con estos endulzantes para bajar de peso y mantenerlo no funcionará si no limitas el consumo de calorías de otros alimentos. En los niños, los endulzantes artificiales no deberían ser usados, porque no se conocen los efectos de estas bebidas cuando se consumen por tiempo prolongado. El Stevia es un endulzante natural de bajas calorías que se obtiene de las hojas de una planta que crece en centro y sur de América. El Stevia es 300 veces más dulce que el azúcar. No existen estudios de la seguridad de este endulzante a largo plazo.

Cuando tengas que endulzar tus platillos, escoge azúcar morena, moscabada, miel de abeja o, bien, usa azúcar de mesa en cantidades limitadas.

El plato del buen comer

El plato del buen comer es una guía de alimentación para la promoción y la educación en materia alimentaria. Se trata de un gráfico donde se representan los grupos de alimentos de tal forma que se pueda entender de forma práctica lo que debemos comer todos los días en desayuno, comida y cena.

La próxima vez que te sientes a la mesa, observa tu plato. Si en él predomina la carne, puedes iniciar un cambio disminuyendo la cantidad y aumentando las verduras, el arroz integral y los frijoles. Como regla general, para una alimentación saludable se recomienda que dos terceras partes del plato deben estar cubiertos por alimentos vegetales, como verduras, frutas, arroz integral, pasta integral o tortillas de maíz, sin olvidar el agua de fruta 100% natural. Una tercera parte del plato debe estar cubierto por legumbres y alimentos de origen animal, como carnes, huevos y lácteos.

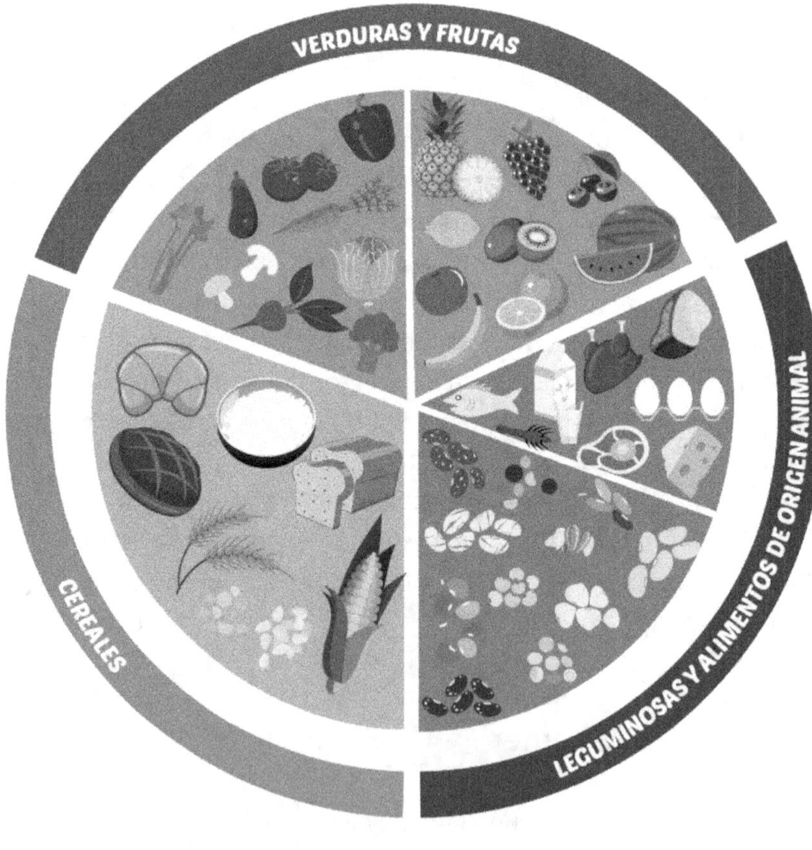

FIG. 2. El plato del buen comer

8 hábitos saludables a la hora de comer

Todas las personas comemos varias veces al día para calmar el hambre, pero el principal significado de la comida es el aspecto nutricional ya que, si no comemos, morimos. Desde el punto de vista simbólico, comer está ligado a nuestra más temprana edad, que es el primer placer del niño. Al comer nos damos cuenta de que no somos autosuficientes y de que somos seres humanos que dependemos de la naturaleza para poder vivir.

Los cambios en la vida moderna han influido en la forma como comemos. Se ha restado importancia al momento de comer como un placer y como parte cultural. Estos cambios han modificado nuestros hábitos y han repercutido en nuestra salud. Puede decirse que gran parte de los problemas del aparato digestivo se deben a malos hábitos alimentarios. Enseguida se indica una lista de recomendaciones de hábitos saludables a la hora de comer.

1. **Come despacio**. Este simple consejo puede cambiar mucho nuestro modo de alimentarnos. Comas lo que comas, mastica cada bocado por más tiempo. Recuerda que la digestión de algunos nutrientes empieza en la boca. Al comer despacio, nuestro cerebro capta mejor la sensación de estar satisfecho y, en ese modo, no comemos en exceso. Al comer despacio, entra menos aire con los alimentos y tendremos menos molestias digestivas.
2. **Dedica tiempo a la comida**. Trata de comer siempre sentado y, si es posible, con tu familia. Además de comer, este momento puede servir para convivir con nuestros familiares o amigos. La vida actual hace que perdamos este contacto al comer deprisa, parados o sin coincidir con nuestros seres queridos. Dedica cierto tiempo y respeta el momento de comer.
3. **¡Ni los codos ni los teléfonos sobre la mesa!** Evita que tu celular domine tu vida, por lo que es importante que cuando estés comiendo no uses tu teléfono ni tableta. Si existe una diferencia entre el comer y simplemente ingerir calorías es el placer de convivir y platicar con otros, ya sea con tu familia o amigos. Estudios recientes indican que tan solo colocar el teléfono a la vista durante una comida produce sentimientos negativos en quienes le rodean.

4. **No te acuestes después de comer**. Se recomienda evitar acostarse después de tomar alimentos. Si acostumbras a dormir la siesta después de la comida de mediodía, trata de que no sea por más de 20 a 30 minutos. En la noche, después de cenar, trata de acostarte cuando menos dos horas después de haber cenado. Aproximadamente, en dos horas se completa la fase de digestión en el estómago, que es la que requiere mayor energía.
5. **Come tres veces al día, cuando menos**. Aunque existen costumbres diferentes, se aconseja, en general, tomar alimentos cuando menos tres veces al día. Trata de comer porciones equilibradas en desayuno, comida y cena. Posiblemente, la cena debiera ser la más ligera. Saltarse un alimento puede causarte un hambre exagerada que da como resultado una comida posterior abundante. Si tienes la tendencia a comer demasiado, trata de ingerir un tentempié a media mañana o a media tarde para que tu hambre se controle a la hora de la comida principal. Evita las comidas abundantes o de bufete.
6. **No tomes demasiado líquido con las comidas**. Algunas personas acostumbran a tomar gran cantidad de líquido durante las comidas. El exceso de líquido diluye los jugos gástricos y entorpece la digestión de los alimentos. Se recomienda tomar los alimentos sin líquido, o bien, tomar medio vaso de algún líquido como agua, té o agua de frutas. Evita en lo posible los refrescos embotellados. Entre las comidas puedes tomar líquidos con mayor libertad cuando la digestión ya haya terminado.
7. **Come lo que tú quieras**. Cuando empieces a apreciar los verdaderos sabores y la calidad de los alimentos, podrás disminuir la influencia de la industria alimentaria. Puedes aprender a comer lo que quieras y no lo que otros quieren que comas. Tú puedes escoger lo que comes. No dejes que te impongan las cosas desde el exterior.
8. **Disfruta la comida y relájate**. Si sigues estos consejos, te darás cuenta de que la comida se puede saborear, paladear y disfrutar. Dale el valor adecuado a la comida, ya que es uno de los principales placeres de la vida. Come por el placer de vivir y no vivas por el placer de comer. Disfruta plenamente los alimentos.

¿Necesitas realmente tomar suplementos de vitaminas y minerales?

Los suplementos de vitaminas y minerales, también llamados multivitamínicos, vienen en presentación de tabletas, tabletas masticables, polvos o líquidos. Un multivitamínico estándar generalmente contiene:

- **Vitaminas hidrosolubles**. Son solubles en agua y pasan a través del cuerpo fácilmente y la mayoría no se acumula en las células de nuestro cuerpo. Las vitaminas hidrosolubles son la vitamina C y el complejo B que incluye tiamina, niacina, riboflavina, ácido pantoténico, vitamina B6, ácido fólico y vitamina B12.
- **Vitaminas liposolubles**. Estas vitaminas son solubles en grasa y se pueden almacenar en las células de nuestro cuerpo ya que no se eliminan tan fácilmente. Las vitaminas liposolubles son las vitaminas A, D, E y K.
- **Minerales.** Los minerales son elementos que también son necesarios para un metabolismo adecuado. Los principales minerales son calcio, cobre, hierro, magnesio, fósforo, yodo, potasio, selenio y zinc.

Algunos multivitamínicos también contienen otros ingredientes que no son vitaminas ni minerales, como la luteína y el licopeno que se consideran antioxidantes. Todos los suplementos de vitaminas y minerales se pueden conseguir sin receta médica, porque no se les considera medicamentos. Aun así, si vas a tomar un suplemento, deberías consultar con tu médico antes de ingerir cualquier producto, porque algunos suplementos pueden tener efectos colaterales o interactuar con otros medicamentos que ya estás tomando. Es muy importante que consultes con tu médico, sobre todo si estás embarazada o lactando, te van a realizar alguna cirugía o tienes alguna enfermedad, como hipertensión arterial, problemas del corazón, cáncer o diabetes.

Todas las vitaminas y minerales se encuentran de forma sobrada en los alimentos. Si llevas una dieta sana y adecuada, obtendrás todas las vitaminas y minerales necesarios para mantener una buena salud. Mucha gente agrega suplementos de vitaminas y minerales a su dieta porque piensa que no está tomando los suficientes en sus alimentos diarios. Sin embargo, se debe tener en cuenta que las vitaminas no son inocuas y grandes dosis de vitaminas, principalmente las liposolubles, pueden causar daño. Algunas personas que sí es probable que necesiten tomar un suplemento de vitaminas y minerales son las siguientes:

- Personas que llevan dietas con restricción de calorías para bajar de peso o se les ha realizado una cirugía bariátrica.
- Mujeres embarazadas o que están lactando.
- Personas con alguna enfermedad, como insuficiencia del hígado, insuficiencia renal, anorexia nerviosa, bulimia, cáncer, síndrome de inmunodeficiencia adquirida y otras enfermedades crónicas.
- Personas con alergias o intolerancias alimentarias.
- Personas que han sufrido algún traumatismo severo o que están en recuperación de una cirugía.
- Niños, especialmente si no existe la seguridad de que estén consumiendo suficiente calcio y vitamina D.

Las vitaminas y minerales en suplementos no tienen el objetivo de sustituir a los alimentos. Si tú piensas que no estás obteniendo todos los nutrientes que necesitas porque llevas una dieta no muy saludable, en lugar de pensar en tomar suplementos, deberías pensar cómo mejorar tu alimentación. Los alimentos completos contienen múltiples micronutrientes que trabajan todos en conjunto para darte una buena salud. Además, los alimentos contienen muchos fitoquímicos que son sustancias que nos protegen contra enfermedades cardiovasculares, cáncer y otras enfermedades crónicas que en los suplementos no vas a encontrar.

Algunos suplementos están diseñados especialmente para hombres o mujeres o para ciertos grupos de edad. Un multivitamínico en dosis estándar podría estar bien para la mayoría de la gente que decida tomar un suplemento de vitaminas y minerales. Sin embargo, algunas personas prefieren tomar un suplemento dirigido a cierto grupo de edad o sexo.

- Fórmulas para mujeres: Estos suplementos contienen mayor cantidad de hierro. Las mujeres que tienen ciclos menstruales pierden sangre, por lo que necesitan más hierro que los hombres. Después de la menopausia, los requerimientos de hierro son iguales en hombres.
- Fórmulas para hombres: Estos suplementos contienen menor cantidad de hierro o no contienen hierro debido a que los hombres necesitan menos que las mujeres.

- Fórmulas para adultos mayores: Estos suplementos generalmente contienen menos hierro y vitamina K y más vitamina B12 y vitamina D.
- Fórmulas prenatales: Están diseñadas para mujeres embarazadas, que están planeando un embarazo o están lactando. Estos suplementos contienen más ácido fólico y hierro.

Si decides tomar un suplemento, escoge un multivitamínico que contenga una variedad de vitaminas y minerales, el cual es más seguro que tomar un coctel de suplementos individuales que pueden pasarse de la dosis máxima recomendada, a menos que tu médico te haya recomendado tomar una vitamina o mineral individual. Evita los suplementos con mega dosis.

En algunos casos donde sí se recomienda tomar una vitamina individual es, por ejemplo, en las personas mayores de 50 años que tienen dificultad para absorber la vitamina B12 necesaria. En ellos se aconseja tomar alimentos fortificados con vitamina B12 o tomar un suplemento de esta vitamina. Otro caso parecido son los adultos que no se exponen mucho al sol, deberían tomar un suplemento de vitamina D o tomar alimentos fortificados con esta vitamina en su dieta.

Para las personas que tienen ciertos problemas de salud, sí se podrían beneficiar de tomar un suplemento de vitaminas y minerales. La mayoría de los estudios indican que las personas con buena salud en general que toman un suplemento de vitaminas y minerales no tendrán menor riesgo de contraer enfermedades del corazón, diabetes o cáncer. De hecho, algunas investigaciones han encontrado que, en realidad, algunos suplementos pueden hacer daño, sobre todo en dosis elevadas.

Si tú eres de las personas que toma un suplemento de vitaminas y minerales en lugar de comer frutas, verduras y legumbres, debes reconsiderar tu estrategia, porque no existe ningún suplemento que sustituya una alimentación saludable.

CAPÍTULO CUARTO
¿CÓMO EL ESTRÉS IMPACTA A TU DIGESTIÓN?

¿Qué es el estrés?

La mayoría de la gente está familiarizada con el estrés porque todos estamos expuestos a circunstancias estresantes en nuestro día a día. Estar varado en medio del tráfico, ir tarde a una cita importante, tener muchos pendientes y no tener tiempo suficiente para hacerlas son situaciones que nos resultan conocidas.

El estrés es una reacción natural física y mental a nuestras experiencias de la vida. Esta respuesta automática se desarrolló en nuestros ancestros como una forma de protección contra los depredadores y otras amenazas en una reacción llamada "ataque o huida". Al enfrentar un peligro, el cuerpo responde produciendo sustancias –como el cortisol y la adrenalina– que aumentan los latidos cardiacos, envían más sangre a los músculos, aumentan la respiración, producen más energía y nos preparan para enfrentar un problema.

En la actualidad, ya no nos enfrentamos al peligro de ser devorados por una fiera, pero sí hacemos frente a múltiples retos que hacen que nuestro cuerpo reaccione de forma parecida. Por ello, nuestro sistema natural de alarma de "ataque o huida" corre el riesgo de quedarse fijo en la posición de "encendido" repercutiendo en la salud.

Entendiendo el estrés crónico

Para algunas situaciones, un estrés temporal puede ser saludable y nos brinda la energía y la motivación para presentar un examen o entregar un proyecto a tiempo. Sin embargo, cuando el estrés se convierte en una situación crónica, termina siendo un problema con serias consecuencias para la salud. En grandes cantidades y de forma prolongada, provoca enfermedades, ya que afecta al sistema inmune, al sistema cardiovascular, al sistema neuroendocrino, al sistema nervioso central y, por supuesto, al aparato digestivo.

Cuando el estrés ocurre en pequeños episodios, se superan estas situaciones con reacciones corporales de defensa sin que haya ningún problema. Sin embargo, cuando el estrés es constante y persistente por largos periodos, ocurre un debilitamiento psicológico y físico. El estrés crónico no tratado adecuadamente puede resultar en problemas como ansiedad, insomnio, dolores musculares, hipertensión arterial y síntomas del aparato digestivo.

El estrés crónico es un factor de riesgo muy importante para el desarrollo de enfermedades del corazón, depresión y obesidad. Asimismo, se asocia con abuso de sustancias adictivas, como el tabaco, el alcohol y otras drogas que pueden generar otros problemas de salud. Además de que el estrés crónico puede causar enfermedades, también puede ocasionar que los padecimientos ya existentes se conviertan en problemas peores.

Factores estresantes más comunes

Los factores estresantes son las situaciones que desencadenan el estrés; pueden ser cualquier estímulo interno o externo que, de modo directo o indirecto, genere la desestabilización de las personas. En nuestra sociedad actual, la mayoría de los factores estresantes son de tipo emocional o psicológico. Existe una gran variación en la forma como la gente reacciona a los factores estresantes, por ello, cada individuo experimenta el estrés de forma diferente. Para dos personas, la misma situación puede ser o no un factor estresante. El estrés depende de la psicología y la biología de cada uno: algunos se vuelven irritables, otros reaccionan comiendo más y otros pueden caer en abuso de drogas.

La siguiente es una lista de los factores estresantes más comunes:

- **Eventos importantes de la vida.** Muerte de un familiar cercano, contraer matrimonio, divorciarse, separación marital, reconciliación marital, embarazo, jubilación, enfermedades o accidentes con daños físicos y la Navidad.
- **Grandes cambios en la vida.** Dejar la escuela, entrar a la universidad, ser despedido de un trabajo, ser ascendido en un trabajo, graduarse como profesionista, cambiarse de casa y comprar una casa.
- **Entorno físico.** Ruido, luces intensas, calor, frío, espacios pequeños y multitudes.
- **El propio cuerpo.** Los estímulos internos –dolor, sed y hambre– pueden ser fuentes de estrés. Tener una enfermedad por sí misma es un factor estresante.
- **Interacción social.** Los conflictos interpersonales son de los factores estresantes más frecuentes. Los problemas sin resolver, aislamiento, discusiones, separaciones y herencias pueden provocar estrés, así como tratar con personas que son agresivas, violentas, críticas o arrogantes.
- **Estrés familiar.** Tareas domésticas, los niños, relaciones de pareja y problemas con las finanzas. Los problemas de un elemento de la familia pueden estresar a la familia entera, como suspensiones escolares, adicciones, trastornos mentales o enfermedades físicas severas.
- **Trabajo.** El estrés relacionado con el trabajo tiene mayor probabilidad de que se convierta en crónico debido a que es donde se pasa la mayor parte del día. Factores estresantes en el trabajo pueden ser un jefe muy demandante, exceso de labores, no tomar vacaciones, compañeros acosadores, relaciones interpersonales difíciles, fechas límite, viajes frecuentes en avión, falta de seguridad en el empleo, largas jornadas y turnos nocturnos, entre otros.
- **Vida diaria.** Tráfico intenso, embotellamientos, accidentes automovilísticos, fallas mecánicas del auto, ejercitarse demasiado, falta de sueño, no tener suficiente dinero, inseguridad en las grandes ciudades.
- **Televisión, películas y videojuegos.** Todos estos factores influyen en el estado de ánimo. Imágenes violentas y lenguaje agresivo pueden ser factores estresantes y producir ansiedad y efectos negativos en las personas que las ven.

- **Redes sociales**. El uso excesivo de las redes sociales durante el día y específicamente durante la noche se asocia con una mala calidad del sueño. Esto actúa como un factor estresante, principalmente en los adolescentes, produciéndoles mayores niveles de ansiedad y depresión.

Los factores estresantes son muy variados y el cuerpo no distingue el nivel de amenaza para cada uno de ellos. El cuerpo responde activando el "código rojo" y se hace presente la respuesta de "ataque o huida", tal y como nuestra naturaleza lo tiene programado. Tan pronto como nos levantamos, nuestro cuerpo comienza a reaccionar como si nos estuviera persiguiendo un león, como le ocurría a nuestros antepasados.

El estrés puede causarte mala digestión

Los síntomas provocados por el estrés pueden estar afectando tu salud a pesar de que no te des cuenta. Una de las peores cosas del estrés es que la gente puede acostumbrarse a él y llegar a sentirlo incluso como algo normal. Por esta razón, es importante que estés alerta de los signos y síntomas de alarma del estrés crónico.

Síntomas cognitivos

- Problemas de memoria
- Dificultad para concentrarse
- Pesimismo
- Preocupaciones constantes
- Dificultad para tomar decisiones
- Pensamientos apresurados
- Dificultad para aprender nueva información

Síntomas emocionales

- Depresión o sentimiento de infelicidad
- Irritabilidad
- Sensación de soledad
- Sensación de tensión, ansiedad o estar "al borde"
- Sentirse sobrecargado

Síntomas físicos

- Dolor del cuello, de espalda y espasmos musculares
- Temblores
- Frecuente dolor de cabeza
- Diarrea o estreñimiento
- Náuseas y dolor abdominal
- Eructos frecuentes
- Dificultad para respirar, suspiros frecuentes
- Dolor en el pecho, palpitaciones o taquicardia
- Mareo
- Disminución del deseo o rendimiento sexual
- Resfriados frecuentes
- Orinar con frecuencia

Síntomas de conducta

- Comer más o comer menos
- Usar alcohol, cigarros u otras drogas para relajarse
- Dormir más o dormir menos
- Aumento en el número de accidentes pequeños
- Aumentar de peso o disminuir de peso sin un plan dietético
- Postergar o descuidar las responsabilidades
- Apostar en exceso en juegos de azar o compras impulsivas

Como se observa en este listado, el estrés puede afectar muchas áreas de la conducta y de las emociones, así como el estado físico. En seguida, veremos la forma en que afecta al aparato digestivo.

Formas en las que el estrés afecta tu digestión

El estrés agudo y crónico puede tener un gran efecto negativo en tu aparato digestivo. Este efecto no sólo es ocasionado por grandes factores estresantes –como perder a un ser querido o que te despidan del trabajo– sino que tu digestión se puede alterar con los factores estresantes simples de la vida diaria. Tu cuerpo no puede manejar fácilmente el estrés y la digestión al mismo tiempo. Los mayores efectos en el funcionamiento del aparato digestivo son los siguientes:

- Afecta el movimiento intestinal.
- Aumenta la sensibilidad visceral.
- Causa cambios en la secreción gastrointestinal.
- Afecta negativamente la capacidad de regeneración celular y la irrigación sanguínea.
- Afecta negativamente en la microbiota intestinal.
- Aumenta la permeabilidad del intestino y disminuye su función de barrera.

El eje intestino-cerebro es un sistema bidireccional que permite que el cerebro maneje las funciones digestivas, regule el sistema inmune del intestino y coordine las emociones y la sensación de bienestar de una persona. El sistema nervioso intestinal está compuesto por millones de nervios que comunican con el cerebro. Cuando un factor estresante activa el código "ataque o huida", el cerebro envía una señal al aparato digestivo para que la digestión se detenga, disminuya la irrigación sanguínea a los intestinos, afecta los movimientos de los músculos digestivos y disminuye las secreciones necesarias para la digestión. Dependiendo de la severidad del factor estresante, la digestión puede paralizarse completamente o, en caso de factores estresantes menos severos, se hace lenta provocando molestias, como ansiedad, insomnio, "llenura" abdominal y agruras, entre otras.

El eje intestino-cerebro puede explicar por qué sentimos un "nudo en el estómago" antes de dar un discurso en público o cuando vamos a viajar en avión. Debido al funcionamiento de este eje, el estrés físico y emocional puede tener un gran impacto en el funcionamiento del aparato digestivo.

El estrés provoca enfermedades del aparato digestivo

El estrés puede afectar el funcionamiento de todas y cada una de las partes del aparato digestivo. Múltiples investigaciones han demostrado que factores estresantes de la vida se asocian con el inicio o el empeoramiento de los síntomas de varias enfermedades del aparato digestivo. A continuación, te brindo detalles sobre algunas de ellas:

Enfermedad por reflujo gastroesofágico. En este padecimiento, el ácido y el contenido del estómago regresa hacia el esófago debido a una debilidad del esfínter esofágico inferior, el cual se encuentra en la unión del esófago con el estómago. Aunque, las principales causas del reflujo gastroesofágico son la obesidad y un mal funcionamiento del esfínter esofágico inferior, cada vez se reconoce más que el estrés es un factor causante de esta enfermedad. De hecho, hay un subgrupo grande de pacientes con reflujo gastroesofágico en donde el estrés es el factor causante más importante.

Se han realizado múltiples investigaciones acerca del estrés y su relación con el reflujo ácido y se ha demostrado que el estrés causa agruras por dos posibles mecanismos: 1) provoca un mal funcionamiento del esfínter esofágico inferior y 2) causa un aumento en la sensibilidad del esófago al ácido. También se ha demostrado que la disminución de los factores estresantes lleva a una mejoría de los síntomas de reflujo ácido.

En una investigación publicada en la *Digestive Disease and Sciences* en 2013, se estudiaron 9,033 personas para evaluar el impacto del estrés en el reflujo gastroesofágico. Se concluyó que la inflamación del esófago por reflujo se asociaba con factores estresantes e incluso la severidad de esta inflamación se correlacionaba con el grado del estrés.

En otra investigación publicada en la *Journal of Neurogastroenterology and Motility* en 2017, se demostró que el estrés tiene un papel importante en la sensibilidad del esófago. Esto explica el motivo por el cual algunas personas que tienen reflujo ácido– considerado como normal– tienen una mayor sensibilidad en el esófago. Lo anterior provoca que el regreso de pequeñas cantidades de ácido hacia el esófago les genere agruras.

Dispepsia no ulcerosa. La dispepsia no ulcerosa (o dispepsia funcional) es un trastorno muy común que incluye a un grupo de síntomas que se originan en la parte superior del aparato digestivo, ya sea esófago, estómago o duodeno. Se caracteriza por malestar, distensión, "llenura", acidez, eructos o nauseas. Cuando se realizan estudios de radiología o de endoscopía digestiva superior, no se encuentra ninguna lesión estructural. La producción de ácido y enzimas digestivas es normal.

Las causas de la dispepsia no ulcerosa no están muy claras y sólo existen algunas teorías que podrían explicar el origen de este padecimiento. Contrario a lo que muchos podrían pensar, el tabaco, el café, el alcohol o los medicamentos irritantes –como los analgésicos– no tienen asociación con la dispepsia no ulcerosa. Una de las teorías más aceptadas señala que el estrés y los estados de ansiedad son los principales factores causantes de este tipo de dispepsia.

En el estudio DIGEST, se evaluaron 5,581 personas sanas por tres meses para ver la prevalencia de los síntomas de dispepsia. Se encontró que los factores de riesgo más importantes eran los estresantes psicológicos, particularmente en eventos recientes. Una de las formas en las que el estrés causa síntomas de dispepsia surgen cuando los alimentos llegan al estómago y se producen alteraciones en el movimiento de los músculos gástricos alterando la digestión a este nivel y causando los síntomas de "llenura", eructos o simplemente malestar. En algunos casos puede haber un retraso del vaciamiento del estómago hacia el duodeno y pudiera ser una de las causas. Aparentemente, los músculos de las paredes del estómago no trabajan como deberían y los alimentos no se vacían hacia el duodeno en el tiempo adecuado y permanecen en el estómago por más tiempo causando molestias en la digestión. Al igual que el colon irritable –cuya causa principal son los factores estresantes– la dispepsia no ulcerosa se le ha llamado también "estómago irritable". Uno de cada tres personas con síndrome de colon irritable también tiene dispepsia no ulcerosa.

Úlcera péptica. La úlcera péptica es una herida en la parte interna del estómago o duodeno. La causa más frecuente de la úlcera péptica es una infección crónica en el estómago por una bacteria llamada *Helicobacter pylori*. Otra causa frecuente de úlceras son los medicamentos antiinflamatorios no esteroideos que son tomados por largos periodos.

El estrés emocional no se considera un factor directo causante de úlcera péptica, sin embargo, el estrés crónico puede influir –junto con otros factores– para que se desarrollen las úlceras. Existen evidencias que indican que el estrés causa daño en los mecanismos protectores de la pared interna del estómago provocando que los jugos gástricos irriten esta cubierta interna predisponiendo la formación de úlceras.

Síndrome de intestino irritable. El colon irritable o colitis nerviosa es una enfermedad muy frecuente del intestino grueso que se caracteriza por dolor abdominal, gases, sensación de "llenura" y cambios en los hábitos de evacuación. Las causas del colon irritable no se conocen con exactitud, pero una de las teorías que explica el origen de esta enfermedad es que estas personas tienen un intestino grueso muy sensible al estrés.

Múltiples investigaciones han demostrado que los síntomas del intestino irritable se relacionan mucho con factores psicológicos estresantes de diferentes tipos. El colon irritable es la enfermedad del aparato digestivo que tiene mayor relación con el estrés. Estos pacientes tienen un mal funcionamiento del eje intestino-cerebro y dentro de las alteraciones que se observan con mayor frecuencia es que tienen una mayor sensibilidad visceral; lo anterior causa que factores estresantes, como lo son ciertos alimentos, infecciones intestinales, algunos medicamentos, ciclo menstrual y otros tipos de estrés, causen los síntomas que ya he mencionado. Por el otro lado, se ha demostrado que un estado de relajación disminuye esta sensibilidad visceral.

Los síntomas del colon irritable también pueden ser desencadenados por un mal funcionamiento del sistema inmune, el cual a su vez es afectado por el estrés. Las investigaciones indican que las personas con colon irritable perciben más el dolor que el resto de la gente debido a que su cerebro no regula apropiadamente las señales dolorosas que vienen del intestino a través del eje intestino-cerebro. También se ha observado que, un dolor ya existente para ellos se percibe peor. Las conexiones a través del eje intestino-cerebro trabajan en ambos sentidos. Mientras que el estrés causa molestias en el intestino, estas últimas pueden causar alteraciones del estado emocional.

Enfermedad inflamatoria intestinal. Si tienes enfermedad inflamatoria intestinal, ya sea colitis ulcerativa crónica inespecífica o enfermedad de Crohn, probablemente te hayas preguntado si el estrés fue la causa directa de tu enfermedad. Aunque estudios antiguos demostraron que el estrés psicológico jugaba un rol muy importante en el desarrollo de la enfermedad inflamatoria intestinal, en la actualidad, esto no se ha confirmado. Lo que está cada vez más claro es que tanto la enfermedad de Crohn como la colitis ulcerativa crónica inespecífica pueden presentar agudizaciones asociadas con situaciones estresantes. Varias investigaciones han demostrado que, aunque el estrés psicológico cotidiano no es la causa de la enfermedad inflamatoria intestinal, sí provoca que los síntomas empeoren o que haya agudizaciones. En otras investigaciones, se ha observado asociación de las recaídas de estas enfermedades con situaciones estresantes mayores, como la muerte de un familiar, divorcio, separación marital o conflictos interpersonales graves.

Padecer una enfermedad crónica, como la enfermedad inflamatoria intestinal al igual que otras enfermedades crónicas, como lupus eritematoso o artritis reumatoide, produce en los pacientes un efecto estresante. Nadie va a estar feliz con una enfermedad crónica que les causará molestias la mayor parte del tiempo. En ocasiones, los síntomas pueden durar hasta varias semanas mejorando y empeorando por el resto de la vida, provocando estrés físico y emocional. Este mismo estrés, originado por la enfermedad, causa agudizaciones de la misma enfermedad. Como consecuencia, se crea un círculo vicioso que debe ser atendido para mejorar la calidad de vida de estos pacientes.

11 Consejos para disminuir el estrés y mejorar tu digestión

La forma como las personas confrontan el estrés puede variar de un extremo a otro, desde aquellos que enfrentan una situación muy estresante y no tienen el más mínimo problema, hasta los que encaran pequeñas situaciones de la vida diaria y reaccionan con muchos síntomas causados por este estrés. Las manifestaciones varían mucho de una persona a otra, pero lo que sí es real es que el estrés —principalmente el crónico— puede afectar tus emociones, tu mente y tu cuerpo, incluyendo al aparato digestivo. Si quieres aliviarte de los síntomas de tu aparato digestivo, debes aprender a manejar el estrés en tu vida diaria. Recuerda, y que te quede muy claro, manejar el estrés es tan importante como llevar una alimentación saludable.

El estrés es inevitable, por ello, el mejor modo de lidiar con él es aprendiendo algunas estrategias. Debes intentar dos o tres técnicas hasta que encuentres las mejores para ti. El mejor modo de enfrentar el estrés varía de una persona a otra y siempre será algo muy individual. Afortunadamente, así como hay muchos factores estresantes en la vida, también hay varias técnicas. El método para manejar el estrés debe ser algo que te guste, disfrutes y se adapte fácilmente a tu estilo de vida, de tal forma que lo que hagas para disminuir el estrés no se convierta en otro factor estresante.

Consejo # 1: identifica las fuentes de estrés en tu vida. El manejo adecuado del estrés comienza identificando los factores estresantes en tu vida; es fácil darse cuenta de los factores mayores –como divorciarse o perder un ser querido– pero es complicado identificar con exactitud las fuentes de estrés crónico.

Observa el estado de tu mente a través del día. Si te sientes estresado, escribe la causa, tus pensamientos y cómo te sientes. Incluso puedes llevar un diario y escribir de 5 a 10 minutos al día los eventos estresantes y cómo te están afectando. Esto ayudará a identificar qué situaciones son las que te producen estrés para después hacer un plan para contrarrestarlos. Es importante que aceptes la responsabilidad del rol que tienes en crear y mantener el estrés. No culpes a otras personas o situaciones externas de tu estrés.

Consejo # 2: atenúa los factores estresantes. El estrés es parte de la vida de la mayoría de la gente. Si bien puede ser que no logres eliminarlo por completo, debes encontrar el modo, cuando menos, de atenuarlo.

- Aprende a manejar mejor tu tiempo. Puedes hacer una lista de las cosas por hacer en el día para que te sientas organizado; comienza por definir las tareas que tienen prioridad. No trates de hacerlo todo solo, también delega algunas responsabilidades. Si tienes demasiadas cosas por hacer, pasa alguna al final de la lista o elimínala por completo.
- Aprende a decir "no". Debes conocer tus límites y trata de no sobrepasarlos. Ya sea en tu vida profesional o personal, no debes adquirir compromisos que son difíciles de manejar y seguramente serán un gran factor estresante. Aprende a decir "no" ocasionalmente.

- Evita las personas que te estresan. Si hay alguna persona que te estresa con frecuencia, limita el tiempo que pasas con ella o simplemente termina esa relación que te está dañando.
- Toma el control de tu ambiente. Si las noticias te causan estrés, evítalas en los periódicos, televisión, radio y redes sociales. Inténtalo por siete días y observa cómo te sientes. No te preocupes, de cualquier forma sabrás del mundo a través de tus amigos y compañeros. Si el tráfico te estresa, busca otra ruta, aunque sea más larga, pero menos estresante.

Consejo # 3: si no puedes evitar un factor estresante, trata de alterarlo. Esto significa que debes cambiar el modo como te comunicas y llevas tu vida diaria.

- Expresa tus sentimientos en lugar de guardártelos. Si algo o alguien te molesta, debes hablarlo en una forma clara y respetuosa para aclarar determinada situación.
- Debes tener disponibilidad para cambiar. Si pides un cambio de conducta a alguien, debes tener la disponibilidad para hacer lo mismo. Si los dos tienen la voluntad para cambiar un poco, será más probable que lleguen a un feliz acuerdo.
- Crea un programa balanceado. Trata de encontrar un balance entre las actividades familiares, de trabajo, sociales y en solitario.

Consejo # 4: adáptate al factor estresante. Si no puedes cambiar el factor estresante, cambia tú mismo; puedes adaptarte a situaciones estresantes cambiando de actitud.

- Replantea problemas. Trata de ver las situaciones estresantes desde un punto de vista positivo o neutral. Te asombrará cuando cambies tu punto de vista de algo negativo y le veas el lado positivo y bueno. Si estás en medio de un embotellamiento de tráfico, mira la oportunidad de escuchar tu música favorita y disfrútala.
- Observa la situación estresante en una imagen completa. Pregúntate si el problema que enfrentas ahora va a ser importante a largo plazo. ¿Será importante en un mes o en un año? Si la respuesta es no, enfoca tu tiempo y energía en otra cosa.

- Ajusta tus estándares. El perfeccionismo es una fuente importante de estrés. No te exijas a ti mismo ni a los demás la perfección. Ajusta tus estándares y aprende a aceptar lo "suficientemente bien."
- Practica la gratitud. Cuando el estrés te está causando daño, piensa un momento y reflexiona en todas las cosas que tienes y aprecias en tu vida incluyendo todos tus dones y virtudes.

Consejo # 5: acepta las cosas que no puedes cambiar. Algunas fuentes de estrés son simplemente inevitables. Tú no puedes evitar la muerte de algún familiar o amigo ni puedes evitar las crisis económicas de tu país. La aceptación puede ser difícil o puede tomar cierto tiempo, pero a la larga será mejor en lugar de estar en contra de tal situación que está fuera de tu alcance.

- No quieras controlar lo incontrolable. Muchos factores estresantes de la vida están fuera de nuestro control, por ejemplo, la conducta de otras personas. En lugar de estresarte queriendo cambiar estas situaciones, dedica atención a las cosas que sí puedes cambiar, como la forma en que reaccionas a tales problemas.
- Aprende a perdonar. Acepta el hecho que vivimos en un mundo imperfecto y que la gente comete errores. Libérate de la energía negativa, perdona y sigue adelante.
- Comparte tus sentimientos. Expresar lo que sientes tiene un efecto catártico, aun cuando no puedas hacer nada para cambiar la situación estresante. Platica con algún familiar o amigo y eso te hará sentir mejor.

Consejo # 6: Haz actividad física. ¡Muévete! Múltiples estudios han demostrado que la actividad física no sólo ayuda al cuerpo y al cerebro, sino que también ayuda a disminuir el estrés. La actividad física tiene un efecto excelente para disminuir el estrés. El ejercicio libera endorfinas que te harán sentir mejor y además sirve como distracción de tus preocupaciones diarias. Cuando menos, haz 150 minutos de actividad física de intensidad moderada a la semana. Si no estás acostumbrado a hacer actividad física, empieza poco a poco. Sea la actividad física que sea, deberá ser algo que disfrutes para que la mantengas a largo plazo. No tienes forzosamente que inscribirte en un gimnasio, puedes simplemente comprar unos tenis y empezar a caminar 15 a 20 minutos al día. Está comprobado que la gente que se ejercita al aire libre, en contacto con la naturaleza, se siente menos estresada que la que se ejercita en lugares cerrados. Otras formas de aumentar la actividad física en tu vida diaria son las siguientes:

- Escucha música y ponte a bailar.
- Saca a tu perro a caminar.
- Camina a la tienda.
- Arregla el jardín de tu casa.
- Usa las escaleras en lugar de los elevadores.
- Estaciona tu carro en un estacionamiento alejado para que te obligues a caminar.
- Juega con tus hijos videojuegos que incluyen actividad física.

El ejercicio rítmico consciente (mindfulness) tiene un efecto excelente contra el estrés. El ejercicio rítmico es particularmente efectivo y relajante. Ejemplos de ejercicios rítmicos son la caminata, el trote, la natación, el baile, la bicicleta, el tai chi y los aerobics, entre otros. Cuando estás haciendo alguna de estas actividades físicas rítmicas, realiza un esfuerzo en concentrarte en tu cuerpo y las sensaciones físicas que estás sintiendo al moverte. Concéntrate en tus movimientos coordinados junto con tu respiración. Siente el aire o el sol que llega a tu piel. Si agregas este elemento de "mindfulness" a tu ejercicio, ayudarás a romper el ciclo de pensamientos negativos que se asocian con el estrés crónico.

Consejo # 7: conéctate con otros. Pasar tiempo con familiares o amigos te hará sentir mejor. El solo hecho de platicar cara a cara con alguien puede contrarrestar el terrible efecto del estrés. Recuerda que la persona con la que platiques no tiene por qué arreglar tus problemas, simplemente debe ser buena para escuchar. Las amistades son muy importantes para la salud mental, física y espiritual.

- Ve a cenar o tomar café con un amigo.
- Acompaña a alguien al cine o a un concierto.
- Llama o envía un mensaje a algún viejo amigo.
- Conoce gente nueva en alguna clase o únete a un club.

- Reúnete con amigos una vez a la semana a practicar algún hobbie.
- Intégrate a algún grupo o comunidad con tus mismas creencias religiosas.
- Sal con tu pareja o hijos a caminar a un parque o a alguna tienda.

Las mascotas también pueden ayudar a disminuir el estrés. Está demostrado que las personas que tienen mascotas tienen, en general, menos manifestaciones físicas de estrés. Así que es importante que busques la compañía y el afecto incondicional de un perro, por ejemplo.

Consejo # 8: diviértete y relájate. Organízate y toma tiempo para ti mismo. Piensa que no todo es trabajo y responsabilidades, también debes dedicar cierto tiempo y energía a algunas satisfacciones personales. Si regularmente dedicas tiempo a divertirte y relajarte, estarás en mejores condiciones para manejar el estrés de la vida diaria.

- Separa un tiempo para descansar. Incluye en tu programa del día o semana un descanso y no dejes que otras obligaciones lo obstaculicen. Éste es tu tiempo donde suspendes tus responsabilidades y recargas energía. Haz espacio en tu agenda para la música, la fotografía, el arte, pasear en bicicleta u otros pasatiempos que te ayudarán a relajarte y distraerte.
- Cultiva el sentido del humor. No hay duda de que la risa es excelente medicina. La risa fortalece la salud en muchos aspectos: mejora la inmunidad, disminuye las hormonas del estrés, disminuye el dolor, relaja los músculos, mejora el estado emocional, diluye los conflictos y promueve los lazos de amistad. ¡Ríete!

Consejo # 9: mantén un estilo de vida saludable. Además de la actividad física, existen otros hábitos que debes cuidar para manejar mejor el estrés.

- Lleva una alimentación saludable. Cuando estás bajo estrés, es muy fácil comer sin escoger los alimentos, lo cual lleva a mayores problemas de salud. Algunos alimentos pueden aumentar tu nivel de estrés mientras que otros pueden ayudar a disminuirlo. Generalmente, los alimentos ricos en azúcares agregados y alimentos procesados aumentan el estrés en la mayoría de la gente, mientras que las frutas, las verduras, las legumbres, los cereales integrales y las carnes magras pueden disminuir el estrés.

- Disminuye la cafeína. Reduce o evita el café y todas las bebidas que contienen cafeína, como refrescos, tes y bebidas energizantes. Te sentirás más relajado y dormirás mejor. Tomar café tiene efectos adictivos y puede ser difícil dejar de tomarlo. Debes ir disminuyendo las bebidas con cafeína poco a poco o reemplazarlas por bebidas sin cafeína.
- Evita el alcohol, cigarros, drogas, comida chatarra y atracones de comida. No confíes en estos malos hábitos para disminuir tu estrés. Después de un día estresante, puede ser muy tentador tomar un cabernet u otra bebida alcohólica para sentirte mejor. Los expertos están de acuerdo en que el alcohol y las drogas no son la mejor manera de aliviar el estrés. Una cosa es tomarte dos cervezas platicando con un amigo y otra cosa muy diferente es tomártelas como un mecanismo para enfrentar el estrés y relajarte. Consumir comida chatarra y los atracones de comida son otro mecanismo equivocado de enfrentar el estrés y están asociados de forma importante con el sobrepeso y la obesidad.
- Duerme lo suficiente, duerme mejor. El sueño suficiente recarga tu mente al igual que tu cuerpo. Idealmente, se recomienda dormir de 7 a 9 horas cada noche. La inversión en tu sueño te dará grandes ganancias a largo plazo. Para dormir mejor, disminuye o elimina la cafeína, elimina distractores como televisiones, computadoras o tabletas de tu recámara y acuéstate todos los días a la misma hora. Las siestas pueden ser saludables. Una siesta corta de 15 a 20 minutos después de la comida de mediodía ayuda a relajarte, mejora la fatiga y beneficia tu desenvolvimiento en tu trabajo.

Consejo # 10: aprende una técnica de relajación. Para combatir el estrés, necesitamos la respuesta natural de relajación, es decir, un estado de descanso profundo. La respuesta de relajación compensa los efectos dañinos causados por el estrés. Se puede entender como un estado físico de profunda calma y es completamente opuesto a la respuesta de estrés.

- La respuesta de relajación tiene los siguientes efectos en nuestro cuerpo: 1) Disminuye la frecuencia cardiaca. 2) La respiración se hace más lenta y profunda. 3) La presión arterial disminuye y se estabiliza. 4) Mejora la digestión. 5) Mejora la calidad del sueño. 6) Disminuye el consumo de oxígeno. 7) Produce relajación muscular. 8) Disminuye la fatiga. 9) Aumenta el flujo sanguíneo hacia el cerebro. 10) Mejora la confianza para solucionar problemas.

Además, la respuesta de relajación aumenta la energía, alivia dolores y espasmos musculares y aumenta la motivación. Está comprobado que puede ayudar a aliviar los síntomas de una variedad de enfermedades, además de las del aparato digestivo.

La respiración es la base de muchas técnicas antiestrés, ya que existe una estrecha relación entre la respiración y nuestro cuerpo. La técnica de respiración profunda es fácil de entrenar y puede tener un gran efecto benéfico en momentos de tensión. Otras técnicas de relajación se mencionan enseguida:

- Respiración profunda (diafragmática)
- Relajación muscular progresiva
- Meditación (mindfulness, oración contemplativa, enfocada, mantra, trascendental)
- Meditación de escaneo corporal
- Ejercicio rítmico consciente (mindfulness)
- Visualización
- Biofeedback
- Yoga y tai chi
- Aromaterapia
- Automasaje

No existe una técnica de relajación que sea la mejor para todos. La técnica correcta es la que funciona contigo y con tu estilo de vida. Incluso pueden combinarse varias técnicas. A medida que aprendes las técnicas de relajación, percibirás mejoras en tu tensión muscular y otras sensaciones físicas que causa el estrés.

Consejo # 11: busca ayuda. Si tienes molestias físicas o emocionales y no estás seguro si el estrés es la causa o si has seguido algunos de los consejos mencionados y, a pesar de esto, tus molestias continúan, debes ver a tu médico. Él te valorará y posiblemente te realizará algunos estudios de diagnóstico para descartar otras posibles causas. Si tu médico te valora y descarta alguna enfermedad orgánica, es posible que te envíe con un psiquiatra o psicólogo para identificar las causas de tu estrés; estos especialistas te enseñarán métodos efectivos para manejar el estrés de una forma saludable. La psicoterapia de corto tiempo te puede ayudar a manejar mejor el estrés y sus efectos. En ocasiones, pueden ser necesarios algunos medicamentos que te ayudarán mientras aprendes a manejar tu estrés.

PARTE II

Enfermedades más comunes del aparato digestivo

CAPÍTULO QUINTO

ENFERMEDAD POR REFLUJO GASTROESOFÁGICO

¿Qué es la Enfermedad por Reflujo Gastroesofágico (ERGE)?

El reflujo gastroesofágico se refiere al retorno del contenido y ácido del estómago al esófago. Cabe decir que lo anterior toma lugar debido a una debilidad o trastorno del esfínter esofágico inferior. Este último se encuentra en la unión del esófago con el estómago. Normalmente, funciona como una válvula que permite el tránsito del alimento hacia el estómago. Posteriormente, se cierra para evitar que el alimento y el jugo gástrico regresen al esófago.

El principal síntoma de la ERGE es la agrura o acidez (pirosis). Ésta es una sensación de ardor quemante en la "boca del estómago" que sube hacia el pecho o la garganta. Algunas personas sienten que el líquido o alimento ácido regresa hasta la boca dejando un sabor amargo conocido como regurgitación.

El reflujo es un problema frecuente y se calcula que más del 40% de la población general adulta presenta agruras o regurgitación de forma regular. Sin embargo, la mayoría de las veces, los afectados no consultan con el médico por esta molestia.

Sentir agruras de forma ocasional no necesariamente significa que tienes ERGE. Las agruras persistentes –más de dos veces a la semana por varias semanas– son la evidencia más notoria de este padecimiento y, de no tratarse, puede ocasionar complicaciones serias con el paso del tiempo.

¿Cuáles son las causas de la Enfermedad por Reflujo Gastroesofágico?

Cuando los músculos del esfínter esofágico inferior no funcionan adecuadamente y el mecanismo de válvula no cierra, el contenido del estómago regresa al esófago. Estos músculos pueden debilitarse por varios factores:

- Sobrepeso, obesidad y embarazo
- Algunos medicamentos, como los usados para tratar el asma; la hipertensión arterial, como los bloqueadores de canales de calcio y beta bloqueadores; antihistamínicos usados contra las alergias; algunos analgésicos; medicamentos indicados para dormir; y algunos antidepresivos.
- Tabaquismo o inhalación de humo de segunda mano
- Alcohol
- Envejecimiento
- Hernia hiatal
- Factores dietéticos

El sobrepeso es el principal factor que contribuye a los síntomas del reflujo debido a que aumenta la presión en el estómago y en el diafragma; este último es el músculo que separa el tórax y el abdomen. Esto puede causar que el esfínter esofágico inferior se relaje permitiendo que el ácido del estómago suba hacia el esófago. Se ha observado que entre mayor sea el sobrepeso, mayor es el riesgo de experimentar la ERGE.

Asimismo, la hernia hiatal puede debilitar el esfínter esofágico inferior predisponiendo a la persona a padecer reflujo. Ésta es un defecto de los músculos del diafragma que permite que la parte superior del estómago pase por el hueco hacia la cavidad del tórax. La mayoría de la gente mayor de 60 años tiene una pequeña hernia hiatal, sin que cause problemas significativos. Generalmente, no requiere tratamiento quirúrgico a menos que se complique o se relacione con el reflujo o la inflamación persistente del esófago.

Otras causas de reflujo pueden ser algunos alimentos y los hábitos para comer, como veremos más adelante.

Síntomas

Las agruras y la regurgitación ácida son los síntomas más frecuentes de la ERGE. Aunque pueden ocurrir en cualquier momento, tienden a presentarse en un periodo de tiempo de 1 a 3 horas después de haber comido. El reflujo también puede ocurrir durante la noche, sobre todo si tuviste una cena abundante, te acostaste pronto después de cenar o te tendiste sobre tu lado derecho. En seguida, se describen los síntomas comunes de la ERGE:

- Agruras
- Regurgitación ácida
- Salivación
- Mal aliento
- Náuseas
- Vómitos
- Dolor en el pecho o en la parte alta del abdomen
- Dolor en la garganta
- Dolor o dificultad al deglutir los alimentos
- Tos persistente
- Asma
- Ronquera
- Eructos frecuentes
- Desgaste del esmalte de los dientes

Señales de alarma

Existen varios signos y síntomas que pueden indicar complicaciones o una situación grave que requiere atención médica inmediata. Son síntomas de alerta y debes ver a tu médico lo más pronto posible:

- Dolor en el pecho que aparece cuando tienes actividad física, por ejemplo, subir una escalera.
- Pérdida de peso sin estar en una dieta de reducción de peso.
- Que la comida se atore en el esófago o sientas dificultad para deglutir los alimentos.
- Vómitos con sangre.
- Evacuaciones con sangre visible o negras.

- Síntomas de anemia por deficiencia de hierro.

La ERGE es una causa común de dolor en el pecho, el cual puede aparecer en la parte anterior o posterior del pecho e irradiarse al cuello o brazos. El dolor puede ser muy parecido al de un infarto cardiaco; debido a esta similitud, es importante que te valore un médico para descartar un problema del corazón, lo cual puede ser grave. En lo que visitamos al médico, existen algunas características que nos pueden ayudar a diferenciar el origen del dolor, por ejemplo: la actividad física agrava el dolor de origen cardiaco y el descanso lo alivia. El dolor causado por reflujo gastroesofágico casi nunca se asocia con actividad física.

¿Cuáles son las complicaciones de la ERGE?

Si la enfermedad por reflujo gastroesofágico no se trata adecuadamente, pueden surgir complicaciones severas con el paso del tiempo: esofagitis, estrechez del esófago, problemas respiratorios y esófago de Barrett.

Esofagitis. La inflamación del esófago es la complicación más común de la ERGE. Cuando el ácido del estómago y las enzimas digestivas repetidamente suben hacia el esófago, las paredes de éste se inflaman (esofagitis). Cuando el reflujo es severo, se forman úlceras en el esófago, las cuales pueden provocar sangrado o causar dolor al deglutir los alimentos. Si la esofagitis persiste por mucho tiempo, puede producirse una estrechez del esófago.

Estrechez del esófago (estenosis). Ésta es una forma más grave de esofagitis. Con el paso del tiempo, la inflamación crónica del esófago puede producir fibrosis; ésta es una callosidad que causa dificultad para deglutir los alimentos. La estrechez del esófago puede llegar a ser tan grave como el tamaño de un lápiz. Los alimentos y los líquidos pasan lentamente a través del pequeño orificio y un bocado grande —como la carne— puede atorarse y bloquear completamente el esófago. Ante estas circunstancias, un diagnóstico correcto es prioritario, ya que el cáncer de esófago puede producir una estrechez muy parecida.

Problemas respiratorios. Cuando el reflujo es muy severo, puede subir hasta la garganta y entrar a los pulmones desarrollando otros padecimientos, por ejemplo: asma, laringitis, ronquera, tos crónica y/o neumonía.

Esófago de Barrett. Ésta es la complicación más seria de la ERGE a largo plazo. Con el paso de los años, el reflujo gastroesofágico crónico no tratado puede causar cambios precancerosos en las células de la parte inferior del esófago (Esófago de Barrett o metaplasia). Las personas con esta condición tienen mayor riesgo de desarrollar cáncer de esófago en comparación con los que no tienen esta lesión.

¿Qué estudios se necesitan para que tu médico haga el diagnóstico?

Tu médico puede hacer el diagnóstico de enfermedad por reflujo gastroesofágico revisando tus síntomas y tu historial clínico. Sin embargo, existen varios procedimientos de diagnóstico que pudieran necesitarse para valorar cada caso cuando se presentan las siguientes circunstancias:

1. Si tus síntomas no mejoran cambiando tu estilo de vida.
2. Si tus molestias mejoran con tratamiento con medicamentos, pero vuelven pronto después de suspender el tratamiento.
3. Si tienes síntomas severos de reflujo o si tienes síntomas de alarma.

Entre los procedimientos, se encuentran los siguientes:

Endoscopía digestiva superior. Este procedimiento es muy importante en la evaluación del reflujo crónico, de las molestias persistentes o cuando hay síntomas de alarma. El estudio se realiza con un lente largo y flexible, el cual se pasa por la boca para revisar directamente las paredes internas del esófago, el estómago y el duodeno. Con este procedimiento, se puede observar si existe inflamación del esófago (esofagitis), el grado de inflamación, si tiene hernia hiatal, así como si hay alguna complicación. En este estudio, se pueden tomar muestras (biopsias) para un análisis microscópico (ver *Capítulo* 17).

Serie esófago gastroduodenal. Este estudio de rayos X sirve para valorar el esófago, el estómago y el duodeno. Un técnico radiólogo realiza este procedimiento, en el cual se da a tomar un líquido de contraste llamado bario. Luego, se toman radiografías a medida que el líquido pasa por estos órganos. El médico revisa las radiografías, donde se puede ver la anatomía, así como si existe hernia hiatal, estrecheces del esófago y otros problemas del estómago y el duodeno. Este procedimiento no es tan preciso para el diagnóstico de la ERGE, como la endoscopía digestiva superior.

pH-metría con impedancia de 24 horas. Esta prueba sirve para valorar de forma precisa si existe reflujo tanto ácido como no ácido hacia el esófago y ver si concuerda con los síntomas. Se coloca una pequeña sonda por la nariz hacia el esófago y el estómago, la cual registra el grado de reflujo a lo largo de un día entero en un aparato. El paciente hace las actividades de rutina –como comer, dormir o trabajar– para determinar cuándo se presentan las molestias. Es importante que le digas a tu médico qué medicamentos podrías tomar y cuáles evitar antes de este procedimiento (ver *Capítulo* 17).

Manometría esofágica. En este estudio, se valora la presión que existe en el esfínter esofágico inferior. Se coloca una sonda delgada en el esófago para medir la presión en las paredes del esófago y en la válvula, entre el esófago y el estómago. El reflujo puede deberse a una debilidad de los músculos de esta región del esófago, lo cual puede medirse con este estudio. Este procedimiento también es útil para diagnosticar otros problemas del esófago que dan síntomas similares al reflujo. La manometría puede ser útil para una valoración del esófago antes de realizar una cirugía anti-reflujo (ver *Capítulo* 17).

Tratamiento

Dependiendo de los síntomas, tu médico puede indicarte cambios en el estilo de vida, medidas dietéticas, medicamentos, cirugía o una combinación de estos tratamientos.

Cambio de dieta y estilo de vida

Las siguientes son medidas prácticas que ayudan a disminuir las molestias del reflujo gastroesofágico. Los cambios en el estilo de vida pueden no ser efectivos inmediatamente, sobre todo si ya existe esofagitis.

- **Eleva la cabecera de tu cama**. El simple hecho de colocar un ladrillo de 10 a 15 cm en las patas de la cabecera de la cama puede disminuir el ácido que escurre hacia el esófago. Durante la noche, el reflujo se presenta con mayor intensidad debido a que, al estar acostado, la posición horizontal del cuerpo permite que el ácido escurra por gravedad en mayor cantidad hacia el esófago. Otra alternativa es colocar un colchón o cojín "anti-reflujo", el cual eleva la cabeza y el tórax haciendo la misma función que el ladrillo en las patas de la cama. Aumentar las almohadas en la cabeza no tiene ninguna utilidad para disminuir el reflujo.
- **Evita acostarte en las siguientes dos o tres horas después de tomar alimentos.** En la noche, debes acostarte después de dos o tres horas de haber cenado. Es un tiempo razonable para asegurarse de que se haya completado la digestión. Acuéstate sobre tu lado izquierdo y no sobre el lado derecho para evitar el reflujo nocturno. Evita acostarte al poco tiempo de haber bebido alcohol. Si duermes siesta a mediodía, trata de que sea menor de 20 o 30 minutos.
- **Baja de peso si tienes sobrepeso u obesidad**. El sobrepeso puede ser un factor muy importante en los síntomas de la ERGE. Aunque sea unos cuantos kilos, bajar de peso puede hacer una gran diferencia.
- **Evita usar ropa ajustada**. Las prendas ceñidas a nivel del abdomen –como las fajas– pueden aumentar el reflujo ácido. Se aconseja usar ropa holgada.
- **Deja de fumar.** El tabaco aumenta la producción de ácido en el estómago y debilita el esfínter esofágico inferior.
- **Disminuye tu nivel de estrés.** Algunos pacientes con ERGE pueden mejorar sus síntomas al disminuir sus niveles de estrés (ver *Capítulo* 4).
- **Trata de estar relajado cuando estés comiendo.** Come en un ambiente tranquilo, sentado a la mesa y no conduciendo el automóvil o delante de una pantalla de computadora.
- **No hagas actividad física intensa acabando de comer.**
- **Cuidado con ciertos medicamentos**. Se debe tener precaución al tomar medicamentos antiinflamatorios y analgésicos, por ejemplo: la aspirina, el ibuprofeno, el diclofenaco, el naproxeno y el ketorolaco. También conviene tener cuidado con grandes dosis de vitamina C, suplementos de potasio, glucosamina, cápsulas de aceite de pescado,

ciertos antibióticos y algunos medicamentos usados para la osteoporosis, como el alendronato. Estos medicamentos y suplementos pueden empeorar los síntomas de reflujo ácido.

Tratamiento dietético

Muchas personas con ERGE pueden controlar sus síntomas haciendo cambios en el estilo de vida y mejorando sus hábitos de alimentación. La combinación de estos factores ofrece la oportunidad para mejorar los síntomas de reflujo. Desafortunadamente, muchos piensan que pueden comer lo que quieran y después simplemente tomar medicamentos. Al final de cuentas, esto puede llevar a mayor inflamación del esófago, más síntomas y la necesidad de estar tomando medicamentos de forma continua.

- **Evita o disminuye los alimentos que afectan el esfínter esofágico inferior**. Aquí se incluyen: alimentos grasosos, chile, harinas, chocolate, menta, alcohol, café (incluso descafeinado), bebidas gaseosas, frutas cítricas, tomate, productos de tomate, mostaza y vinagre.
- **Evita las comidas abundantes.**
- **Come a intervalos de tiempo regulares.**
- **Toma el alimento más ligero del día en la cena.**
- **Toma líquidos entre las comidas y no con las comidas.**
- **Mastica goma de mascar, pero no de menta.** La goma de mascar estimula la producción de saliva que neutraliza el ácido del estómago.

Si tienes síntomas de la ERGE, vale la pena hacer algunos cambios en tu forma de comer y de vivir. Lo que comes, cuándo lo comes y cómo lo comes afecta la manera en como te sientes. Claro que los medicamentos pueden ayudar también a aliviar las molestias de la ERGE, pero los alimentos que escoges y tus hábitos de alimentación son la mejor forma para prevenir complicaciones.

Tratamiento con medicamentos

- **Antiácidos.** Si las molestias no se controlan con los cambios en el estilo de vida, podrías tomar antiácidos. Estos mejoran las molestias de reflujo ocasional y producen un alivio temporal al neutralizar el ácido en el esófago. Algunos ejemplos de antiácidos son Melox®, Tums® y Riopan®. El uso de antiácidos a largo plazo puede causar efectos colaterales: diarrea, estreñimiento, alteración del metabolismo del calcio y acumulación de aluminio en el cuerpo.

- **Bloqueadores H2 del ácido.** Se pueden usar bloqueadores H2 del ácido cuando los antiácidos no son suficientes. Estos medicamentos alivian las molestias en más del 60% de la gente. Algunos ejemplos de estos medicamentos son: ranitidina (Ranisen®), famotidina, cimetidina y nizatidina. Estos medicamentos son de gran ayuda cuando el reflujo es de leve a moderado. La mayoría de la gente que toma bloqueadores H2 no presentan efectos colaterales. Sin embargo, en un pequeño grupo de personas pueden ocurrir los siguientes efectos colaterales: diarrea, dolor de cabeza, mareo y fatiga.
- **Inhibidores de la bomba de protones (IBP).** Estos medicamentos son más efectivos que los bloqueadores H2 y se usan para tratar síntomas de reflujo moderado a severo. También son usados de forma segura y efectiva para el tratamiento de complicaciones como esofagitis severa, estrecheces del esófago y esófago de Barrett. El uso de IBP es tan efectivo para el tratamiento de las complicaciones de la ERGE como el tratamiento con cirugía. Estos medicamentos inhiben la producción de ácido en el estómago de forma potente y deben ser supervisados por tu médico. Ejemplos de IBP son: omeprazol (Losec®), esomeprazol (Nexium®), pantoprazol (Pantozol®), lansoprazol, dexlansoprazol (Dexivant®) y rabeprazol. Normalmente, estos medicamentos se toman por un mes o dos, pero pueden necesitarse por más tiempo. Entre los efectos colaterales, existen los siguientes: dolor de cabeza, mareo, fatiga, náuseas, diarrea y estreñimiento. En raras ocasiones, pueden presentarse reacciones alérgicas en la piel. La ingesta prolongada de IBP puede provocar infecciones gastrointestinales, ya que el ácido del estómago ayuda a eliminar bacterias que entran con los alimentos y los IBP disminuyen la producción de ácido. Consulta con tu médico acerca de otros posibles riesgos de estos medicamentos, sobre todo, con el consumo a largo plazo.
- **Otros medicamentos.** Los procinéticos –como la metoclopramida y la domperidona– aumentan la presión en el esfínter esofágico inferior

y disminuyen el reflujo; asimismo, mejoran el vaciamiento del estómago. Los procinéticos no tienen mucha utilidad como tratamiento único para la ERGE, por lo que deben tomarse en combinación con los bloqueadores H2 o los IBP. Los posibles efectos colaterales de los procinéticos son los siguientes: diarrea, mareo, sueño y fatiga. El sucralfato es otro medicamento que ha mostrado eficacia en el tratamiento de la ERGE, aunque se utiliza solamente en ciertos casos o cuando los IBP y los bloqueadores H2 no se toleran.

¿Cuándo acudir con el médico?

Si las molestias de agruras o reflujo persisten a pesar de haber modificado tu dieta y estilo de vida, o tras haber usado antiácidos más de dos o tres veces a la semana, debes acudir al médico para una mejor evaluación. Cuando el reflujo no se atiende adecuada y oportunamente, se pueden presentar complicaciones a largo plazo. Con mucha frecuencia, el reflujo se presenta con dolor en el pecho. Sin embargo, cualquier dolor en el pecho debe ser valorado por un médico, ya que puede confundirse con un problema del corazón.

¿Cuándo se requiere cirugía?

La mayoría de los casos de ERGE se pueden controlar con una dieta adecuada, mejorando los hábitos alimentarios y a veces con medicamentos. Si no se presenta mejoría con estas medidas, se puede considerar una cirugía anti-reflujo. Algunas otras indicaciones de cirugía son las siguientes:

- Pacientes que no desean tomar medicamentos por tiempos prolongados.
- Pacientes muy jóvenes que tienen molestias crónicas y requieren de tratamiento con medicamentos en forma continua.
- Pacientes con esófago de Barrett.

Tu médico puede asesorarte para decidir cuándo es conveniente llegar a la decisión de una cirugía como tratamiento de la ERGE. Cabe señalar que la cirugía podría tener más riesgo de complicaciones, comparado con el tratamiento con medicamentos.

En la actualidad, la cirugía más común para el control de la ERGE a largo plazo es la fundoplicatura por laparoscopía tipo Nissen. El médico que realiza este procedimiento es un cirujano y consiste en darle la vuelta al fondo del estómago alrededor de la parte inferior del esófago para aumentar la presión en el esfínter esofágico inferior y disminuir el reflujo. Esta cirugía se hace con anestesia general e implica una hospitalización de 2 ó 3 días; el paciente puede regresar a sus actividades normales en dos o tres semanas. Aunque existe un alto índice de satisfacción con los resultados de este procedimiento, en algunos casos, los síntomas de la ERGE no desaparecen por completo y puede ser necesario seguir tomando medicamentos.

La cirugía de fundoplicatura es segura y presenta pocos riesgos de complicaciones. Inmediatamente después del procedimiento, los pacientes pueden presentar gases, dificultad para deglutir los alimentos y sensación de llenura abdominal. Complicaciones más graves –aunque raras– pueden ser el sangrado o la perforación del esófago o estómago, los cuales pueden requerir una segunda cirugía. Los efectos colaterales a mediano plazo pueden ser diarrea, llenura, dificultad para deglutir los alimentos y dificultad para eructar o vomitar. Es muy raro, pero puede ser necesaria una cirugía adicional. Para aquellos pacientes que presentan complicaciones de obesidad severa, que tienen una indicación para una cirugía bariátrica y, además, tienen ERGE, la derivación gástrica puede ser una cirugía anti-reflujo eficaz.

Para el tratamiento de la ERGE, en la última década se han usado técnicas innovadoras; algunas de ellas por laparoscopía y otras por endoscopía. Hasta ahora, los resultados no son tan buenos como la fundoplicatura por laparoscopía. Ésta sigue siendo la más efectiva.

Pirosis funcional. ¿Por qué no me siento mejor con el tratamiento?

La pirosis funcional es un padecimiento benigno muy común que se presenta con los mismos síntomas de los pacientes con enfermedad por reflujo gastroesofágico. Sin embargo, en la pirosis funcional no existe ninguna evidencia de reflujo ácido ni daño en las paredes del esófago.

Las causas no se conocen con exactitud, aunque se ha encontrado que el estrés y otros factores psicológicos podrían estar relacionados. En varias investigaciones, se ha observado que el estrés puede causar un mal funcionamiento del esfínter esofágico inferior y además puede causar un aumento en la sensibilidad del esófago al ácido. Muchos pacientes con pirosis funcional también tienen otras enfermedades funcionales del aparato digestivo, como colon irritable y dispepsia no ulcerosa (ver *Capítulo* 4). Asimismo, con frecuencia estos pacientes presentan problemas psicológicos, como trastornos de ansiedad o depresión.

El diagnóstico de la pirosis funcional se realiza por exclusión, es decir, se tienen que descartar otros problemas del esófago. Para esto, se realiza una endoscopía superior con biopsias y pH-metría con impedancia, las cuales deben resultar normales. En ocasiones, puede ser necesario la realización de un estudio de manometría del esófago, el cual también debe ser normal.

Con el uso de la nueva tecnología para monitorear el pH con impedancia, se ha encontrado que algunos pacientes lo que tienen, en realidad, es un esófago hipersensible. El reflujo de los pacientes con esófago hipersensible es similar a los que tienen pirosis funcional y el tratamiento es el mismo.

Si tú tienes síntomas de reflujo gastroesofágico y tu médico te indicó llevar a cabo el tratamiento con cambios en tu estilo de vida, mejorar tu alimentación y llevar un tratamiento con IBP y aun así no mejoran tus molestias, entonces, es probable que tengas reflujo funcional. En este caso, tu médico te indicará los estudios de diagnóstico mencionados para descartar la enfermedad por reflujo gastroesofágico y otros trastornos del esófago. Si los estudios resultan normales, se concluye que el diagnóstico es pirosis funcional o esófago hipersensible.

El tratamiento de la pirosis funcional o esófago hipersensible debe iniciar cuando tu médico te explica que se trata de una enfermedad benigna, aunque pueda dar muchos síntomas molestos. Es importante entender que la pirosis funcional no tiene las complicaciones que pueden presentar los pacientes con ERGE: esofagitis, estrecheces del esófago o esófago de Barrett.

Como parte del tratamiento, se incluyen las mismas medidas que en la ERGE, pero es frecuente que los síntomas no mejoren, incluso con dosis doble de IBP. Cuando hay una falla en la mejora de los síntomas con el uso de IBP, generalmente, se modifican las dosis o las fórmulas de los medicamentos IBP o se cambia el tratamiento a bloqueadores H2. A veces se agregan antiácidos, procinéticos y antiespasmódicos. Si estos ajustes tampoco funcionan para mejorar tus síntomas, tu médico podría indicarte medicamentos moduladores del dolor –como antidepresivos a dosis bajas–para disminuir las molestias.

Considerando que el estrés puede estar relacionado con la pirosis funcional, vale la pena aprender una técnica para manejar el estrés; se ha observado que esto puede mejorar los síntomas de la enfermedad. En algunos casos, se puede considerar una terapia con un psicólogo, psiquiatra o incluso la medicina alternativa.

CAPÍTULO SEXTO

DISPEPSIA (INDIGESTIÓN)

¿Qué es la dispepsia?

La dispepsia (o indigestión) es un malestar que se presenta en la parte alta del abdomen o "boca del estómago". La dispepsia es un grupo de síntomas más que una enfermedad, sin embargo, puede ser un síntoma de ciertas enfermedades del aparato digestivo. Generalmente, el malestar de la dispepsia ocurre después de comer o tomar alguna bebida, aunque no necesariamente.

La dispepsia es común y se calcula que la experimentan, cuando menos, el 20% de la población general, pero la mayoría de los afectados no buscan ayuda médica. Aproximadamente, el 25% de las personas con indigestión tienen una causa orgánica, es decir, con una causa específica, y un 75% de los pacientes tienen dispepsia funcional en la cual no se encuentra una causa aparente. Cada persona puede sentir la indigestión en forma diferente. Los síntomas pueden ser ocasionales o pueden ser muy frecuentes. La dispepsia puede ser de varios tipos:

- **Ocasional.** Se presenta de vez en cuando.
- **Crónica.** Se presenta casi todos los días por semanas o meses.
- **Funcional.** Se presentan los síntomas de forma crónica, pero no se encuentra una causa específica que explique las molestias.

Síntomas

Las personas con indigestión pueden presentar uno o más de los siguientes síntomas:

- Malestar en la parte superior del abdomen después de una comida
- Llenura temprana durante una comida

- Sensación ardorosa en la parte superior del abdomen después de una comida
- Náuseas
- Eructos
- Sensación de llenura o gases
- Pérdida del apetito

Algunas personas con dispepsia pueden sentir agruras, sin embargo, las agruras y la indigestión son dos molestias diferentes. Las agruras o reflujo gastroesofágico es una sensación de ardor en la parte alta del abdomen que asciende hacia el pecho y la garganta. Debido a que el corazón está cerca del estómago, puede confundirse la indigestión con un infarto del corazón. Por ello, la indigestión debe considerarse en cualquier persona que tiene dolor o molestia en la parte baja del tórax y un ataque cardiaco debe descartarse en algunos casos del dolor en la parte alta del abdomen.

Los síntomas de indigestión o dispepsia tienden a ocurrir por temporadas y es muy raro que estén presentes en forma continua. Sin embargo, algunos afectados sí tienen molestias muy frecuentes, lo cual puede afectar su calidad de vida.

Señales de alarma

La indigestión leve y ocasional no necesita ninguna valoración y no es motivo de preocupación. Debes consultar con tu médico si tus molestias persisten por más de dos semanas. Asimismo, debes visitar a tu médico pronto si presentas dolor intenso acompañado de algunas de las siguientes señales de alarma:

- Pérdida de peso sin intención
- Vómitos repetitivos o vómitos con sangre
- Evacuaciones negras o con sangre
- Dolor abdominal que te despierta durante la noche
- Dificultad para deglutir
- Fatiga o falta de aire
- Fiebre o sudoración

- Color amarillo en los ojos o en la piel
- Dolor en el pecho cuando haces actividad física
- Síntomas de anemia por deficiencia de hierro
- Historia familiar de cáncer de esófago o estómago
- Tumoración palpable en el abdomen

Causas de dispepsia

Comúnmente, la indigestión es causada por el estilo de vida y los alimentos consumidos. Sin embargo, también puede deberse a infecciones gastrointestinales, gastritis o úlcera péptica. Raramente, la indigestión puede ser provocada por un cáncer. Algunas de las causas de dispepsia son:

- Comer demasiado o comer muy rápido
- Ingerir alimentos grasosos, picantes o muy condimentados
- Consumir demasiada cafeína, refrescos, alcohol o chocolate
- Tabaquismo
- Gastritis
- Estreñimiento
- Estrés, ansiedad y/o depresión
- Infección del estómago, especialmente por *Helicobacter pylori*
- Cálculos en la vesícula biliar
- Pancreatitis crónica
- Úlcera péptica
- El consumo de ciertos medicamentos, como antibióticos, antiinflamatorios no esteroides (AINEs), corticosteroides, hormonas y suplementos de vitaminas, minerales y hierbas.
- Cáncer de estómago, páncreas, hígado o vías biliares
- Enfermedades no gastrointestinales como diabetes mellitus y problemas de la tiroides y de los riñones

Cuando tu médico te realiza estudios para valorar la dispepsia y no se encuentra ninguna causa, entonces, el diagnóstico es dispepsia funcional. Éste es un tipo de indigestión en la cual no existe ningún daño estructural ni alteración metabólica que explique los síntomas.

¿Cómo se diagnostica?

Probablemente, tu médico te haga un historial clínico, por lo que te preguntará sobre tus hábitos de alimentación, si tomas bebidas alcohólicas, si tomas medicamentos y si fumas. Asimismo, llevará a cabo un examen físico para valorar alguna posible alteración en tu tórax y abdomen. Cuando la dispepsia es leve y ocasional, con esta valoración médica podría ser suficiente. Sin embargo, si tienes molestias de indigestión con frecuencia, tienes síntomas de alarma o eres mayor de 50 años, es probable que te recomiende hacer algunos estudios de diagnóstico.

- **Exámenes de laboratorio.** Te podría pedir exámenes de sangre, orina y heces. Pruebas para detectar *Helicobacter Pylori* en aliento, sangre o heces.
- **Endoscopía digestiva superior.** Podría realizarse para determinar si la dispepsia es causada por gastritis, úlcera péptica o cáncer. Este procedimiento es recomendable en personas mayores de 50 años que tienen indigestión o incluso en menores de esta edad si tuvieran síntomas de alarma.
- **Estudios de imagen.** Aquí se incluye la serie esófago gastroduodenal, ultrasonido de abdomen, tomografía computarizada de abdomen y la resonancia magnética nuclear de abdomen. Estos estudios pueden ayudar a valorar los órganos del abdomen con detalle.

Tratamiento

El tratamiento de la dispepsia depende de la causa y de la severidad de los síntomas.

Cambio de dieta y estilo de vida

Si los síntomas de indigestión son leves y ocasionales, los cambios en tu forma de vida pueden ayudarte a mejorar. Aunque ciertos alimentos pueden agravar las molestias, normalmente estos no son la causa. Aun así, muchos afectados se sienten mejor si eliminan o disminuyen ciertos alimentos. Tu médico podría recomendarte lo siguiente:

- Evita o disminuye los alimentos que asocias con la indigestión. Por ejemplo: alimentos picantes o muy condimentados; alimentos grasosos, como papas fritas o pollo frito; alimentos altamente procesados; alimentos crudos con sabores fuertes, como el rábano; frutas cítricas, como la naranja, el limón y la toronja; el café, el té y los refrescos; bebidas alcohólicas; alimentos ácidos, como aderezos con vinagre y alimentos en escabeche; cortes de carne roja grasosos y carnes procesadas, como salchichas y tocino.
- Come cinco o seis comidas pequeñas al día en lugar de tres comidas grandes.
- Evita o disminuye ciertos medicamentos, como los antiinflamatorios no esteroideos, como la aspirina, el diclofenaco, el naproxeno, el ibuprofeno y el ketorolaco, ciertos antibióticos y suplementos. Si no los puedes evitar, tómalos junto con los alimentos.
- Aprende a manejar el estrés (ver *Capítulo* 4).
- Evita el tabaquismo.
- Haz actividad física de forma regular.

La intolerancia a la lactosa suele confundirse con los síntomas de dispepsia. La intolerancia a la lactosa y la indigestión son padecimientos muy comunes, es posible que ambos problemas coexistan. Si piensas que pudieras tener intolerancia a la lactosa, prueba hacer una dieta con eliminación de lácteos por dos semanas; los síntomas desaparecerán si el problema es por intolerancia a los lácteos. Si los síntomas continúan, entonces, se trata de dispepsia (ver *Capítulo* 13).

Medicamentos

Si la indigestión persiste a pesar de los cambios en el estilo de vida y el cuidado en la alimentación, tu médico podría indicarte algunos medicamentos:

- **Antiácidos.** Los antiácidos son la primera opción. Estos medicamentos pueden mejorar las molestias de la indigestión y producen un alivio temporal al neutralizar el ácido en el estómago. Algunos ejemplos de antiácidos son Melox®, Tums® y Riopan®. El uso de antiácidos por tiempo prolongado puede causar los siguientes efectos colaterales:

diarrea, estreñimiento, alteración del metabolismo del calcio y acumulación de aluminio en el cuerpo.

- **Bloqueadores H2 del ácido.** Se pueden usar bloqueadores H2 del ácido cuando los antiácidos no son suficientes. Algunos ejemplos de estos medicamentos son ranitidina (Ranisen®), famotidina, cimetidina y nizatidina. La mayoría de la gente que toma bloqueadores H2 no presentan efectos colaterales. Sin embargo, en un pequeño grupo de personas pueden ocurrir los siguientes: diarrea, dolor de cabeza, mareo y fatiga.
- **Inhibidores de la bomba de protones (IBP)**. Estos medicamentos son más potentes que los bloqueadores H2. Actúan inhibiendo la producción de ácido en el estómago de forma muy efectiva y deben ser supervisados por tu médico. Ejemplos de IBP son omeprazol (Losec®), esomeprazol (Nexium®), pantoprazol (Pantozol®), lansoprazol, dexlansoprazol (Dexivant®) y rabeprazol. Normalmente, se toman por un mes o dos, pero algunos afectados necesitan tomarlos por más tiempo. Entre los efectos colaterales se encuentran los siguientes: dolor de cabeza, mareo, fatiga, náuseas, diarrea y estreñimiento. En raras ocasiones, pueden presentarse reacciones alérgicas en la piel. Consulta con tu médico acerca de otros posibles efectos indeseables de los IBP, sobre todo, aquellos relacionados con el consumo por tiempo prolongado.
- **Procinéticos**. Existen otros medicamentos llamados procinéticos, como la metoclopramida, domperidona y cinitaprida. Estos mejoran el vaciamiento del estómago. Los posibles efectos colaterales son la diarrea, el mareo, el sueño y la fatiga.
- **Antibióticos**. Si la bacteria *Helicobacter Pylori* resulta positiva en los exámenes de detección, tu médico podría indicarte una combinación de antibióticos para eliminarla. Estos antibióticos podrían ser amoxicilina, claritromicina, metronidazol, tinidazol, tetraciclina y levofloxacina. Generalmente, se indica tomar el tratamiento por dos semanas junto con un medicamento IBP. En ocasiones, se agrega bismuto. Todos estos esquemas de tratamiento pueden causar efectos colaterales como la alteración del gusto, náuseas, evacuaciones obscuras –cuando se toma bismuto– diarrea y enrojecimiento de la piel si tomas alcohol.

Dispepsia funcional

También llamada dispepsia no ulcerosa o gastritis nerviosa, es una enfermedad crónica muy común en la que se presentan todos los síntomas de indigestión. Sin embargo, al igual que otras enfermedades funcionales del aparato digestivo, no se encuentra ninguna alteración estructural que explique las molestias persistentes. Los síntomas de la dispepsia funcional pueden parecerse mucho a los síntomas de la úlcera péptica, como dolor ardoroso y malestar en la parte alta del abdomen; a veces se presentan náuseas, gases, eructos y distensión del abdomen. La gastritis nerviosa es el tipo más común de dispepsia y se calcula –como ya se mencionó– que la indigestión de 7 de cada 10 personas se debe a la dispepsia funcional.

Las causas no se conocen con exactitud. Sin embargo, se ha observado que ciertos factores pueden empeorar los síntomas de este padecimiento: alimentos irritantes, bebidas con cafeína, alcohol y tabaco. Otro factor agravante es el ciclo menstrual. Durante el periodo, algunas mujeres notan que sus síntomas funcionales son peores, lo cual podría tener relación con las hormonas femeninas. En varios estudios, se ha encontrado que el estrés y los estados de ansiedad o depresión son los factores causantes más importantes en este tipo de indigestión (ver *Capítulo* 4).

El diagnóstico de este padecimiento es por exclusión, es decir, se deben realizar varios estudios de diagnóstico, como exámenes de laboratorio, endoscopía digestiva superior, ultrasonido abdominal o incluso tomografía computarizada para descartar úlcera péptica, cálculos en la vesícula y cáncer, entre otros posibles diagnósticos. Cuando se realizan estos estudios y resultan normales, entonces, se llega al diagnóstico de dispepsia funcional.

En el tratamiento de la dispepsia funcional, tu médico te podría explicar que esta enfermedad es totalmente benigna. Es importante esta explicación porque podrías pensar que se trata de una enfermedad grave –como un cáncer de estómago– y estas preocupaciones pueden causarte ansiedad. A su vez, esta misma ansiedad puede provocar que tus síntomas de indigestión se hagan peores generando un círculo vicioso. Es muy útil saber que tu diagnóstico es dispepsia funcional y no otra enfermedad.

También debes entender y aceptar que es muy probable que las molestias de indigestión vengan y vayan a través del tiempo.

En el tratamiento de la dispepsia funcional, de inicio tu médico podría recomendarte los cambios en el estilo de vida y tratamiento dietético mencionados anteriormente. Si no hubiera mejoría, podría indicarte tratamiento con medicamentos: antiácidos, bloqueadores H2, inhibidores de la bomba de protones o antiespasmódicos.

Si tu médico observa que los factores psicológicos pudieran tener relación con los síntomas, te podría recomendar algún método para disminuir tu nivel de estrés en tu vida diaria, como la meditación o ejercicios de relajación. Una de las principales formas de disminuir el nivel de estrés es haciendo actividad física el mayor número de días de la semana; definitivamente, la actividad física ayuda a controlar las molestias de este padecimiento. Pudiera ser que tu médico te refiera con un psicólogo o psiquiatra para que un profesional te ayude a controlar el estrés, ya sea con psicoterapia o con medicamentos apropiados.

CAPÍTULO SÉPTIMO
ÚLCERA PÉPTICA

¿Qué es una úlcera péptica?

La úlcera péptica es una herida o lesión en la pared interna del estómago o duodeno (primera parte del intestino delgado) que puede causar dolor en el abdomen. La úlcera péptica puede ser de dos tipos: cuando la úlcera está en el estómago, se le llama úlcera gástrica; y cuando está en el duodeno, se le llama úlcera duodenal.

La úlcera péptica es un problema muy común y se calcula que el 10% de la población general presenta una úlcera en algún momento de su vida. En los infectados con *Helicobacter pylori*, la prevalencia es del 20%. Las úlceras pueden ocurrir a cualquier edad, aunque empiezan a aparecer después de los 20 años, siendo mucho menos frecuentes en los niños.

Síntomas

El síntoma más común de una úlcera –gástrica o duodenal– es el dolor en la parte alta del abdomen. El dolor es tipo ardoroso o con sensación de hambre o "vacío" localizado en la parte superior del vientre y se presenta después de consumir alimentos. Puede ser intermitente y estar presente varios días, y luego desaparecer. Con frecuencia, el dolor toma lugar cuando el estómago está vacío, pero puede ocurrir en cualquier momento. Cuando se presenta durante la noche, el dolor puede despertarte. Puede durar unos cuantos minutos y, en ocasiones, puede durar varias horas. Típicamente, el dolor de úlcera péptica disminuye cuando tomas alimentos, líquidos o algún antiácido, ya que estos neutralizan el ácido y alivian el dolor por un momento. Algunos alimentos en particular pueden provocarte el dolor, por ejemplo: el jugo de naranja, el café, el alcohol y los medicamentos antiinflamatorios no esteroideos (AINEs), como la aspirina.

Es importante señalar que algunas úlceras pépticas no producen dolor, principalmente las que son causadas por AINEs. Esto se debe a que los medicamentos antiinflamatorios tienen efecto analgésico y pueden bloquear la aparición del dolor, aunque ya se haya formado una úlcera. A veces, estas úlceras causadas por AINEs se manifiestan ya con complicaciones, como veremos más adelante. Otros síntomas de úlcera péptica pueden ser los siguientes:

- Dispepsia, incluyendo malestar abdominal, distensión abdominal, eructos frecuentes y sensación de "llenura" abdominal
- Falta de apetito
- Náuseas
- Vómitos
- Vómitos con sangre
- Evacuaciones con sangre o negras
- Síntomas de anemia, como debilidad y mareo

Aun cuando los síntomas no sean severos, tu podrías tener una úlcera péptica y es mejor que consultes con tu médico.

Señales de alarma

Algunos signos y síntomas son muy importantes, ya que pueden indicar alguna complicación de la úlcera:

- Dolor intenso y persistente en el abdomen
- Evacuaciones con sangre o de color negro
- Vómitos con sangre o de color negruzco
- Pérdida de peso sin intención
- Vómitos recurrentes
- Dificultad progresiva para deglutir los alimentos

Cuando se presente cualquiera de estos síntomas, debes acudir con tu médico o incluso buscar la valoración por un gastroenterólogo.

Complicaciones

Las complicaciones de la úlcera péptica –gástrica o duodenal– son el sangrado, la perforación, la penetración y la obstrucción del intestino.

El riesgo para estas complicaciones depende de la causa de la úlcera, el tamaño y la localización, la edad y el estado de salud del paciente.

Sangrado. Surge porque la úlcera daña pequeñas arterias de la pared del estómago cercanas a la úlcera. El sangrado puede presentarse con vómitos que contienen sangre o material negruzco. O bien, pasar por todo el aparato digestivo y salir en el excremento, el cual se observará de color negro. En ocasiones, el sangrado es muy lento y la cantidad de sangre perdida es tan escasa que no cambia el color de las heces; con el tiempo, este tipo de sangrado puede causar anemia, la cual se manifiesta con debilidad, mareos y cansancio. Si tu excremento es negro, entonces, contiene sangre, sin embargo, esta sangre puede venir de cualquier parte del aparato digestivo, aunque la mayoría de las veces es del estómago o duodeno.

Cabe mencionar que existen algunos alimentos y medicamentos que pueden teñir color negro al excremento, por ejemplo: el betabel, las acelgas, las espinacas, algunas galletas de chocolate, suplementos con hierro y medicamentos con bismuto, como el Pepto-Bismol®. Si presentas vómitos con sangre o evacuaciones negras, debes ver a tu médico inmediatamente. Si te atiendes oportunamente, esta complicación puede tratarse de forma exitosa, sin embargo, el sangrado de una úlcera es una situación peligrosa y cuando es una hemorragia severa puede llegar hasta la muerte.

Las úlceras que sangran en forma activa —o dejaron de sangrar, pero tienen riesgo de sangrar de nuevo— pueden tratarse durante una endoscopía digestiva superior. En este procedimiento, se cauteriza la úlcera, se aplican pequeños clips o se inyecta un medicamento llamado epinefrina para detener la hemorragia. En raros casos, el sangrado no se logra detener y puede ser necesaria una cirugía.

Perforación. Aunque la perforación es una complicación menos frecuente que el sangrado, es un problema importante en pacientes que tienen úlcera y no se ha diagnosticado. La perforación ocurre cuando la úlcera se hace muy profunda y se forma un hoyo que atraviesa todas las capas de la pared del estómago o del duodeno. El síntoma principal de la perforación es el dolor intenso de aparición repentina en el abdomen. A través del orificio que se hace en el estómago o duodeno, salen los jugos digestivos y se puede producir una peritonitis. Generalmente, el tratamiento requiere hospitalización, colocación de una sonda que se coloca por la nariz hacia el estómago, medicamentos intravenosos y, en ocasiones, cirugía.

Obstrucción del vaciamiento del estómago. Ésta es otra complicación, aunque más rara. Se observa cuando una úlcera muy grande obstruye la salida del estómago a nivel del píloro. La obstrucción puede causar que vomites de forma repetitiva los alimentos que acabas de comer. Esta complicación causa llenura temprana después de comer y pérdida de peso.

Causas de la úlcera péptica

Existen dos causas principales de úlcera péptica, ya sea gástrica o duodenal. La infección por una bacteria llamada *Helicobacter pylori* (HP) y el consumo frecuente de medicamentos analgésicos llamados antiinflamatorios no esteroideos (AINEs). Normalmente, el estómago tiene tres defensas contra los jugos digestivos: una capa de moco que lo protege contra el ácido gástrico; el bicarbonato, que neutraliza el ácido; y la circulación de la sangre en la pared del estómago, que ayuda a la renovación y reparación de las células gástricas. Tanto los AINEs como H. *pylori* dañan estos tres mecanismos protectores; con estas defensas debilitadas, los jugos digestivos producen daño en la pared interna del estómago causando gastritis, erosiones o úlceras.

- ***Helicobacter pylori***. Actualmente, se considera que esta bacteria, que se encuentra en el estómago, es la principal causa de úlcera gástrica y duodenal. El H. *pylori* produce sustancias que debilitan las defensas de la pared del estómago permitiendo que el ácido y las enzimas digestivas causen daño.
- **Medicamentos antiinflamatorios no esteroideos (AINEs)**. Está bien demostrado que el consumo frecuente de estos medicamentos causa daño en la pared del estómago e intestinos. Con frecuencia, la gente toma AINEs para aliviar diferentes tipos de dolores o reducir inflamaciones; también toma dosis bajas de aspirina (ácido acetilsalicílico) para prevenir un infarto cardiaco o una embolia cerebral. Ejemplos de estos medicamentos son los siguientes:

- Aspirina
- Naproxeno
- Ibuprofeno
- Ketorolaco
- Ketoprofeno
- Diclofenaco
- Piroxicam
- Meloxicam

Los inhibidores de la COX-2 –como el celecoxib– son un tipo de AINE que tiene menos probabilidades de causar úlcera péptica, sin embargo, están asociados con complicaciones cardiovasculares. Consulta con tu médico para valorar tu riesgo de toxicidad cardiovascular.

Actualmente, se ha demostrado que más del 90% de las úlceras pépticas se deben a una infección por *H. pylori* o al consumo frecuente de AINEs. De cualquier modo, hay otros factores de riesgo que pueden influir para que se forme una úlcera o para que una úlcera ya formada produzca síntomas:

- **Tabaquismo.** Está demostrado en múltiples estudios que el tabaquismo predispone a desarrollar úlcera péptica. Algunos indican que los fumadores producen mayor cantidad de ácido clorhídrico en el estómago; en otros, se ha observado que el bicarbonato, que neutraliza al ácido del estómago, se produce en menor cantidad en los fumadores. Sea el mecanismo que sea, lo que sí está muy claro es que los fumadores tienen una mayor predisposición para las úlceras. Los que fuman y ya tienen una úlcera, ésta cicatriza más despacio comparado con los no fumadores; y las personas que tuvieron una úlcera y continúan fumando tienen mayor probabilidad de recaída que los que dejaron de fumar. Definitivamente, quienes tienen una úlcera y desean realmente curarse no deben fumar.
- **Cafeína.** El café y las bebidas que contienen cafeína causan que aumente la producción de ácido en el estómago y pueden ser un factor para que se desarrolle una úlcera. En las personas que ya tienen una úlcera, el café puede causarles dolor. Se ha observado que el café descafeinado también produce más ácido en el estómago, al igual que el café regular, por lo que este tipo de café no es buena alternativa. En general, se recomienda a las personas con gastritis o úlcera consumir cafeína de forma moderada.
- **Alcohol.** Hasta el momento, no se ha demostrado que el alcohol sea causante de úlcera péptica. En personas que ya tienen una úlcera, el alcohol puede producirles dolor. Su consumo en grandes cantidades

puede producir gastritis grave. Para las personas que tienen una úlcera péptica, se recomienda evitar el consumo de alcohol, y si toman, se aconseja que lo hagan con moderación. También se recomienda evitar el alcohol durante el tratamiento de *H. pylori*, porque puede tener interacción con algunos antibióticos.

- **Estrés**. El estrés emocional no se considera un factor directo para desarrollar úlcera péptica, sin embargo, hay evidencias de que factores psicológicos, como el estrés, la ansiedad y la depresión, pueden influir para que se desarrolle esta enfermedad. También se ha observado que, en las personas que ya tienen una úlcera, el estrés emocional puede aumentar los síntomas. El estrés físico intenso sí es un factor predisponente de úlceras. Esto lo podemos ver en personas hospitalizadas por quemaduras graves de la piel, traumatismos múltiples o que tienen una cirugía grande o complicada (ver *Capítulo* 4).
- **El chile**. En contra de la creencia popular, no se ha demostrado que el chile y los picantes produzcan úlcera, ni retrasan su cicatrización. La forma como puede irritar el chile es cuando se prepara en vinagre o escabeche siendo este último el que es muy irritante para la pared del estómago.

¿Qué es el Helicobacter pylori?

La descripción de *Helicobacter pylori* (HP) se desarrolló en la década de los ochenta por dos médicos australianos: Barry Marshall y Robin Warren. Ellos descubrieron este microbio en el estómago. Se trata de una bacteria en forma de espiral, la cual vive en las paredes del estómago y se ha demostrado que puede causar inflamación y úlceras en el estómago y duodeno.

Cuando comemos, muchas bacterias pueden entrar al estómago, sin embargo, el ácido del jugo gástrico elimina a la mayoría de ellas. En cambio, *Helicobacter pylori* sobrevive y puede multiplicarse en la superficie de la pared del estómago. El HP cuenta con flagelos –cierto tipo de cabellos muy pequeños– que le permiten nadar y meterse entre las células del estómago. Además, produce una toxina llamada citotoxina vacuolizante

A (Vac-A), la cual influye en la formación de úlceras en estómago y duodeno. También produce varias enzimas –como la ureasa– la cual daña la capa protectora de moco de la pared gástrica.

Está comprobado que la eliminación del microbio con antibióticos previene que se vuelva a formar una úlcera en el futuro. Se menciona que ciertos tipos de HP pueden predisponer a cáncer del estómago. Se debe señalar que este riesgo es aparentemente muy bajo de acuerdo con las investigaciones más recientes.

La infección por HP es muy frecuente. En los países en desarrollo, la infección ocurre en el 80 a 90% de la población, mientras que en otros países –como Estados Unidos, Canadá e Inglaterra– tiene una incidencia del 30 al 40%. En México, se calcula que la infección ocurre en casi el 70% de las personas. Esta bacteria es más frecuente entre mayor sea la edad; en los niños, es mucho menos frecuente. Asimismo, se ha observado que es más común en la gente de nivel socioeconómico bajo.

A pesar de que el HP es una infección tan frecuente, la mayoría de la gente nunca tendrá en su vida síntomas o problemas relacionados con este microbio. No se sabe aún por qué sólo algunas personas desarrollan gastritis o úlceras, mientras que otras nunca llegan a presentar molestias.

Aparentemente, esta bacteria se contagia de una persona a otra cuando no se tienen las medidas higiénicas adecuadas; posiblemente sea por contaminación del agua y los alimentos. Las poblaciones que tienen mejor higiene y limpieza tienen menos frecuencia de este microbio. En el caso de que una persona tenga HP, no es necesario ningún tipo de aislamiento. Se recomienda tomar las medidas de higiene usuales: lavarse las manos después de ir al baño, antes de tomar los alimentos y las medidas de limpieza en la preparación de estos.

¿Cómo se diagnostica la úlcera péptica?

Los síntomas de una úlcera péptica se pueden confundir con otras enfermedades, como cálculos en la vesícula biliar o reflujo gastroesofágico. Tu médico te hará un historial clínico, un examen físico y posiblemente te indique algún procedimiento de diagnóstico para saber si tienes una úlcera.

Es muy importante hacer el diagnóstico de la úlcera adecuadamente y saber si existe la infección por *Helicobacter pylori*, ya que el tratamiento puede variar dependiendo de cada caso. Por ejemplo, en los casos de una úlcera causada por medicamentos antiinflamatorios no esteroideos, el tratamiento es diferente al tratamiento de una úlcera causada por HP. Existen varios estudios para hacer el diagnóstico de la úlcera péptica y de *Helicobacter pylori:*

- **Endoscopía digestiva superior**. Éste es el mejor método de diagnóstico para evaluar a un paciente con sospecha de úlcera péptica. Es un estudio muy preciso para diagnosticar úlceras del estómago y duodeno. Cuando se observan áreas sospechosas o anormales, se pueden tomar muestras (biopsias) con una pequeña pinza a través del endoscopio, lo cual permite diferenciar lesiones benignas de las malignas. Durante la endoscopía superior, además de poder diagnosticarse una úlcera, también se pueden tomar biopsias para diagnosticar *H. pylori*. En este procedimiento, se usa un lente flexible que se pasa por la boca y la garganta para ver directamente el esófago, el estómago y el duodeno. El estudio se realiza con un sedante para que no haya molestias. Durante la endoscopía, se pueden tomar fotos o videograbaciones para revisiones posteriores (ver *Capítulo* 17).
- **Serie esófago gastroduodenal**. Éste es un estudio de rayos X muy sencillo en el cual se da a tomar un líquido de contraste con bario y luego se toman radiografías del esófago, estómago y duodeno. En las radiografías, se puede ver la silueta de estos órganos y se puede localizar alguna úlcera u otra lesión. Este procedimiento no es tan preciso como la endoscopía superior ni permite tomar biopsias para descartar un cáncer o diagnosticar *H. pylori.*
- **Biopsia del estómago**. Una forma de diagnosticar la infección por *Helicobacter pylori* es por medio de una biopsia obtenida por endoscopía. La prueba rápida de la ureasa se basa en el cambio de color cuando la biopsia se coloca en una cápsula especial de plástico. La ureasa reacciona con el líquido de la cápsula indicando la presencia de la bacteria. Generalmente, la prueba reacciona dos o tres horas después de la endoscopía. Las biopsias también se pueden enviar para un análisis histológico. En esta prueba, la biopsia se trata con

un colorante especial y se observa en el microscopio para averiguar la presencia de HP. Otra forma de diagnóstico es el cultivo de la biopsia; la bacteria puede crecer en cultivos especiales en el laboratorio. Esta prueba puede tardar varios días y se realiza en muy raras ocasiones.

- **Prueba del aliento**. La prueba del aliento se usa para verificar la eficacia de un tratamiento administrado contra la *H. pylori*. También puede usarse para el diagnóstico. En esta prueba, el paciente toma un líquido que contiene urea con un átomo de carbono especial (carbono 13 o 14). Si el HP está en el estómago, la ureasa producida por el microbio separa la urea del carbono, el cual se absorbe hacia la sangre y luego es eliminado por los pulmones a través de la respiración (aliento). El carbono que se encuentra en el aliento puede ser medido y así se determina la presencia del HP en el estómago.
- **Prueba de *Helicobacter pylori* en sangre**. La infección por HP en el estómago causa la formación de anticuerpos contra este microbio. Estos anticuerpos pueden medirse en la sangre y determinar si existe la infección del HP en el estómago. Sin embargo, estos anticuerpos pueden persistir por años después de la erradicación completa del HP. Por lo tanto, esta prueba es buena para diagnosticar la infección por HP, pero no es buena para determinar si el tratamiento fue exitoso para erradicar esta bacteria debido a que los anticuerpos en la sangre pueden durar por mucho tiempo, aún después de que la infección haya desaparecido. Si una persona tomó tratamiento para eliminar HP y quiere saber si el microbio fue realmente eliminado, debe hacerse una endoscopía con toma de biopsias, o bien, una prueba de aliento o en heces, las cuales son más prácticas en estos casos.
- ***Helicobacter pylori* en heces**. En esta prueba, se puede medir la presencia de HP en una muestra de heces. Este examen de laboratorio usa un anticuerpo contra HP para determinar si el antígeno de la bacteria está presente en las heces. Si se encuentra presente en heces, significa que también está infectando el estómago. Al igual que la prueba del aliento, esta prueba se puede usar para diagnosticar la infección por HP y también para determinar si el tratamiento de erradicación de la bacteria fue efectivo.

Tratamiento

Cambio de dieta y estilo de vida

Anteriormente, se decía que la úlcera debía tratarse con una dieta muy especial evitando especias, alimentos ácidos, picantes y grasas. Actualmente, se sabe que la dieta no tiene que ser muy estricta para lograr una adecuada cicatrización. Sin embargo, hay quienes necesitan una dieta rígida para sentirse mejor.

En general, la dieta del paciente con úlcera péptica debe dirigirse a la persona en particular para tratar de satisfacer las necesidades individuales y evitar los alimentos que esa persona no tolera. Definitivamente, los alimentos y las bebidas que llegan al estómago pueden empeorar o aliviar las molestias de una úlcera, incluso influir en la cicatrización de la misma, ya que estos determinan la cantidad de ácido que produce el estómago.

- **Escoge una alimentación saludable**. Prefiere una dieta rica en frutas, verduras, legumbres y cereales integrales (ver *Capítulo* 3).
- **Leche**. Siempre se ha creído que la leche neutraliza el ácido del estómago y ayuda a cicatrizar las úlceras. En realidad, la leche sí neutraliza al ácido, pero sólo por corto tiempo; en seguida viene un "rebote" de ácido, el cual se produce en mayor cantidad. Por lo anterior, no es recomendable tomar leche como tratamiento para la úlcera péptica.
- **Alcohol.** Todas las bebidas alcohólicas pueden irritar la pared del estómago. Las bebidas que producen más ácido en el estómago son las fermentadas, como la cerveza y los vinos de mesa. Durante el tratamiento para la úlcera, se debe reducir el consumo de alcohol o evitarlo.
- **No fumes**. Está muy claro que el tabaquismo debe evitarse, ya que se relaciona con la aparición de úlceras y retrasa la cicatrización de éstas.
- **Maneja el estrés**. Aunque el estrés no se considera un factor directo causante de úlcera péptica, el estrés crónico puede influir para que se desarrollen las úlceras. El estrés también puede empeorar los síntomas de la úlcera péptica ya formada (ver *Capítulo* 4).
- **Considera cambiar los analgésicos**. Si acostumbras a tomar analgésicos o antiinflamatorios no esteroideos con frecuencia, pregúntale

a tu médico si puedes cambiar a paracetamol (acetaminofeno), el cual es un medicamento menos irritante del estómago.

- **Condimentos, chile y alimentos ácidos**. Algunos condimentos y jugos de frutas cítricas pueden causar molestias en las personas con gastritis o úlcera, en cuyo caso, lo puedes platicar con tu médico. No se ha comprobado que estos alimentos produzcan úlceras. La comida picante, contra la creencia popular, no parece causar irritación del estómago ni retrasar la cicatrización de las úlceras. El problema del chile es cuando se prepara con vinagre o se mezcla con aceites y otros condimentos. El chile –ya sea verde o seco, como condimento para los alimentos– se puede permitir en la dieta en cantidad moderada, dependiendo de la tolerancia individual.
- **Café y bebidas con cafeína**. No hay duda de que el café y las bebidas con cafeína aumentan la producción de ácido en el estómago por lo que se recomienda evitarlas. Sin embargo, no hay pruebas de que el café pueda causar úlceras. Es interesante señalar que aún el café descafeinado aumenta la producción de ácido gástrico. Algunas de las bebidas que contienen cafeína son: el café, el té, los refrescos, el cacao, el chocolate y algunos analgésicos.

Medicamentos

Los médicos pueden indicar algunos medicamentos para el tratamiento de la úlcera péptica –gástrica o duodenal– y puede variar dependiendo de la causa. Generalmente, el tratamiento incluye la erradicación de HP cuando está presente, disminuir o evitar la aspirina –y medicamentos similares– y dar tratamiento para que cicatrice la úlcera.

- **Bloqueadores H2**. Estos medicamentos disminuyen la producción de ácido del estómago al bloquear la histamina; esta última aumenta la producción de ácido gástrico. Algunos de estos medicamentos son: ranitidina (Ranisen®), famotidina, cimetidina y nizatidina. La mayoría de la gente que toma bloqueadores H2 no presentan efectos colaterales. Sin embargo, en un pequeño grupo de personas pueden ocurrir efectos indeseables como diarrea, dolor de cabeza, mareo y fatiga.

- **Inhibidores de la bomba de protones (IBP).** Los IBP inhiben la producción de ácido del estómago. Estos disminuyen la producción de ácido con mayor potencia que los bloqueadores H2. Algunos ejemplos de estos medicamentos son: omeprazol (Losec®), esomeprazol (Nexium®), pantoprazol (Pantozol®), lansoprazol y rabeprazol. Los IBP deben ser supervisados por tu médico. En general, son más caros que los bloqueadores H2. Entre los efectos colaterales están el dolor de cabeza, el mareo, la fatiga, las náuseas, la diarrea y el estreñimiento. En raras ocasiones, pueden presentarse reacciones alérgicas en la piel. Consulta con tu médico acerca de otros posibles efectos indeseables de estos medicamentos, sobre todo cuando se toman por tiempo prolongado.
- **Antiácidos.** Los medicamentos antiácidos pueden mejorar las molestias de la úlcera y producen un alivio temporal al neutralizar el ácido en el estómago, sin embargo, no se indican para cicatrizar una úlcera péptica. Algunos ejemplos de antiácidos son Melox®, Tums® y Riopan®. Algunos de los antibióticos que se usan para tratar el HP no trabajan bien si se toman junto con un antiácido. A largo plazo, el uso de antiácidos puede causar efectos colaterales como diarrea, estreñimiento, alteración del metabolismo del calcio y acumulación de aluminio en el cuerpo.
- **Protectores de la pared del estómago.** Algunos medicamentos actúan protegiendo la pared del estómago al formar una capa en su superficie. Estos medicamentos no interfieren con la producción de ácido. Un ejemplo de estos es el sucralfato (Unival®). Algunos preparados de bismuto también tienen efecto protector de la pared del estómago y contra HP (Pepto-Bismol®).
- **Tratamiento del *Helicobacter pylori*.** Se utilizan varios medicamentos para eliminar esta bacteria de la pared del estómago. Hasta la actualidad, no existe ningún medicamento único que pueda ser efectivo. Tu médico podría indicarte una combinación de antibióticos para eliminar el H. *pylori*. Estos antibióticos podrían ser amoxicilina, claritromicina, metronidazol, tinidazol, tetraciclina y levofloxacina. El esquema de antibióticos se determina según el área donde vivas, ya que la resistencia a los antibióticos puede variar en diferentes poblaciones.

Generalmente, el tratamiento se indica tomar por dos semanas y se recomienda tomar junto con un medicamento IBP, como omeprazol, pantoprazol o lansoprazol. En ocasiones, se agrega bismuto. Todos estos esquemas de tratamiento pueden causar efectos colaterales, como alteración del gusto, náuseas, evacuaciones obscuras –cuando toman bismuto–, diarrea y enrojecimiento de la piel si tomas alcohol. Consulta con tu médico si presentas alguna reacción indeseable para que te indique otro medicamento. Después de que se ha completado el tratamiento para el *Helicobacter pylori*, se debe verificar la eliminación del microbio realizando la prueba del aliento, H. *pylori* en heces o biopsia gástrica tomada por endoscopía superior. La prueba para verificar la erradicación debe realizarse cuando menos cuatro semanas después de terminar los antibióticos y dos semanas de no tomar el IBP. Tu médico te puede asesorar acerca de cuál es la mejor prueba para saber si la infección quedó eliminada. En caso de que el esquema falle en la eliminación de la infección por HP, tu médico te indicará otro esquema, generalmente evitando los antibióticos que ya tomaste en el esquema inicial. Si durante una endoscopía digestiva superior se diagnosticó una úlcera en el estómago, tu médico podría recomendarte realizar una segunda endoscopía después del tratamiento para asegurarse que la úlcera haya cicatrizado completamente.

- **Cirugía**. El tratamiento de la úlcera con una cirugía es cada vez menos necesario. Los medicamentos actuales son muy eficientes y la eliminación de H. *pylori* permite una cicatrización efectiva en la mayoría de las úlceras. En algunos pacientes en quienes el tratamiento no es suficiente o que han presentado alguna complicación grave, como sangrado, perforación u obstrucción, pudiera indicarse una cirugía.

Antiinflamatorios no esteroideos y úlcera péptica

Los medicamentos antiinflamatorios no esteroideos (AINEs) son una de las causas más frecuentes de úlcera en estómago y duodeno. Los AINEs son un grupo de medicamentos usados para tratar tanto el dolor como la inflamación en problemas crónicos de las articulaciones, como la artritis reumatoide y la osteoartritis. También se usan con frecuencia para prevenir infartos del corazón y embolias cerebrales. En este grupo de medicamentos, se incluyen: ácido acetilsalicílico (aspirina), naproxeno, ketorolaco, indometacina e ibuprofeno, entre otros.

Una desventaja de estos medicamentos es que pueden causar daño en el estómago e intestinos cuando se toman por varias semanas o meses. Está bien demostrado que los AINEs pueden lesionar las paredes del estómago, duodeno e intestinos, debido a que debilitan las defensas y permiten que el ácido y los jugos digestivos dañen las paredes causando gastritis, erosiones y úlceras. Cabe aclarar que este daño lo pueden causar los AINEs cuando se toman por vía oral, sin embargo, está demostrado que el daño también lo pueden causar cuando se administran en forma inyectada, sublingual o aplicada localmente en la piel.

Si estás tomando AINEs, podrías estar en predisposición de desarrollar una úlcera péptica y sus complicaciones cuando tienes algunos de los siguientes factores de riesgo:

- Eres mayor de 65 años.
- Tienes antecedente de úlcera péptica.
- Estás tomando medicamentos esteroideos, como la prednisona.
- Estás tomando medicamentos adelgazadores de la sangre, como la warfarina, o antiplaquetarios como clopidogrel, sobre todo si se combinan con aspirina.
- Tomas alcohol con frecuencia o eres fumador.
- Estás tomando dos medicamentos o más que contienen AINEs.
- Estás tomando aspirina aún en minidosis para prevenir infartos cardiacos o embolias cerebrales.
- Estás tomando AINEs por largos periodos o en dosis altas.
- Tienes dos o más enfermedades crónicas, como diabetes mellitus o hipertensión arterial.
- Te han realizado una cirugía bariátrica para reducción de peso.

La mayoría de las úlceras causadas por AINEs cicatrizan al suspender estos medicamentos. En algunos casos, el AINE es muy necesario y no se puede suspender. En esta situación, puedes intentar lo siguiente:

- Disminuir la dosis del medicamento AINE o usarlo en forma intermitente.

- Tomar el AINE con alimentos.
- Cuando sea posible, cambiar el AINE por paracetamol (acetaminofeno), que es menos irritante del estómago e intestinos.
- No fumar.
- Evitar o limitar el consumo de alcohol.
- Tomar al mismo tiempo medicamentos IBP, como el omeprazol, para proteger el estómago.

Se debe aclarar que los IBP protegen del daño causado por los AINEs, pero sólo en estómago y duodeno. No protegen contra el daño en intestino delgado y colon. Los bloqueadores H2 –como la ranitidina– también se pueden utilizar para prevenir la formación de úlceras pépticas al tomar AINEs, pero son menos efectivos que los IBP. Considerando que son muchas las personas que toman AINEs, no es práctico que se haga prevención con IBP en todas estas personas. Debe hacerse prevención solamente en las personas que toman AINEs y que tienen varios factores de riesgo para desarrollar una úlcera péptica.

CAPÍTULO OCTAVO

ENFERMEDAD DEL HÍGADO GRASO NO ALCOHÓLICO

¿Qué es la enfermedad del hígado graso no alcohólico?

Normalmente, nuestro hígado contiene cierta cantidad de grasa, que es alrededor del 5% de su peso. Sin embargo, cuando esta grasa es excesiva y supera esta cantidad, nos encontramos ante un hígado graso (esteatosis hepática). Esta acumulación de grasa no es causada por consumo excesivo de alcohol; cuando se presenta esta circunstancia, a la acumulación de grasa se le conoce como enfermedad del hígado graso por alcohol, el cual es un padecimiento diferente.

La enfermedad del hígado graso no alcohólico es una de las enfermedades más comunes del hígado en los países de occidente, incluyendo México. Se calcula que aproximadamente del 20 al 30% de la población tiene cierto grado de hígado graso, incluyendo a los niños. Estos números han aumentado drásticamente en los últimos años debido al aumento de la obesidad y la diabetes.

¿Qué es la enfermedad del hígado graso por alcohol?

El hígado elimina del cuerpo la mayor parte del alcohol que consumes. En este proceso de eliminación, se producen sustancias dañinas que pueden causar inflamación del hígado. En las primeras etapas de daño por alcohol, el hígado acumula grasa causando lo que se conoce como hígado graso por alcohol. Con el paso del tiempo y con el continuo consumo excesivo de alcohol, el hígado desarrolla fibrosis y, finalmente, cirrosis con todas sus complicaciones.

Este capítulo lo dedicaré solamente a la enfermedad del hígado graso no alcohólico, ya que es la entidad más frecuente y que no tiene relación con el consumo excesivo de alcohol.

Tipos de enfermedad del hígado graso no alcohólico

Existen dos tipos de enfermedad del hígado graso no alcohólico: hígado graso simple y esteatohepatitis no alcohólica.

- **Hígado graso simple**. También llamado hígado graso no alcohólico, es una forma muy común de acumulación de grasa en el hígado, la cual produce mínima o ninguna inflamación en este órgano. Este tipo de hígado graso no causa daño en las células hepáticas y en la mayoría de la gente no causa daños ni complicaciones severas. En un pequeño porcentaje de casos, el hígado graso simple puede evolucionar con el paso del tiempo a esteatohepatitis no alcohólica.
- **Esteatohepatitis no alcohólica**. Es una enfermedad del hígado por acumulación de grasa en la cual existe inflamación y daño en las células de este órgano. La inflamación que ocurre en el hígado puede causar áreas de cicatrización (fibrosis). A través de los años, la esteatohepatitis no alcohólica puede complicarse con fibrosis, cirrosis o cáncer del hígado. Afortunadamente, esta enfermedad es mucho menos común que el hígado graso simple.

Causas

Anteriormente, se pensaba que la obesidad no era otra cosa más que la simple acumulación de grasa y que ésta tenía mínima interacción con los demás órganos y tejidos de nuestro cuerpo. Ahora, se sabe que la grasa acumulada es metabólicamente muy activa y tiene grandes efectos en el resto de nuestro organismo. Se sabe que la grasa produce muchas hormonas y proteínas que se liberan hacia la sangre y que éstas tienen efectos en las células. Uno de los mayores efectos de estas hormonas y proteínas es causar la resistencia a la insulina.

¿Qué es la resistencia a la insulina?

Es un estado en el cual las células de nuestro cuerpo —músculos, grasa e hígado— no responden adecuadamente al efecto de esta hormona producida por el páncreas. La insulina permite que la glucosa entre y sea utilizada por las células.

En un principio, el páncreas compensa esta insensibilidad a la insulina produciendo mayor cantidad de insulina. Con el paso de los años, el páncreas ya no puede producir más insulina y empieza a producir cada vez menos cantidad. Entonces, después de mucho tiempo de haber iniciado la silenciosa resistencia a la insulina, tu glucosa no puede ser utilizada por las células y empieza a elevarse en la sangre desarrollándose prediabetes y luego diabetes tipo 2. Al mismo tiempo, puedes desarrollar enfermedad del hígado graso no alcohólico, el cual es un problema muy relacionado con la resistencia a la insulina, además de aumentar el riesgo de problemas cardiovasculares.

Factores de riesgo

Las causas de la enfermedad del hígado graso no alcohólico no se conocen con exactitud. Sin embargo, se sabe que los factores de riesgo más importantes para desarrollar esta enfermedad son la presencia de obesidad, diabetes y síndrome metabólico, aunque existen otros factores.

- **Sobrepeso y obesidad**. La mayoría de la gente que tiene enfermedad del hígado graso no alcohólico tiene sobrepeso u obesidad. Cabe mencionar que la relación del sobrepeso y el grado de hígado graso no está muy claro. Por ejemplo, algunas personas con sobrepeso leve tienen hígado graso avanzado mientras que otras que tienen obesidad severa no desarrollan hígado graso.
- **Dieta inadecuada**. Las dietas altas en carnes rojas, carnes procesadas, cereales refinados y alimento/bebidas con azúcares agregados se asocian con un mayor riesgo de síndrome metabólico y enfermedad del hígado graso. Las bebidas azucaradas —no sólo los refrescos, sino también los jugos de frutas y otros tipos de bebidas con azúcar

agregado– son un factor importante en el aumento alarmante de niños que desarrollan hígado graso.

- **Diabetes.** Las personas que tienen diabetes tipo 2 tienen mayor riesgo de presentar enfermedad del hígado graso no alcohólico.
- **Mayor edad.** El hígado graso es más común en personas mayores de 50 años.
- **Resistencia a la insulina.**
- **Tener niveles anormales de grasas en la sangre.** Principalmente, se asocia con niveles elevados de triglicéridos, niveles de colesterol malo (LDL) elevados o niveles de colesterol bueno (HDL) bajos.
- **Tener síndrome metabólico.** El síndrome metabólico es un grupo de condiciones médicas asociadas con sobrepeso y obesidad. La gente con síndrome metabólico tiene mayor riesgo de desarrollar diabetes tipo 2 y enfermedades cardiacas. Se ha encontrado que la enfermedad del hígado graso no alcohólico tiene estrecha relación con este síndrome.
- **Predisposición racial.** La raza hispana tiene mayor riesgo de desarrollar hígado graso comparado con otras razas.
- **Causas poco comunes de enfermedad del hígado graso no alcohólico.** Aquí se incluyen: pérdida rápida de peso, ciertas infecciones del hígado como hepatitis C, algunas toxinas y algunos medicamentos como amiodarona, corticosteroides, metotrexato, estrógenos sintéticos, tamoxifeno y ácido valproico.

¿Qué es el síndrome metabólico?

El síndrome metabólico se define por la presencia de tres o más de las siguientes cinco características o que la persona se encuentre tomando medicamentos para controlar estos indicadores:

- **Glucosa en ayuno elevada.** Glucosa de 100 mg/dl o más.
- **Presión arterial elevada.** Presión arterial de 130/85 milímetros de mercurio (mm Hg) o más.
- **Triglicéridos en ayuno elevados.** Triglicéridos de 150 mg/dl o más.

- **Colesterol bueno (HDL) disminuido.** Menos de 40 mg/dl en hombres o menos de 50 mg/dl en mujeres.
- **Obesidad abdominal.** Una cintura que mida más de 40 pulgadas (102 centímetros) en hombres o más de 35 pulgadas (89 centímetros) en mujeres.

Las personas con síndrome metabólico tienen mayor riesgo de desarrollar enfermedades cardiovasculares, diabetes tipo 2 y enfermedad del hígado graso no alcohólico. Otras enfermedades asociadas con este síndrome son apnea obstructiva del sueño, síndrome de ovarios poliquísticos y riesgo aumentado de demencia.

Complicaciones

La mayoría de la gente con enfermedad del hígado graso no alcohólico tienen solamente hígado graso simple y rara vez desarrollan complicaciones. En cambio, la esteatohepatitis no alcohólica sí puede llevar a complicaciones como fibrosis, cirrosis y cáncer de hígado.

- **Fibrosis.** Cualquier forma de hepatitis persistente, incluyendo la esteatohepatitis, puede causar que se forme tejido de cicatrización (fibrosis) en el hígado con el paso del tiempo. Cuando la fibrosis empieza a formarse en el hígado, las funciones de este órgano se mantienen todavía en forma adecuada.
- **Cirrosis.** Es un padecimiento del hígado en el cual el tejido normal se ha sustituido por mucha fibrosis. Se podría decir que la cirrosis es un estado de fibrosis severa del hígado, ya que la estructura y la función del órgano está alterada en forma grave. Muchas enfermedades crónicas del hígado –incluyendo la enfermedad del hígado graso no alcohólico– pueden llevar a la cirrosis. Se calcula que alrededor de un 20% de las personas con esteatohepatitis van a progresar a cirrosis con el paso del tiempo.
- **Cáncer de hígado.** Aunque no es frecuente, el cáncer de hígado es una complicación posible de una enfermedad crónica de este órgano. En estos casos, los pacientes pueden haber tenido por muchos años esteatohepatitis que avanzó a fibrosis y luego a cirrosis sin haberse dado cuenta.

Síntomas

Generalmente, el hígado graso simple o la esteatohepatitis no alcohólica son enfermedades silenciosas con mínimos síntomas o ningún síntoma. Incluso puede suceder que no tengas ningún síntoma aun cuando ya hayas desarrollado cirrosis. Los síntomas –poco comunes– pudieran ser fatiga o una sensación de malestar en el cuadrante superior derecho del abdomen.

Cuando ya existen complicaciones –como la cirrosis– puedes presentar síntomas que indican un estado avanzado de la enfermedad, como acumulación de líquido en el abdomen (ascitis), color amarillo de la piel y de los ojos (ictericia), crecimiento de las glándulas mamarias en el hombre, enrojecimiento de las palmas de las manos y formación de arañas vasculares en la cara, tronco, cuello y extremidades superiores.

¿Cómo se diagnostica?

Debido a que la enfermedad del hígado graso no alcohólico casi nunca produce síntomas, con frecuencia, los pacientes acuden al médico porque algún estudio ha indicado que tienen hígado graso. La mayoría de las veces es porque se les ha realizado un ultrasonido de abdomen por alguna otra razón o porque un examen de sangre de rutina muestra alteración de las enzimas hepáticas.

En la valoración inicial, el médico te hará un historial clínico y un examen físico. Te interrogará sobre factores de riesgo como diabetes, resistencia a la insulina, niveles de triglicéridos y colesterol, síndrome metabólico y, por supuesto, debe valorar tu peso. También te preguntará sobre tu estilo de vida para saber si haces actividad física, tus hábitos de alimentación y si tomas bebidas alcohólicas y la cantidad.

En cuanto a estudios de laboratorio y de imagen, no existe una prueba única para hacer el diagnóstico de la enfermedad del hígado graso no alcohólico. Es posible que se requieran varios exámenes. Tu médico pudiera indicarte algunos estudios de sangre y de imagen para determinar la enfermedad, así como la severidad del problema. Entre los exámenes de sangre se incluyen: la biometría hemática, el perfil bioquímico, las pruebas de funcionamiento hepático y el perfil de lípidos. Pudieran ser necesarios otros estudios de sangre más especializados para descartar hepatitis viral o alguna otra enfermedad metabólica del hígado.

Tu médico podría indicarte estudios de imagen, como el ultrasonido, la tomografía computarizada y la resonancia magnética nuclear del abdomen. Estos pueden mostrar la grasa en el hígado, sin embargo, no muestran si existe esteatohepatitis o fibrosis. Estudios de imagen con tecnología más reciente para valorar si el hígado tiene fibrosis son la elastografía por ultrasonido y la elastografía por resonancia magnética nuclear. Estos procedimientos pueden dar información del grado de rigidez del hígado, lo que indica que tiene fibrosis o franca cirrosis. Existen otras herramientas que pueden ayudar a valorar la formación de fibrosis del hígado a través de biomarcadores y modelos predictivos obtenidos con exámenes de sangre. Consulta con tu médico acerca de estos estudios de laboratorio y si pudieran ser de ayuda en el diagnóstico de fibrosis en tu hígado graso.

El diagnóstico de la enfermedad del hígado graso no alcohólico se basa en lo siguiente:

1. Pruebas de funcionamiento de hígado anormales
2. Un estudio de imagen compatible con hígado graso
3. Que no exista consumo excesivo de alcohol
4. Descartar otras posibles causas de enfermedades del hígado

Biopsia hepática. Si existiera duda con el diagnóstico, tu médico podría indicarte una biopsia del hígado. Este procedimiento es la mejor forma para detectar inflamación y daño en este órgano y poder diagnosticar esteatohepatitis o fibrosis. La biopsia de hígado incluye tomar una pequeña muestra de tu hígado con una aguja a través de la pared abdominal. Un patólogo la revisa en un microscopio donde puede observar con detalle la acumulación de grasa, inflamación, fibrosis o cirrosis. La biopsia hepática no se indica en forma rutinaria debido a que existe cierto riesgo de complicaciones al tomarse la muestra. Generalmente, se indica en casos cuando es probable que tengas esteatohepatitis o se sospecha que haya cirrosis.

Tratamiento

Cambio de dieta y estilo de vida

La base del tratamiento de la enfermedad del hígado graso no alcohólico es una combinación de una alimentación saludable, actividad física y control de peso. Las siguientes son algunas recomendaciones de dieta y estilo de vida:

- **Pierde peso**. La mayoría de los pacientes con hígado graso tienen sobrepeso. Se ha demostrado en múltiples estudios que la disminución de peso es la medida más importante para mejorar esta enfermedad. Si tienes sobrepeso u obesidad, debes disminuir la cantidad de calorías que consumes y aumentar la actividad física para disminuir los centímetros de tu cintura. La reducción de peso debe ser gradual; una pérdida de peso rápida puede empeorar el hígado graso. Si ya has intentado disminuir de peso y no lo has logrado, habla con tu médico para que te ayude o acude con un nutriólogo para que te haga un plan dietético de reducción. Si tienes obesidad severa, platica con tu médico para ver si eres candidato para una cirugía bariátrica. Se ha demostrado que este tipo de cirugías pueden mejorar la enfermedad del hígado graso no alcohólico.
- **Alimentos que debes comer para mejorar el hígado graso**. En general, tu alimentación debe ser rica en frutas, verduras, legumbres y cereales integrales (ver *Capítulo* 3). Algunos de los mejores alimentos que debes consumir son los siguientes: verduras de hoja verde, como espinacas, espárragos, brócoli y nopalitos; legumbres, como frijoles, habas y lentejas; cereales integrales, como avena y granola; pescado, como atún, sardina y salmón; nueces, cacahuates y semillas; aguacate, aceite de oliva y ajo; café y té verde.
- **Alimentos que debes disminuir o evitar si tienes hígado graso**. Los siguientes son alimentos que debes evitar o consumir sólo ocasionalmente: alimentos con azúcares agregados, como dulces, galletas, pasteles, refrescos, jugos de frutas y muchos otros alimentos y bebidas procesadas que se les ha agregado azúcar, jarabe de maíz de alta fructuosa (JMAF) u otros azúcares parecidos; alimentos

fritos, lampreados, empanizados o dorados en aceite; sal y alimentos salados o con alto contenido de sodio; pasta, arroz y harinas blancas, así como los alimentos derivados, como tortillas, galletas, pasteles y frituras; carnes rojas, como res, puerco y cabrito; carnes procesadas, como salchichas, jamón, tocino y bologna; comida rápida y alimentos altamente procesados; todos los alimentos con manteca vegetal, como tortillas, panes, pasteles y galletas.

- **Haz actividad física y mantente activo**. Realiza actividad física aeróbica de intensidad moderada a vigorosa, como caminata, trote o baile, cuando menos 150 minutos a la semana. Si esta actividad física se combina con ejercicios de resistencia, como bicicleta de spinning, salto de cuerda o natación, dos veces a la semana es aún mejor. La actividad física junto con una dieta saludable son dos recomendaciones muy importantes para disminuir de peso y mejorar el hígado graso. Si tienes mucho tiempo que no haces actividad física, visita a tu médico para que te haga una revisión física antes de empezar a hacer ejercicio y empieza despacio.
- **Controla tu diabetes**. Sigue las indicaciones de tu médico para que tengas un control adecuado de esta enfermedad.
- **Mantén tus niveles de colesterol y triglicéridos en límites normales**. La enfermedad del hígado graso no alcohólico se relaciona a mayor riesgo de problemas cardiovasculares. Es importante tener un control estricto de los niveles de colesterol y triglicéridos para disminuir este riesgo. Una dieta saludable junto con actividad física y control de peso deben ayudar a mantener el colesterol y triglicéridos en niveles saludables. En ocasiones, puede ser necesario tomar medicamentos –como las estatinas– para lograr el control de estos lípidos.
- **Evita el consumo excesivo de alcohol o evítalo por completo**. El consumo excesivo de alcohol se define de la siguiente manera: si eres hombre y tomas cinco o más bebidas alcohólicas estándar en cualquier día de la semana o 15 bebidas o más por semana. Si eres mujer, se considera consumo excesivo de alcohol si tomas cuatro bebidas o más en cualquier día de la semana o si tomas ocho bebidas o más por semana. Recuerda que la cerveza y los vinos de mesa pueden ser tan dañinos para el hígado como los alcoholes destilados: tequila, whisky

o vodka. Si tienes el diagnóstico de hígado graso simple, podrías tomar bebidas alcohólicas sólo en forma ocasional. Si tienes diagnóstico de esteatohepatitis, fibrosis o cirrosis, la mejor recomendación es evitar completamente el consumo de alcohol. Platica con tu médico acerca de la cantidad de alcohol que pudiera ser segura para ti.

- **Cuida tu hígado**. Limita la inhalación o el contacto con toxinas como limpiadores, productos en aerosol, insecticidas, químicos y humo de tabaco. Evita medicamentos o suplementos dietéticos que no te indicaron. Recuerda que todos los medicamentos y suplementos incluyen químicos que tu hígado tiene que eliminar y los cuales podrían aumentar el estrés sobre este órgano. Informa a tu médico de cualquier producto o remedio de medicina alternativa que estés tomando. Algunos remedios herbolarios pueden ser dañinos para el hígado.

¿El hígado graso es reversible? Sí, pero depende de la etapa de la enfermedad. El hígado graso simple es un problema completamente reversible. Si mejoras tu alimentación, limitas el alcohol, realizas actividad física y cuidas tu peso, tu hígado graso puede desaparecer por completo. El hígado graso puede revertirse en un término de seis meses a dos años, dependiendo de la severidad del hígado graso y qué tan bien cuides tu estilo de vida. Si no haces estos cambios en tu forma de vivir, el hígado graso pudiera avanzar con el paso de los años a esteatohepatitis, condición que todavía pudiera ser reversible si siguieras los cuidados mencionados. Es importante tomar acción y manejar el hígado graso antes de que progrese al siguiente nivel de enfermedad hepática. Si no te cuidas, la esteatohepatitis se puede complicar con la formación de fibrosis del hígado y con el paso del tiempo puede convertirse en cirrosis, condición que difícilmente será reversible.

Medicamentos

Debido a que la enfermedad del hígado graso no alcohólico es un problema muy común, existen muchas investigaciones para encontrar medicamentos que puedan ser efectivos en su tratamiento. Hasta la actualidad, no se ha encontrado ningún medicamento que pueda ser considerado efectivo y seguro en el tratamiento del hígado graso. Entre los fármacos que brindan cierto beneficio en el tratamiento de esta enfermedad están la vitamina E y la pioglitazona, aunque hay muchos más que se encuentran en investigación. Debes platicar con tu médico para valorar cualquier tratamiento de tu hígado graso, así como los riesgos y los beneficios de estos medicamentos.

El trasplante de hígado puede considerarse en pacientes con cirrosis causada por la enfermedad del hígado graso no alcohólico. La decisión del trasplante de hígado debe hacerse considerando las condiciones del paciente, por ejemplo, si tiene obesidad severa, complicaciones de diabetes, problemas cardiovasculares, así como todos los riesgos que implica el trasplante y las complicaciones después del procedimiento. La indicación de trasplante hepático debe ser valorada cuidadosamente por todo un equipo de médicos y plantear los riesgos y los beneficios de este tratamiento, mismo que debe considerarse como la última alternativa.

CAPÍTULO NOVENO

SÍNDROME DE INTESTINO IRRITABLE (COLON IRRITABLE)

¿Qué es el síndrome de intestino irritable?

El colon irritable (o colitis nerviosa), cuyo nombre correcto es síndrome del intestino irritable (SII), es una enfermedad del intestino grueso que se caracteriza por dolor abdominal, gases, sensación de "llenura" y cambios en los hábitos de evacuación. El nombre de "colitis" no es muy exacto, ya que esta palabra indica inflamación de las paredes del intestino grueso. En la colitis nerviosa, no existe inflamación del intestino grueso y se puede confundir el término con otro tipo de enfermedades del intestino en las que sí hay inflamación, como la colitis ulcerativa crónica inespecífica (CUCI) y la enfermedad de Crohn.

El colon irritable es un padecimiento crónico y se calcula que la tercera parte de los pacientes que visitan a un gastroenterólogo presentan este tipo de problema. Cabe decir que sólo un número pequeño de personas son las que buscan ayuda de un médico. Se calcula que aproximadamente del 10 al 15% de la población general tienen síntomas de colon irritable y ocurre con mayor frecuencia en adolescentes y adultos; es más común en las mujeres que en los hombres. Actualmente, se ha observado también en las personas de edad avanzada.

No se conoce la causa del colon irritable y es difícil decir que se puede curar; los tratamientos sólo pueden controlar las molestias. Los doctores llaman a este tipo de enfermedades como "funcionales" porque, cuando se valora el intestino, no se encuentra evidencia de ninguna alteración estructural; es decir, el problema es sólo de un mal "funcionamiento" del intestino grueso.

Aunque el colon irritable puede ser motivo de grandes molestias, no causa daño permanente, no provoca sangrado en el excremento y no aumenta el riesgo de muerte. Curiosamente, en algunos estudios se ha encontrado que las personas con colon irritable tienden a vivir más tiempo que las personas que no lo padecen. Esta enfermedad tampoco predispone a ningún otro padecimiento gastrointestinal, como cáncer de colon, colitis ulcerativa ni enfermedad de Crohn. La presencia de colon irritable no pone en riesgo otros órganos de nuestro cuerpo, como el corazón, el hígado o los riñones. En general, el pronóstico de los pacientes con colon irritable es excelente.

El principal problema de los pacientes con este padecimiento es que afecta su calidad de vida. En la mayoría de los casos, esta enfermedad puede ser leve, pero las molestias pueden ser tan intensas que interfieren con las actividades diarias. Casi todas las personas con colon irritable son capaces de controlar sus malestares con medicamentos, una dieta adecuada y con manejo del estrés. En algunos casos, las molestias son tan severas que puede ser necesario internarse en un hospital para el control de los síntomas.

Síntomas

El síntoma más común del colon irritable es dolor o malestar abdominal, el cual se asocia con cambios en la frecuencia o consistencia de las evacuaciones. Algunos tienen estreñimiento, otros tienen diarrea y hay quienes alternan diarrea con estreñimiento. En seguida, se mencionan los síntomas más frecuentes del colon irritable:

- Dolor abdominal tipo cólico o punzante de intensidad variable
- Cambios en la frecuencia o consistencia de las evacuaciones: diarrea o estreñimiento
- Sensación de llenura abdominal o de distensión por gases
- Mucosidad en el excremento
- Urgencia para evacuar, incontinencia fecal
- Sensación de evacuación incompleta
- Náuseas

El colon irritable es una enfermedad crónica que puede durar mucho tiempo, incluso años, aunque las molestias vayan y vengan. Los síntomas pueden ser continuos o intermitentes y pueden mejorar espontáneamente. A veces, el dolor abdominal no se localiza en un punto exacto o puede ser cambiante de lugar y frecuentemente se asocia con los alimentos o a una situación de estrés. Los síntomas del colon irritable desaparecen cuando la persona duerme y casi nunca la despiertan durante la noche. Rara vez causa desnutrición.

Existen algunas molestias que no son del intestino, pero que se relacionan con colon irritable: menstruaciones dolorosas, dificultad en la función sexual, desde el dolor durante las relaciones sexuales hasta la falta de libido, dolor pélvico crónico, aumento en la frecuencia de orinar, dolor de cabeza, síndrome de fatiga crónica, trastorno de la articulación temporomandibular y fibromialgia. Con frecuencia, el colon irritable se asocia con síntomas de ansiedad, depresión y otras molestias causadas por estrés, por ejemplo: dolores musculares, dolor de espalda, mareo y fatiga. También se asocia con otras molestias del aparato digestivo, como dispepsia y reflujo gastroesofágico.

Señales de alarma

El SII no tiene señales de alarma, por lo que la presencia de ciertos síntomas puede ser evidencia de otra enfermedad que pudiera ser grave. Por lo anterior, debe llevarse a cabo una mayor investigación. Una de las señales de alarma más frecuentes es la presencia de sangre en el excremento; en muchas ocasiones, no significa nada grave, pero cualquier cantidad de sangre en las heces debe hacerte ir con tu médico. Si en las heces observas pequeñas cantidades de sangre roja brillante, generalmente se debe a una hemorroide o una pequeña fisura, por alguna evacuación con esfuerzo o salida de excremento con consistencia muy dura. Por el otro lado, la salida de grandes cantidades de sangre roja o negruzca debe atenderse con un médico con urgencia. En general, algunos de los signos de alarma son los siguientes:

- Síntomas nuevos a partir de los 50 años de edad
- Evacuaciones con sangre

- Dolor abdominal que te despierta durante la noche
- Pérdida de peso sin intención
- Un cambio en tus síntomas típicos de colitis
- Vómitos sin explicación
- Fiebre
- Síntomas de anemia por deficiencia de hierro
- Historia familiar de otras enfermedades gastrointestinales, como cáncer de colon o enfermedad inflamatoria intestinal

Tipos de colon irritable

Existen tres tipos de colon irritable de acuerdo con la forma y la consistencia de las evacuaciones. Es importante que tu médico identifique el tipo, porque algunos medicamentos funcionan mejor dependiendo del tipo de colon irritable. Algunas personas pueden tener colon irritable con estreñimiento por mucho tiempo; luego, su patrón puede cambiar a un colon irritable con diarrea.

- Colon irritable con estreñimiento
- Colon irritable con diarrea
- Colon irritable mixto

Causas del colon irritable

A pesar de que se han hecho numerosas investigaciones acerca del colon irritable, la realidad es que todavía no se sabe con exactitud qué provoca esta enfermedad, por lo que solamente existen algunas teorías que pudieran explicarlo. Para entender mejor este síndrome, conviene revisar primero cómo funciona el intestino grueso (ver *Capítulo* 2).

El intestino grueso mide aproximadamente un metro y medio de largo y conecta el intestino delgado con el recto. El intestino grueso sirve para absorber agua del contenido intestinal y formar el excremento. El movimiento del intestino lleva el excremento hacia el recto hasta que éste es eliminado. El movimiento intestinal está controlado por nervios, hormonas y por estímulos eléctricos continuos desde el cerebro similares al marcapaso del corazón. Algunos de estos movimientos son más intensos, principalmente después de comer, causando la evacuación.

Se ha encontrado que el intestino grueso de las personas con colitis nerviosa es muy sensible a estímulos muy leves. En lugar de los movimientos rítmicos normales del colon, en la colitis ocurre espasmo muscular del intestino que puede causar diarrea o estreñimiento. Además, se ha observado que los síntomas se relacionan con situaciones estresantes o tensión emocional. Las personas con colitis nerviosa tienen una sensibilidad mayor en el funcionamiento intestinal y pueden tener molestias en el pecho, el abdomen o el recto que las personas sin colitis no tienen.

Los factores estresantes de la vida diaria no son los únicos que pueden causar los síntomas de la colitis. Existen otros factores que pueden desencadenar los síntomas, por ejemplo: algunos alimentos, infecciones intestinales, cambios de estación, algunos medicamentos, la cafeína, el alcohol, el ciclo menstrual, los problemas personales, los problemas profesionales y económicos, las dificultades sexuales e incluso el miedo a la enfermedad. Es posible que la persona pueda identificar cada factor al relacionarlo con sus molestias.

Interacción intestino-cerebro

Generalmente, los síntomas del colon irritable aparecen antes o después de eventos estresantes o tensión emocional. Los factores emocionales y el estrés influyen en el funcionamiento del aparato digestivo a través de la interacción que existe entre el cerebro y el intestino.

Junto con la pirosis funcional y la dispepsia no ulcerosa, el colon irritable es una de las enfermedades funcionales del aparato digestivo y éstas se definen como padecimientos que son causados principalmente por un trastorno de la interacción del eje intestino-cerebro. El aparato digestivo tiene los órganos con mayor cantidad de nervios que vienen del cerebro y de la médula espinal. De hecho, algunos han llamado al aparato digestivo como el "segundo cerebro" debido a esta rica y compleja red de nervios que controlan los procesos digestivos, llamada eje intestino-cerebro.

Se ha demostrado que la interacción intestino-cerebro es en ambos sentidos. Tu cerebro puede enviar señales hacia tu aparato digestivo y causar síntomas de colitis. En forma contraria, los malestares del aparato digestivo pueden enviar señales hacia tu cerebro y afectar tu estado de ánimo o humor. Actualmente, existe muchas investigaciones para conocer si la microbiota intestinal se comunica con el sistema nervioso del intestino y pudiera influir en tus emociones.

Se ha escrito mucho acerca del papel que tiene el estrés en la colitis nerviosa. Es bien sabido que, entre los pacientes con diagnóstico de colon irritable, el 60% padecen algún problema psicológico, ya sea trastorno de ansiedad generalizada —el más común—o depresión. Múltiples investigaciones han demostrado que el estrés puede desencadenar los síntomas de colon irritable. El estrés causa espasmos y trastorna el movimiento del intestino grueso en la gente que tiene colon irritable a través de esta relación entre el intestino y el cerebro.

¿Cómo se diagnostica?

El diagnóstico del colon irritable es muy importante, porque puede ser una enfermedad de por vida. En la mayoría de los casos, los médicos no necesitan realizar exámenes para diagnosticar el colon irritable. Cabe mencionar que no existe una sola prueba que pueda diagnosticar este padecimiento y, más bien, el diagnóstico se basa en descartar otras enfermedades. Tu médico te hará una historia clínica por medio de preguntas y luego te hará un examen físico principalmente del abdomen. El examen físico es típicamente normal. En el historial médico puede incluir preguntas sobre tu historia familiar para saber si tienes padres o hermanos con colon irritable. Además, te podría valorar si tienes estrés, depresión o ansiedad.

Tu médico podría indicarte algunos estudios para tener un diagnóstico más preciso, por ejemplo, solicitar exámenes de laboratorio incluyendo sangre, orina y excremento. A veces, son necesarios estudios para descartar intolerancia a la lactosa y enfermedad celiaca. Si tu médico considera necesario, podría indicarte algún estudio de imagen, como los siguientes:

- **Colonoscopía.** Es más necesaria si eres mayor de 45 años o si tienes antecedentes de cáncer del colon en tu familia.
- **Endoscopía digestiva superior.** Si hubiera síntomas de pirosis, indigestión o diarrea persistente.
- **Estudios de radiología.** Como radiografías del intestino grueso, ultrasonido abdominal y tomografía computarizada del abdomen.

Estos estudios pueden ser útiles para descartar otras enfermedades que tienen síntomas similares al colon irritable. También es importante realizar estudios de diagnóstico cuando se presentan síntomas de alarma. Cuando se han descartado otras enfermedades, se debe investigar la posible relación de tus molestias con el estrés y con los alimentos. Tu médico podría indicarte evitar ciertos alimentos o bebidas por lo menos tres semanas para determinar si la dieta es la causante de tus síntomas. Un ejemplo es eliminar los productos lácteos si se sospecha de intolerancia a la lactosa.

Tratamiento

Cambio de dieta y estilo de vida

Una dieta adecuada puede mejorar los síntomas de la colitis nerviosa. Algunos especialistas afirman que, en la mayoría de los casos, las molestias se pueden aliviar o eliminar simplemente cambiando la alimentación. La dieta es un remedio que vale la pena considerar en una enfermedad que parece ser incurable, aunque se debe aclarar que no existe una dieta única para todos los pacientes con colon irritable.

Lo primero que debes hacer es tratar de identificar los alimentos que te causan molestias. Algunos de los alimentos que con mayor frecuencia causan síntomas en el colon irritable son lácteos, endulzantes artificiales, alcohol, bebidas con cafeína, chocolate, alimentos fritos, condimentos, picantes, alimentos altamente procesados y alimentos que producen gas, por ejemplo, frijoles, brócoli, coliflor, lechuga, cebolla, repollo, ajo, goma de mascar, bebidas gaseosas, lácteos y cereales integrales.

La recomendación es que las personas que tienen colon irritable suspendan estos alimentos por tres semanas para ver si hay alguna mejoría en sus molestias. Posteriormente, reintroducir los alimentos uno por uno y observar lo que sucede. Si estás pasando por una situación estresante en el trabajo o en casa, no escojas este momento para hacer cambios en la dieta. Si observas que determinado alimento te causa síntomas, pero luego lo vuelves a comer varios días después y ya no te molesta, lo más probable es que dicho alimento no sea la causa de tus síntomas, sino la sensibilidad de tu intestino. Lo anterior puede generar molestias con cualquier alimento que comas en ese momento. Si determinado alimento te causa molestias siempre que lo comes, entonces, sí debes considerar eliminarlo de la dieta o consumirlo en pequeñas cantidades.

En una investigación publicada en la revista *American Journal of Gastroenterology* en junio de 2018, se estudiaron 33,343 pacientes para valorar el tipo de alimentación y su relación con síntomas funcionales del aparato digestivo. Se encontró que las personas que tenían una dieta alta en alimentos ultra-procesados tenían más síntomas de colon irritable. Los alimentos ultra-procesados son tan convenientes y con tanto sabor que han venido desplazando a los alimentos mínimamente procesados y a los alimentos frescos.

Recientemente, varios estudios han investigado el efecto de estos alimentos tan atractivos y sus efectos en la salud y se ha encontrado que no son buena alternativa. Pudiera ser que los alimentos ultra-procesados sean los culpables de causar o desencadenar los síntomas de varias enfermedades del aparato digestivo incluyendo el colon irritable.

Uno de los alimentos que puede causar síntomas que se pueden confundir con colon irritable es la leche. Las personas que tienen intolerancia a la leche pueden tener las mismas molestias que los que tienen colon irritable. Conviene suspender los lácteos por tres semanas para ver si disminuyen o desaparecen los síntomas. Se ha observado que el yogur, a pesar de que es un producto lácteo, se tolera mejor que la leche. La leche y sus derivados son una fuente importante de calcio; si decides disminuir o eliminar los lácteos de tu dieta, debes asegurarte de que vas a tomar el suficiente calcio de otros alimentos.

El colon irritable puede mejorar con una dieta alta en fibra dietética, principalmente la fibra soluble; esta última está presente en cereales, panes integrales, frutas, verduras y legumbres. Por otro lado, no se ha encontrado que el salvado de trigo mejore los síntomas de este padecimiento. La fibra disminuye el espasmo del intestino grueso y produce evacuaciones suaves y sin esfuerzo; es especialmente beneficiosa en la colitis nerviosa que se presenta con estreñimiento.

La dieta alta en fibra debe aumentarse poco a poco hasta lograr consumir de 20 a 35 gr de fibra al día. Un error frecuente es aumentar la fibra de la dieta muy rápido, lo cual causa algunas molestias que desalientan a seguir con esta dieta. La fibra produce gas y sensación de llenura, pero después de 2 o 3 semanas estos síntomas desaparecen cuando tu intestino se acostumbra a esta alimentación más sana. La dieta alta en fibra debe siempre acompañarse con suficiente cantidad de líquidos.

Una alimentación baja en **o**ligosacáridos, **d**isacáridos, **m**onosacáridos y **p**olioles **f**ermentables (FODMAP, por sus siglas en inglés) puede mejorar los síntomas del colon irritable en algunos pacientes, principalmente los que tienen diarrea. Entre los llamados FODMAP se incluyen la fructosa, la lactosa, los fructanos, los polioles y los fructooligosacáridos presentes en ciertos alimentos. Los FODMAP son carbohidratos que no se absorben bien en el intestino delgado y son fermentados por las bacterias produciendo gas y distensión.

Alimentos altos en FODMAP para evitar o disminuir:

- **Verduras.** Ajo, cebolla, espárragos, champiñones, coliflor, betabel y aguacate.
- **Frutas.** Melón, dátiles, ciruelas, duraznos, mango, pera, manzana, chabacanos y cerezas.
- **Carnes.** Carnes procesadas, como jamón, salchichas, tocino y *bologna.*
- **Grasas.** Almendras, pistachos y nuez de la India.
- **Cereales.** Pastas, centeno, trigo y alimentos con harina de trigo, como panes, muffins, galletas y pasteles; soya y productos de soya.
- **Legumbres.** Frijoles, habas, lentejas y garbanzos.
- **Lácteos.** Leche de vaca, queso cottage, queso ricota y nieve de leche.
- **Endulzantes.** Como sorbitol, manitol, xilitol y maltitol que se encuentran en gomas de mascar y otros dulces; miel, alimentos con jarabe de alta fructosa y endulzantes similares.

Alimentos bajos en FODMAP para comer libremente:

- **Verduras.** Papa, lechuga, zanahoria, brócoli, espinacas y pepino.
- **Frutas.** Plátano, fresas, naranja, limón, piña, uvas, kiwi, arándanos, toronja y frambuesas.
- **Carnes.** Pollo, pavo, pescado, mariscos y cortes magros de carne roja.
- **Grasas.** Cacahuates, semillas, nueces de nogal y crema de cacahuate.
- **Cereales.** Avena, arroz, quinoa, palomitas de maíz y tortillas de harina de maíz.
- **Lácteos.** Leche sin lactosa, leche de arroz, leche de almendras, yogur natural y quesos duros, como el cheddar, el suizo y el parmesano.
- **Huevos**

En varios estudios, se ha encontrado que los pacientes con colon irritable que llevan una dieta baja en FODMAP mejoran la distensión y el dolor abdominal. Tu médico podría recomendarte llevar esta dieta por varias semanas para ver si ayuda a disminuir tus molestias. Si las molestias mejoran, puedes reintroducir lentamente alimentos con FODMAP, uno por uno, y ver si no regresan los síntomas. La lista de estos alimentos es muy grande y es importante que te asesores con tu médico, ya que este tipo de alimentación pudiera ser muy restrictiva y causarte otros problemas de nutrición. La idea de las dietas bajas en FODMAP es limitar los alimentos problemáticos en cada categoría, pero no todos.

El gluten es una proteína que puede causar alergia en algunas personas en una enfermedad llamada celiaca. La enfermedad celiaca produce síntomas parecidos al colon irritable con predominio de diarrea. Hay un grupo de pacientes con colon irritable que tienen intolerancia al gluten, pero sin los cambios inmunológicos de la enfermedad celiaca. Esta situación se le llama sensibilidad al gluten en no celiacos. Estos pacientes pudieran beneficiarse de una dieta sin gluten mejorando sus síntomas de colon irritable. En la actualidad, este tema es de controversia debido a que hay algunos investigadores que señalan que no existen evidencias que apoyen que una dieta libre de gluten ayude a este grupo de pacientes. Independientemente de que exista controversia con este tipo de dieta, tu médico podría indicarte hacer una prueba eliminando los alimentos con gluten, como el trigo, el centeno, la cebada y el triticale, así como todos los alimentos derivados de estos cereales.

Para tomar esta medida, es importante asesorarte con tu médico; si no eres intolerante al gluten y no tienes enfermedad celiaca, podrías estar eliminando alimentos muy ricos en fibra y, al mismo tiempo, gastando mucho dinero inútilmente en una dieta libre de gluten. Se ha encontrado que algunos alimentos libres de gluten tienen más grasas, azúcar y sodio que sus contrapartes regulares y contienen menos hierro y ácido fólico. Si definitivamente necesitas eliminar el gluten, debes obtener fibra de otros granos, como el amaranto, el maíz, la avena o la quinoa, así como de frutas, verduras, legumbres y nueces.

En varios estudios se ha demostrado que la actividad física mejora los síntomas del colon irritable, así como la calidad de vida de estos pacientes. Asimismo, tiene muchas ventajas para la salud y el bienestar físico, incluyendo la salud del aparato digestivo. Vale la pena ponerse en movimiento cuando menos 30 minutos, cinco veces por semana. La actividad física puede ser moderada, como caminata, baile, trabajo de jardinería o bicicleta con bajo esfuerzo. También puede ser actividad física intensa, como trote, natación, bicicleta rápida, básquetbol, fútbol y tenis. Durante los periodos de síntomas agudos de colon irritable –como diarrea o dolor abdominal– puede ser difícil realizar estas actividades. Cuando los síntomas disminuyen, se debe reanudar el ejercicio para prevenir y aliviar futuros síntomas de colitis.

El manejo del estrés es una parte muy importante en el tratamiento del colon irritable. Está demostrado que mantener el estrés bajo control puede ayudarte a prevenir o a disminuir los síntomas de la colitis nerviosa. Primeramente, debes tratar de identificar los factores estresantes y conocer la forma en la que tu cuerpo reacciona a estos. Posteriormente, debes aprender una o varias técnicas para manejar el estrés, por ejemplo, a través de técnicas de relajación.

Una de las formas más efectivas para disminuir el estrés es a través de aquellas técnicas que crean una respuesta de relajación en tu cuerpo. Esta respuesta se puede entender como un estado físico de profunda calma, completamente opuesto a la reacción de estrés, a su vez, compensa los efectos dañinos del estrés. Las mejores técnicas de relajación incluyen la respiración profunda, la visualización, el biofeedback, el yoga, el tai chi y varios tipos de meditación (ver *Capítulo* 4).

Si todavía te sientes ansioso, platica con tu médico y revisa con él los medicamentos que estás tomando y valoren algún cambio del tratamiento. En general, dos terceras partes de los pacientes con colon irritable mejoran con la modificación de la dieta, la actividad física y los medicamentos apropiados indicados por su médico. La otra tercera parte de los pacientes con síntomas más severos y persistentes de colitis puede requerir un tratamiento con un psicólogo o psiquiatra para un manejo más especializado del estrés.

Medicamentos

El tratamiento con medicamentos varía dependiendo de cada caso y está dirigido para aliviar las molestias y mejorar la calidad de vida de los pacientes. Hoy en día, no existe ningún medicamento que funcione en todas las personas con colon irritable. El tratamiento debe ser diseñado por tu médico, ya que puede incluir una combinación de varias terapias, incluyendo varios medicamentos, según los síntomas y la severidad de la colitis. Por ejemplo, si la colitis presenta estreñimiento, tu médico te podría indicar fibra o algún laxante; si la colitis presenta diarrea, puedes requerir antidiarreicos. Habrá quienes sufren dolor punzante intenso por lo que requieren medicamentos antiespasmódicos. En algunos otros casos, pueden requerirse medicamentos antidepresivos y tranquilizantes.

La siguiente es una lista de los medicamentos que pueden indicarse en el tratamiento del colon irritable:

- **Medicamentos laxantes.** Lactulosa, fibras solubles, polietilenglicol (PEG), leche de magnesia, senósidos y bisacodilo.
- **Antidiarreicos.** Loperamida, colestiramina y lidamidina.
- **Antiespasmódicos.** Bromuro de pinaverio, mebeverina, trimebutina, fenoverina, bromuro de otilonio y diciclomina.
- **Antiflatulentos.** Simeticona y menta piperita. Generalmente, la simeticona se encuentra en combinación con antiespasmódicos.
- **Antibióticos.** Rifaximina.
- **Antidepresivos.** Amitriptilina, imipramina, fluoxetina, paroxetina, citalopram y escitalopram.

- **Tranquilizantes.** Diazepam, lorazepam, alprazolam. Deben usarse por cortos periodos.

Los probióticos, particularmente *Bifidobacterium infantis*, *Saccharomyces boulardii* y *Lactobacillus plantarum* pudieran ayudar a los síntomas de colon irritable, principalmente con la sensación de "llenura". Aunque existe evidencia de que los probióticos pueden disminuir las molestias, no hay consenso en cuál es la mejor combinación de bacterias, cuál es la mejor dosis y cuáles podrían ser los riesgos.

Las investigaciones recientes han demostrado que los probióticos tienen pocos efectos colaterales, sin embargo, no se conoce la seguridad del consumo de estos a largo plazo o a grandes dosis. Tampoco se conocen bien las interacciones con otros medicamentos. No se sabe si los probióticos pudieran ser seguros para la gente con un sistema inmune debilitado. Consulta con tu médico para decidir si puedes tomar probióticos y cuáles son las marcas recomendadas.

Todos los medicamentos pueden producir efectos colaterales por lo que debes platicar con tu médico sobre los posibles riesgos y los beneficios de cada medicamento. También debes comentarle si estás tomando otros medicamentos o suplementos para valorar las posibles interacciones. Si estás embarazada o planeas embarazarte o si estás lactando, platica con tu médico para ver la seguridad de tu bebé. Cuando se está en un tratamiento con medicamentos, es conveniente que se goce de la supervisión del médico, principalmente con los laxantes, ya que estos pueden causar hábito. Generalmente, los antidepresivos y tranquilizantes se indican en casos de colon irritable moderado a severo debido a sus efectos colaterales. Es frecuente que los pacientes deban probar varios medicamentos diferentes para encontrar el que les ayuda más con sus molestias.

En algunos casos, el malestar es muy intenso y está relacionado con situaciones estresantes. Ante esto, los medicamentos pueden ser insuficientes para controlar los síntomas. A veces, es necesario internar al paciente en un hospital para controlar las molestias o realizar estudios y descartar alguna otra enfermedad más delicada. No se ha encontrado que el colon irritable avance o se convierta en otra enfermedad más seria y no se relaciona con cáncer del intestino grueso. A pesar de que es una enfermedad que causa muchas molestias, es completamente benigna y no tiene otras complicaciones. Lo importante es establecer correctamente el diagnóstico y descartar otros problemas, ya que la colitis nerviosa puede confundirse con otras enfermedades.

Debido a que el colon irritable es un problema crónico, con tiempos buenos y malos, conviene llevar una buena relación con tu médico. En las épocas de mayores síntomas, acude a consulta para encontrar la mejor combinación de medicamentos, dieta y actividad física, además de recibir consejos para disminuir tu nivel de estrés.

CAPÍTULO DÉCIMO
ESTREÑIMIENTO

¿Qué es el estreñimiento?

El estreñimiento (constipación) es una de las molestias del aparato digestivo más frecuente de la población y es uno de los problemas por el que se consulta más con el médico. Se calcula que afecta al 15% de la población general. Se ha observado que la incidencia es mayor en los países de occidente, donde el consumo de alimentos con fibra es menor. En México, esta enfermedad se ha vuelto muy común a medida que la dieta tradicional ha ido perdiendo la riqueza de fibra que tenía y, en la mayoría de los casos, es originada por una dieta inadecuada.

Los hábitos de las evacuaciones varían de una persona a otra; puede ser normal evacuar desde tres veces al día hasta tres veces por semana. En general, el estreñimiento se define cuando la persona tiene menos de tres evacuaciones por semana y el excremento es de poco volumen y seco.

Algunas personas piensan que se debe evacuar todos los días, lo cual no es cierto. Otros creen que el excremento que no sale del cuerpo contiene sustancias tóxicas peligrosas para la salud. Estos conceptos equivocados causan que mucha gente abuse de los laxantes, los cuales muchas veces no son necesarios e incluso pueden ser dañinos, sobre todo cuando se toman por mucho tiempo. Se ha observado que el estreñimiento es más frecuente en las mujeres que en los hombres. También es más común en personas ancianas y, en este caso, muchas veces lo que pasa es que la persona come menos y tiene menor actividad física.

Síntomas del estreñimiento

Aunque los hábitos de evacuación pueden variar de una persona a otra, enseguida se mencionan los signos y síntomas más comunes del estreñimiento crónico:

- Menos de tres evacuaciones por semana.
- El excremento es duro y seco.
- Tener la necesidad de hacer esfuerzo para evacuar.
- Sensación de tener algo que bloquea el recto e impide que salga el excremento.
- Sensación de haber evacuado de forma incompleta.
- Necesidad de evacuar haciendo presión en el abdomen con tu mano o usando tus dedos para sacar el excremento de tu recto.

El estreñimiento puede considerarse como crónico si has tenido dos o más de estos síntomas en los últimos tres meses.

Escala de heces de Bristol

Ésta es una herramienta diagnóstica que emplean los médicos con el objetivo de evaluar el tiempo que tarda el excremento en pasar por tu intestino. Este instrumento permite analizar la salud de tu intestino a partir de la forma de tus heces. Las heces tipo 3 o 4 se consideran normales y son fáciles de evacuar. Se señala que las heces tipo 4 son signo de una muy buena salud intestinal. Los tipos 1 o 2 se consideran estreñimiento y causan dificultad para evacuarse. Las heces tipos 5, 6 y 7 tienden a ser heces diarreicas.

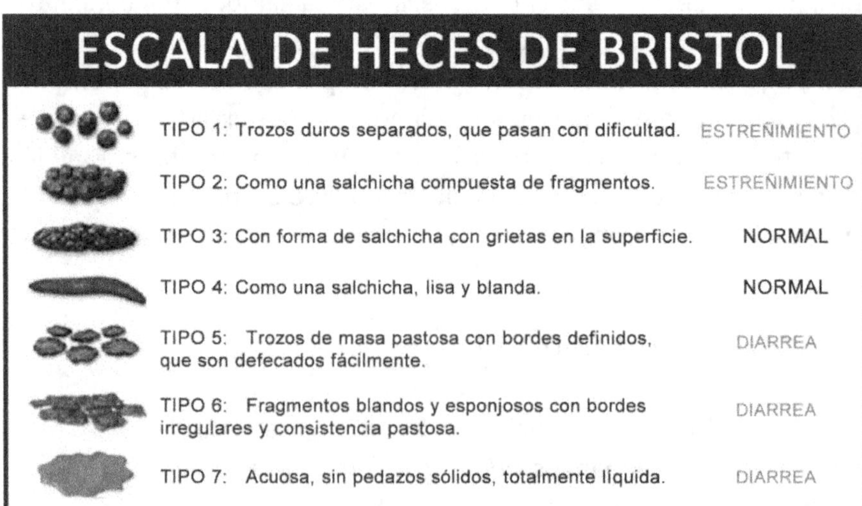

La Escala de Bristol fue elaborada por los doctores Stephen Lewis y Ken Heaton de la Universidad de Bristol como un auxiliar en el diagnóstico de la constipación y otros trastornos gastrointestinales. Fue publicada por primera vez en 1997 en la revista *Scandinavian Journal of Gastroenterology*.

Causas

El estreñimiento es un síntoma, no precisamente una enfermedad. La mayoría de la gente puede estar estreñida en algún momento de su vida, pero generalmente dura corto tiempo y no significa nada serio. El problema surge cuando la molestia se vuelve crónica. Algunas de las causas más frecuentes del estreñimiento son las siguientes y pueden presentarse varias al mismo tiempo:

- **Dieta inadecuada**. Una de las causas del estreñimiento es una dieta alta en alimentos de origen animal, azúcares y cereales refinados. Una alimentación pobre en fibra con pocas frutas, verduras, legumbres y cereales de grano entero es un factor causante de estreñimiento. El consumo de fibra produce mejores evacuaciones, con movimiento más rápido por el intestino y, por consiguiente, menor estreñimiento. Uno de los estudios más grandes donde se ha demostrado el efecto benéfico de la fibra dietética es el *Nurses Health Study* publicado en 2003 en la revista *American Journal of Gastroenterology*. En éste, se valoraron 62,036 enfermeras y se encontró que las que tenían mayor consumo de fibra reportaban menos molestias de estreñimiento. Este hallazgo se ha observado en otras investigaciones.
- **Colon irritable**. El colon irritable es una de las causas más frecuentes de estreñimiento. Los afectados experimentan espasmos en el intestino grueso, los cuales hacen que el paso del excremento a través del aparato digestivo sea lento. El colon irritable se relaciona mucho con el estrés, la ansiedad, la depresión y la falta de actividad física.
- **Malos hábitos intestinales**. En ocasiones, las personas desarrollan estreñimiento por no hacer caso a los estímulos naturales para evacuar. A algunos les pasa esto porque evitan ir a baños públicos o porque están

muy ocupados en su trabajo y no se dan tiempo para evacuar. Después de cierto tiempo, se va perdiendo la sensación para evacuar y esto lleva a mayor estreñimiento. Es muy importante no ignorar esta sensación. Si se sigue cierto hábito, el intestino se puede acostumbrar a tener evacuaciones a ciertas horas, generalmente después de tomar algún alimento.

- **Abuso de laxantes**. Es muy frecuente que la gente tome laxantes sin consultar con el médico. Algunos laxantes pueden causar hábito, por consiguiente, no se logran evacuaciones sin tomar estos medicamentos e incluso es necesario ir aumentando la dosis para lograr el efecto deseado. Con el paso del tiempo, el intestino grueso se vuelve insensible y deja de funcionar adecuadamente. Muchos laxantes que dicen ser "naturales", aunque provengan de plantas, pueden ser dañinos para el intestino y causar lesión irreversible cuando se usan por tiempo prolongado.
- **Viajes.** No es raro que la gente presente estreñimiento cuando viaja largas distancias. Esto se debe a la inactividad física del viaje, el cambio de dieta, los horarios de alimentos o al agua diferente. Este estreñimiento suele ser temporal.
- **Fisuras y hemorroides**. Las enfermedades que producen dolor en el recto y ano –como las fisuras y las hemorroides– pueden causar estreñimiento. El afectado puede retrasar las evacuaciones por el temor al dolor.
- **Embarazo**. Una tercera parte de las mujeres embarazadas presentan estreñimiento. En parte, se trata de un efecto mecánico, ya que el bebé en el útero presiona los intestinos. También se debe a cambios hormonales, falta de actividad física, dieta con poca fibra y a algunos suplementos que se toman durante el embarazo, como el hierro.
- **Otras enfermedades**. Existen muchas enfermedades que pueden causar estreñimiento: Enfermedad de Parkinson, esclerosis múltiple, diabetes, lupus eritematoso, embolia cerebral, hemorragia cerebral y lesiones de la columna vertebral. Varias enfermedades hormonales, como la falla de la tiroides (hipotiroidismo), pueden causar estreñimiento. Las enfermedades psicológicas también pueden asociarse con el estreñimiento, como la depresión, la anorexia nerviosa y la bulimia.
- **Compresión mecánica**. Cáncer de colon y de recto. Cáncer de otros órganos del abdomen que comprimen el colon. Adherencias intestinales,

estrecheces del colon y diverticulitis del colon pueden causar compresión del intestino grueso y producir estreñimiento.

- **Medicamentos.** Muchos medicamentos indicados para otros padecimientos pueden causar estreñimiento. Si piensas que el estreñimiento pudiera ser causado por un medicamento que te indicó el médico, habla con él para saber si es necesario suspender el medicamento o cambiarlo. Es importante que informes a tu médico sobre todos los medicamentos de prescripción y de no prescripción, así como remedios caseros o medicina alternativa para que pueda determinar la causa de tu estreñimiento (ver a).
- **Falta de actividad física.** La falta de actividad física regular puede causar estreñimiento. Esto se puede deber a otras enfermedades que impiden hacer ejercicio o personas que están sentadas la mayor parte del día. También se puede deber a enfermedades o accidentes que te hagan permanecer en cama.
- **Estreñimiento imaginario o falso.** Como mencioné anteriormente, la gente a veces tiene ideas equivocadas sobre la forma en la que funciona el aparato digestivo y desconoce qué es normal y qué no. Cuando se atiende a tiempo, se mejora tan sólo con una explicación acerca de lo que es normal en el movimiento intestinal. Desgraciadamente, hay quienes caen en el abuso de los laxantes, lo que vuelve más difícil el tratamiento.
- **Estrés y ansiedad.** Pueden causar o agravar el estreñimiento. En muchos casos, existe un factor de colon irritable (ver *Capítulo* 4).

Medicamentos que pueden causar estreñimiento

- Antiácidos que contienen aluminio y calcio.
- Antiespasmódicos para tratar dolor abdominal.
- Anticonvulsivantes, como fenitoína y clonazepam, usados para tratar crisis convulsivas.
- Bloqueadores de los canales del calcio, como el verapamilo, usados en el tratamiento de hipertensión arterial y enfermedades cardiacas.
- Diuréticos, como la furosemida.
- Antihistamínicos.

- Suplementos de hierro y suplementos de calcio.
- Medicamentos usados en el tratamiento de la Enfermedad de Parkinson, como levodopa.
- Algunos antidepresivos, como amitriptilina e imipramina.
- Antiinflamatorios no esteroideos (AINEs), como ibuprofeno, naproxeno y diclofenaco.
- Analgésicos narcóticos que contienen morfina o codeína usados para dolor severo.
- Antipsicóticos, como clozapina, haloperidol y risperidona.
- Medicamentos antidiarreicos, como loperamida.
- Uso de ciertos laxantes por tiempo prolongado.

Complicaciones

Cuando el estreñimiento es crónico y no se maneja adecuadamente, se pueden presentar las siguientes complicaciones:

Hemorroides. El hacer esfuerzo para evacuar puede causar que las venas alrededor del ano y parte inferior del recto se inflamen. Las hemorroides pueden sangrar durante una evacuación.

Fisura anal. Cuando hay una evacuación de excremento voluminoso y seco, se puede causar una pequeña herida en la piel del ano. La fisura anal puede provocar comezón, dolor y sangrado.

Impactación fecal. El estreñimiento crónico severo puede ocasionar que se acumule excremento duro y seco en el colon y que sea difícil de evacuar. La impactación fecal es más común en niños y ancianos, pero puede ocurrir a cualquier edad.

Prolapso rectal. El esfuerzo para evacuar provoca que una pequeña parte del recto salga a través del ano, lo cual a veces se confunde con hemorroides.

Estreñimiento en niños

El estreñimiento es muy frecuente en niños y generalmente las causas son las antes mencionadas. En algunos casos, puede deberse a enfermedades no frecuentes en los adultos, como la falta de nervios en algunas partes del intestino grueso, defectos en la columna vertebral, retraso mental y trastornos de la tiroides. Sin embargo, en la mayoría de los casos, el estreñimiento en los niños se debe a problemas funcionales del colon y no por alguna alteración estructural.

El estreñimiento funcional en los niños es causado por dolor al evacuar, lo que provoca que el niño aguante el deseo de evacuar para evitar ese dolor. Para ello, contrae los músculos de ano y de los glúteos, lo cual produce un círculo vicioso con mayor estreñimiento y mayor dolor con cada evacuación. El dolor puede ser causado por una fisura anal que se formó al evacuar excremento voluminoso y seco.

Otro motivo de estreñimiento en niños son los problemas emocionales, por ejemplo, crisis familiares o problemas en la escuela. En realidad, cualquier situación de estrés puede causar estreñimiento. También se ha observado cierta predisposición familiar.

Cuando el estreñimiento es muy intenso, pueden pasar hasta una o dos semanas sin que el niño evacúe. Esto puede producir una impactación del excremento, es decir, que el excremento se vuelve tan duro que el intestino no lo puede expulsar.

Estreñimiento en ancianos

El estreñimiento a esta edad es causado por múltiples razones. Los ancianos comen menor cantidad de alimentos, tienen poca actividad física, no toman suficiente líquido, usan medicamentos para otras enfermedades o simplemente tienen malos hábitos intestinales. En edades avanzadas, la persona suele poner demasiada atención en la frecuencia de sus evacuaciones y es común que el estreñimiento sea sólo imaginario; pueden tener menos evacuaciones simplemente porque comen menos.

Es frecuente que digan que están estreñidos porque tienen que realizar esfuerzo para evacuar. Esto los incita a tomar laxantes a diario para poder evacuar lo que ellos consideran debe ser normal. Cuando toman laxantes con mucha frecuencia, –principalmente los estimulantes– se puede producir un hábito y después es difícil evacuar sin la ayuda de un laxante. El uso excesivo de supositorios y enemas también puede causar hábito y pérdida de la función normal del intestino grueso.

Los ancianos pueden tener una mala dentadura. Esto los orilla a comer alimentos suaves, que la mayoría de las veces son muy refinados y pobres en fibra dietética. Otro factor que puede causar estreñimiento es el reposo en cama debido a alguna otra enfermedad, accidente o incapacidad para caminar.

Como ya he mencionado, muchos medicamentos pueden causar estreñimiento: antidepresivos, antiácidos con aluminio, diuréticos, medicamentos para Enfermedad de Parkinson y para hipertensión arterial, así como medicamentos para el dolor.

Cuando el estreñimiento es severo, puede ocurrir impactación del excremento. La mayoría de los casos, el estreñimiento en los ancianos es por causas benignas, sin embargo, también puede deberse a tumores malignos del intestino grueso.

¿Cuándo debes acudir con el médico?

El estreñimiento ocasional no debe ser motivo de preocupación sobre todo si mejora con cambiar la alimentación y aumentar la actividad física. Debes acudir con tu médico cuando las molestias del estreñimiento son severas; cuando han durado más de tres semanas; o cuando ha ocurrido alguna complicación, como una impactación, sangrado o dolor al evacuar.

Algunos otros síntomas que indican un problema mayor son: dolor intenso en el abdomen, pérdida de peso sin explicación o debilidad persistente. También debes ir con tu médico cuando se nota un cambio en el hábito de las evacuaciones, ya sea en la frecuencia, el color o la consistencia del excremento; igualmente si notas que el excremento sale muy delgado de forma persistente. Debes acudir con tu médico si las molestias de estreñimiento aparecieron después de los 50 años.

¿Cómo se diagnostica?

Cuando vayas con tu médico, te hará una serie de preguntas para tratar de determinar la severidad de tu problema. Te hará un examen físico y podría solicitarte algunos exámenes de laboratorio, incluyendo exámenes de sangre, excremento y orina. Asimismo, puede indicarte los siguientes estudios:

- **Colonoscopía o rectosigmoidoscopía flexible.** Es útil para valorar las paredes internas del intestino grueso. La colonoscopía completa es importante realizarla sobre todo en mayores de 45 años o que tienen antecedentes familiares de cáncer de colon (ver *Capítulo* 17).
- **Estudio de tránsito colónico.** Es una prueba que sirve para valorar el movimiento del excremento a través del colon.
- **Pruebas de funcionamiento ano-rectal.** Se utilizan para medir las presiones y el movimiento del intestino y de los esfínteres del ano.
- **Colon por enema de bario.** Es un estudio alternativo a la colonoscopía para valorar el intestino grueso.
- **Defecografía.** Es un estudio de rayos X que se realiza con video para valorar el movimiento del ano y del recto durante una evacuación.
- **Tomografía computarizada de abdomen.**
- **Resonancia magnética nuclear de abdomen.**

Tratamiento

Cambio de dieta y estilo de vida

La mayoría de las personas con estreñimiento mejoran al cambiar la dieta y sus hábitos de alimentación. No cabe duda de que la dieta es la mejor medicina para mejorar y prevenir la mayoría de los casos de estreñimiento. Se recomienda una alimentación balanceada rica en fibra proveniente de harinas integrales, pan integral y cereales de grano entero. Otros alimentos con fibra auxiliares en el estreñimiento son las frutas frescas, como la manzana, los cítricos, la fresa y la papaya; frutas secas, como las ciruelas pasas; verduras frescas, como la espinaca, la col, el brócoli, la papa y la zanahoria; legumbres, como los frijoles, las habas y las lentejas. También se recomiendan las nueces, las almendras y las semillas. La recomendación general –incluyendo a las personas con estreñimiento– es un consumo de 20 a 35 gr de fibra dietética al día (ver *Capítulo* 3).

Cuando no estás acostumbrado a comer mucha fibra, agrégala a tu dieta gradualmente para dar tiempo a tu cuerpo para que se adapte al nuevo tipo de alimentación y que no se produzcan molestias, por ejemplo: gases, sensación de llenura y malestar abdominal en los primeros días de haber cambiado la dieta. Generalmente, estas molestias desaparecen en una o dos semanas. Aunque tanto la fibra soluble como la insoluble ayudan a aliviar el estreñimiento, la fibra insoluble es más efectiva.

La fibra actúa atrayendo agua y hace que el excremento tenga mayor volumen. Ésta no se digiere y trabaja en el intestino haciendo "bulto", lo que causa que el movimiento sea más rápido a lo largo del aparato digestivo. En el caso del salvado, sus bordes irregulares parecen estimular los nervios del aparato digestivo y facilitan el movimiento del intestino además de aumentar el volumen del excremento.

Debes tomar suficiente líquido durante el día, sobre todo cuando se aumenta la fibra de la dieta. Dentro de los líquidos se incluyen jugos de frutas, verduras y sopas aguadas. El líquido ayuda a que el excremento sea más suave y pase fácilmente a través del intestino. En raras ocasiones, se han observado casos de personas que han consumido cantidades excesivas de fibra y se ha producido una obstrucción del intestino. Esto no sucede si la fibra de la dieta se aumenta gradualmente y se toman suficientes líquidos. El aumento en la fibra dietética parece ser un tratamiento efectivo en el estreñimiento leve a moderado, pero no en el estreñimiento severo.

Cuando estés estreñido, trata de disminuir algunos alimentos que no contienen fibra, como lácteos, comida rápida, carnes, frituras, harinas refinadas y alimentos procesados. También conviene limitar el consumo de alcohol y bebidas con cafeína, ya que deshidratan el excremento y entorpecen su movimiento.

Se ha observado que algunos suplementos de probióticos pudieran ayudar a mejorar el estreñimiento, principalmente los que contienen *Bifidobacterium*. Sin embargo, en la actualidad no existen evidencias suficientes para recomendar un probiótico específico como tratamiento del estreñimiento. Hacen falta más investigaciones para determinar cuáles probióticos son los más indicados, dosis y por cuánto tiempo se podrían tomar.

La fibra en los alimentos

Alimento	Cantidad	Fibra en gramos
Salvado de trigo	½ taza	13.0
Lentejas cocidas	½ taza	7.8
Frijoles pintos cocidos	½ taza	7.7
Garbanzo cocido	½ taza	6.5
Tofu	1 taza	6.0
Pera con cáscara	1 mediana	5.5
Bran flakes	¾ taza	5.0
Espagueti de grano entero	1 taza	4.6
Manzana con cáscara	1 mediana	4.4
Papa cocida con cáscara	1 mediana	4.0
Avena entera cocida	1 taza	4.0
Elote cocido	1 taza	3.9
Palomitas de maíz	3 tazas	3.6
Almendras	¼ taza	3.5
Germen de trigo tostado	¾ taza	3.4
Plátano	1 mediano	3.1
Naranja	1 mediana	3.1
Cacahuates secos	¼ taza	3.0
Granola	1 taza	3.0
Brócoli cocido	1 taza	3.0
Tomate	1 mediano	2.0
Pan de grano entero	1 rebanada	2.0
Arroz moreno cocido	½ taza	2.0
Zanahoria cruda	1 mediana	2.0
Espárragos cocidos cortados	½ taza	1.8
Tortilla de harina de maíz	1 mediana	1.4
Espagueti regular cocido	1 taza	1.0
Corn flakes	1 taza	1.0
Pan blanco	1 rebanada	0.4
Tortilla de harina de trigo blanca	1 mediana	0.4
Jugo de naranja	1 taza	0.4
Arroz blanco cocido	½ taza	0.4

Actividad física. Cuando haces actividad física, mueves todos los músculos del cuerpo, incluyendo los del intestino grueso. Es recomendable practicar ejercicio de intensidad moderada cuando menos 150 minutos a la semana en periodos de 20 a 30 minutos al día. Básicamente, cualquier actividad física puede ayudarte; escoge la que más te guste: caminata, baile, trote, bicicleta, etc. Lo prioritario es que el ejercicio sea una parte habitual de tu vida diaria. No es necesario que te vuelvas un súper atleta. Haz de la caminata un hábito y camina unos 10 a 20 minutos después de la cena. Si has tenido una cena abundante –que no deberías– entonces, espera una hora para hacer una caminata. Está muy claro que la gente que hace cualquier tipo de ejercicio tiene menor predisposición al estreñimiento, así como a otras enfermedades. Si la caminata o trote no te atraen, puedes intentar yoga u otra técnica de relajación. Se ha demostrado que algunas posiciones de yoga y ejercicios de respiración pueden mejorar la digestión y aliviar el estreñimiento

Hábitos intestinales. Debes dar tiempo a tu cuerpo cuando tengas sensación de evacuar. Cuando la gente ignora o no pone atención a las necesidades de su organismo, corre el riesgo de bloquear el estímulo para evacuar. Otras veces la gente está muy ocupada o no quiere usar inodoros fuera de su casa, lo que puede retrasar la evacuación y luego trastornar y entorpecer el buen funcionamiento del intestino grueso. Generalmente, la sensación para evacuar aparece después de algún alimento. No se recomienda ir al cuarto de aseo cuando no existe la sensación de evacuar, ni tampoco hacer esfuerzo o estar mucho tiempo sentado en el inodoro, ya que se ha relacionado con la aparición de hemorroides.

Medicamentos

Laxantes. Son medicamentos que ayudan a que pase el excremento con más facilidad. Las personas con estreñimiento leve casi nunca necesitan medicamentos para evacuar. Si has estado llevando una dieta adecuada, tomas suficientes líquidos y haces ejercicio regularmente y aun así tienes estreñimiento, solicita una consulta médica. Tu médico es la persona indicada para valorar tu caso y ver si requieres tomar algún tipo de laxante. Existen varios tipos:

Laxantes formadores de volumen: Se considera que son los más seguros y confiables. Se pueden tomar por tiempo prolongado con muy bajo riesgo de efectos colaterales. Sin embargo, toman más tiempo en regularizar las evacuaciones en comparación con otros laxantes. Están formados por fibras o sustancias parecidas, como el *Psyllium*, metilcelulosa, policarbofilo y salvado. El *Psyllium plántago* (Metamucil®) es una fibra soluble que se extrae de una planta asiática llamada husk. Ésta es una fibra 100% natural que ayuda a restaurar la regularidad del intestino grueso. Actúa como todas las fibras: aumenta el volumen del excremento al atraer agua al intestino. Se puede conseguir en polvo: se diluye una cucharada en un vaso de agua de 8 onzas y se toma de una a tres veces al día con o sin alimentos, o como te lo indique tu médico. Cuando ya se mezcló con el agua, debe tomarse en corto tiempo para evitar que se vuelva espeso. En algunos casos, los laxantes formadores de volumen –como el *Psyllium*– pueden empeorar los síntomas cuando el estreñimiento es severo. Esto se debe a que la fibra puede causar sensación de "llenura" y malestar; se puede evitar si se aumenta la dosis de fibra poco a poco a través de una o dos semanas. Los laxantes –incluyendo los formadores de volumen– pueden interferir con otros medicamentos por lo que se recomienda tomarlos dos horas antes o después. El salvado de trigo es otra forma natural de tomar la fibra; éste aumenta el volumen del excremento y estimula de forma natural el movimiento intestinal. Las semillas de linaza también se han utilizado como una forma natural de tratar el estreñimiento. Aunque la linaza se puede comer entera, la linaza molida permite a tu cuerpo aprovechar todos los beneficios nutricionales de esta planta. La linaza entera tiene una vida en los anaqueles hasta de un año. La linaza molida debe refrigerarse y usarse en pocos meses debido a que se hace rancia. Si decides incorporar la linaza en tu alimentación, hazlo gradualmente.

Osmóticos. Son sustancias que retienen el agua en el intestino haciendo que el excremento se mueva más fácilmente. Se incluyen en este tipo a la leche de magnesia, citrato de magnesia, lactulosa y polietilenglicol. Los productos que tienen magnesio deben usarse en los niños y en personas que tienen falla en sus riñones o en el corazón con mucha precaución. El polietilenglicol puede tomarse por periodos prolongados con mínimo riesgo de efectos colaterales. Si vas a tomar laxantes osmóticos por más de una semana, platica con tu médico.

Ablandadores de excremento. Estos laxantes (emolientes) producen que el excremento tenga mayor humedad y evita que se seque. Se recomiendan para uso temporal o para estreñimiento leve, por ejemplo, después de un parto o una cirugía cuando se trata de evitar el esfuerzo al evacuar. Son de los laxantes menos efectivos y además pierden eficacia con el uso prolongado. Un ejemplo de este tipo de laxantes es el docusato de sodio.

Lubricantes. El aceite mineral es el más común de este tipo de laxantes. Actúan, como su nombre lo dice, lubricando el excremento y haciendo que se deslice suavemente por el intestino. El aceite mineral no debe tomarse por tiempo prolongado. Puede interferir con la absorción de otros medicamentos, así como de las vitaminas A, D, E y K.

Estimulantes. Los laxantes estimulantes causan contracciones del músculo del intestino grueso moviendo el excremento de forma muy efectiva. Tienen el inconveniente que pueden causar hábito cuando se toman por tiempo prolongado. Se ha observado que cuando se usan estos laxantes por mucho tiempo, pierden su efecto, lo cual hace que el paciente aumente la dosis hasta que no logra ya el efecto deseado. Los laxantes estimulantes son: bisacodilo (Dulcolax®), picosulfato de sodio (Anara®), senósidos (Senokot®), cáscara sagrada y aceite de castor. Son excelentes laxantes cuando se usan temporalmente, por ejemplo, en estreñimiento de corto tiempo de cualquier causa. Pueden provocar dolor abdominal y diarrea, lo cual debe evitarse disminuyendo la dosis. No se recomienda tomar laxantes estimulantes que contengan fenolftaleína.

Enemas y supositorios. Solamente se recomiendan como tratamiento de último recurso para el estreñimiento. Se debe tener cuidado con estos tratamientos por sus posibles efectos colaterales. Los enemas y supositorios pudieran tener utilidad en casos de estreñimiento severo o impactación fecal, pero su uso debe ser siempre por indicación de tu médico. Ejemplos de estos productos son los enemas que utilizan una sal llamada fosfato de sodio y los supositorios de glicerina. Se aplican por vía rectal y el líquido introducido suaviza las heces en el recto y, al mismo tiempo, estimula el movimiento del colon.

Medicamentos nuevos. Existen medicamentos nuevos para tratar el estreñimiento crónico, pero están reservados para cuando todos los laxantes anteriores han fallado. Estos medicamentos deben ser usados solamente con la prescripción y supervisión estricta de tu médico. Si tu médico te indica algunos de estos nuevos laxantes, informa siempre de todos los medicamentos que estás tomando, incluyendo suplementos y medicina alternativa.

Estreñimiento durante el embarazo

Debe tratarse primero con dieta rica en fibra, líquidos suficientes y actividad física. Se aconseja aumentar el consumo de cereales integrales, salvado, frutas secas (ciruela e higos) y frutas frescas (cítricos y papaya), así como los jugos de estas frutas. Los laxantes formadores de volumen –por ejemplo, el *Psyllium Plántago* (Metamucil®)– son suaves y seguros durante el embarazo porque no se absorben. Los laxantes osmóticos, emolientes y los estimulantes (senósidos) se pudieran tomar durante el embarazo por cortos periodos, siempre bajo indicación y supervisión de tu médico.

Si estás tomando suplementos de vitaminas que contengan hierro, habla con tu médico para que valore tus niveles de hierro en la sangre y te comparta recomendaciones. Los suplementos de hierro pueden contribuir al estreñimiento durante el embarazo.

Es muy importante atender el estreñimiento durante el embarazo para minimizar el riesgo de formación de hemorroides y sus complicaciones.

Uso apropiado de los laxantes

Cuando te indiquen tomar laxantes para el control del estreñimiento, recuerda que el objetivo es lograr una evacuación diaria o cada tercer día, de consistencia formada y sin esfuerzo. No deben ser evacuaciones líquidas ni acompañadas con dolor abdominal. Al tomar cualquier tipo de laxante, debes tomar suficiente cantidad de líquidos para que el laxante funcione mejor y prevenir deshidratación.

El consumo prolongado de ciertos laxantes puede llevar al mal funcionamiento del intestino grueso, intestino perezoso, colon irritable, dependencia de laxantes y otros problemas. Los medicamentos laxantes deben usarse con moderación y sólo bajo la supervisión de tu médico. Si tienes estreñimiento crónico y estás tomando laxantes auto recetados por más de una vez a la semana, es mejor que consultes con tu médico para que valore tu caso y te indique el mejor laxante cuando sea necesario.

Cuando has estado tomando laxantes por tiempo prolongado y tienes evacuaciones regulares y sin dificultad, puedes ir disminuyendo el uso del laxante poco a poco. La disminución del laxante debe tomar lugar dependiendo de la frecuencia y la consistencia de las evacuaciones. Si estás tomando dos laxantes, primero debes ir disminuyendo uno y luego el otro. Debes estar consciente de que la suspensión de los laxantes puede tomar varios meses. En ocasiones, hay recaídas de estreñimiento y debes reanudar o aumentar la dosis del laxante por otra temporada.

CAPÍTULO DECIMOPRIMERO
CÁNCER DE COLON Y PÓLIPOS

¿Qué es el cáncer de colon?

El cáncer de colon y recto (cáncer colorrectal) es el cuarto cáncer más frecuente en México y a nivel mundial; el cáncer de colon es el tumor maligno más común del aparato digestivo en México. Desgraciadamente, este cáncer ha estado aumentando en nuestro medio en las últimas décadas, posiblemente por el cambio en la alimentación de los mexicanos. Hoy en día, la dieta de la población mexicana –cada vez más "americanizada"– contiene más azúcares, grasas saturadas y alimentos procesados que en el pasado. Asimismo, ha disminuido el consumo de carbohidratos complejos de cereales integrales, frutas y verduras. Es muy importante que entiendas tu riesgo para desarrollar este cáncer y conozcas los posibles síntomas y los estudios de detección temprana que pueden diagnosticar lesiones precancerosas o cancerosas en el colon.

La mayoría de los cánceres de colon empiezan como pólipos, los cuales son primero tumores benignos. Los pólipos son pequeñas tumoraciones que crecen hacia el interior del intestino grueso. En etapas tempranas, son pequeños y es raro que produzcan síntomas. Si tu médico los elimina a través de una colonoscopía, probablemente nunca lleguen a dar problemas. Los pólipos crecen lentamente a lo largo de muchos años, pero si no son eliminados, algunos se pueden convertir en cáncer.

El objetivo de la prevención del cáncer de colon es interrumpir el crecimiento de los pólipos. Es prioritario realizar estudios de detección oportuna de pólipos y eliminarlos cuando estén presentes antes de que se conviertan en cáncer y se ramifiquen. O en otros casos, detectar el cáncer en etapa temprana para que sea eliminado antes de que se extienda. Actualmente, si el cáncer de intestino grueso se detecta y se trata oportunamente puede curarse en más de un 90% de los casos; por otro lado, si se diagnostica cuando ya se ha ramificado, las probabilidades de curación son menores del 40%.

Los términos cáncer de colon, cáncer de recto o cáncer colorrectal se refieren a la misma enfermedad. En adelante, cuando mencione "cáncer de colon" me referiré al cáncer que aparece en el colon, incluyendo el recto. Cabe aclarar que el cáncer de recto puede tener un tratamiento diferente al cáncer del resto del colon.

Tipos de pólipos

Como ya he mencionado, normalmente el cáncer de colon inicia con tumoraciones pequeñas benignas llamadas pólipos que crecen hacia el interior del colon. Con el paso del tiempo, algunos de estos pólipos –no todos– se convierten en cáncer. Existen varios tipos de pólipos, aunque los más importantes son los siguientes:

- **Pólipos hiperplásicos y pólipos inflamatorios**. En general, no se convierten en cáncer aún con el paso del tiempo.
- **Pólipos adenomatosos (adenomas).** Se consideran precancerosos o premalignos. Con el paso del tiempo, se pueden transformar en cáncer.
- **Pólipos malignos**. Ya contienen células cancerosas. No son comunes.

Existen varios factores que pueden indicar si un pólipo es maligno o si tiene alta probabilidad de malignizarse, por ejemplo, si su tamaño es mayor de 1 cm de diámetro o si se encuentran varios pólipos. Tu médico no puede identificar el tipo por la apariencia. Por ello, se recomienda eliminar todos los pólipos durante una colonoscopía y esperar el reporte del patólogo.

¿Qué significa si el reporte del patólogo menciona displasia?

Cuando el pólipo se elimina y es analizado por un patólogo, pudiera reportar que tiene displasia. La displasia se clasifica en dos tipos: "displasia de bajo grado" es un término que indica que las células son levemente anormales y tienen riesgo de convertirse en cáncer; el término "displasia de alto grado" se refiere a que las células son muy anormales y muy parecidas a las células cancerosas. Lo más importante es que el pólipo se haya cortado completamente y que no tenga cáncer.

Si el pólipo que te eliminaron reporta displasia de alto grado, entonces, tendrás que repetir la colonoscopía de seguimiento más pronto que si la displasia hubiera sido de bajo grado. El tratamiento de los pólipos malignos o con displasia de alto grado depende del grado de invasión a la pared del colon; esto se puede definir en el examen que realiza el patólogo después de que se eliminó el pólipo. La mayoría de las veces, la eliminación del pólipo es suficiente.

Colonoscopía de seguimiento

Las personas a las que se les encontraron pólipos adenomatosos tienen un mayor riesgo de desarrollarlos de nuevo. Por consiguiente, es importante realizar una colonoscopía de seguimiento. Si ya te hicieron una colonoscopía y te eliminaron un pólipo, se recomienda repetir la colonoscopía de tres a cinco años después. Este intervalo de tiempo puede variar dependiendo de varios factores, como las características microscópicas del pólipo, el número y el tamaño de los pólipos y si se logró valorar adecuadamente todo el colon. Consulta con tu médico para definir el tiempo.

¿Cuáles son los factores de riesgo para el cáncer de colon?

Un factor de riesgo es cualquier cosa o circunstancia que aumente las probabilidades de que una persona presente una enfermedad, como es el caso del cáncer. Los diferentes tipos de cáncer pueden tener varios tipos de factores de riesgo. Al igual que cualquier cáncer, todos estamos expuestos a desarrollar uno en el intestino grueso, sin embargo, los investigadores han identificado algunos factores que pueden aumentar el riesgo de presentar este tumor maligno.

Factores de riesgo que tú puedes modificar:

- **Sobrepeso y obesidad**. El sobrepeso, junto con el tabaquismo, son dos de los factores de riesgo más importantes de cáncer de colon que puedes modificar. Si tienes sobrepeso u obesidad, tienes mayor riesgo de cáncer de colon comparado con la población que tiene peso normal. Se han asociado con el sobrepeso cuando menos 11 tipos diferentes de cáncer, incluyendo el de colon.

- **Inactividad física**. Un estilo de vida sedentario se relaciona con un mayor riesgo de cáncer de colon. Si haces actividad física regular a través de la semana, puedes disminuir el riesgo de este cáncer hasta en un 50%.
- **Alimentación y forma de cocinar**. Varios estudios han encontrado que una dieta alta en carnes rojas y carnes procesadas aumenta el riesgo de cáncer de colon. Otras investigaciones han encontrado que las personas que comen poca cantidad de frutas, verduras y legumbres tienen un mayor riesgo de este cáncer. También se ha observado que, al cocinar las carnes a muy altas temperaturas –freír o asar– se producen ciertos químicos que pueden aumentar el riesgo de cáncer de colon.
- **Tabaquismo**. La gente que ha fumado tabaco por un largo tiempo tiene mayor probabilidad de desarrollar y de morir por un cáncer de colon. Está muy claro que los fumadores de tabaco tienen mayor riesgo de cáncer de pulmón, sin embargo, el tabaquismo también se relaciona con muchos otros cánceres.
- **Consumo de alcohol**. El consumo moderado o excesivo de alcohol se ha relacionado con cáncer de colon.

Factores de riesgo que tú no puedes modificar:

- **Envejecer.** El cáncer de colon se hace más común a medida que la gente envejece. De hecho, el 90% de los casos de cáncer de colon se presenta en personas mayores de 50 años. También puede aparecer en personas más jóvenes, pero no es común que ocurra.
- **Antecedente personal de pólipos o de cáncer de colon**. Si tienes historia de pólipos adenomatosos o de cáncer de colon, tienes mayor riesgo de desarrollar cáncer de colon. En cuanto a los pólipos, este riesgo es mayor si han sido grandes, numerosos o han reportado que tienen displasia de alto grado. Si ya has tenido cáncer de colon

y fue eliminado por cirugía, tienes mayor riesgo de presentar otro cáncer de colon en otra parte del colon o recto.

- **Antecedente personal de enfermedad inflamatoria intestinal**. Si tienes enfermedad inflamatoria intestinal –ya sea colitis ulcerativa crónica inespecífica o enfermedad de Crohn– tienes mayor riesgo de desarrollar cáncer de colon (ver *Capítulo* 11). La enfermedad inflamatoria intestinal es una condición del colon donde existe inflamación por tiempo prolongado. Las personas que han sufrido esta enferme-dad por muchos años –sobre todo si no han sido tratadas– con frecuencia desarrollan displasia. La displasia indica cambios precancerosos en las células de la pared del colon. Con el paso del tiempo, estas células con displasia pueden convertirse en cáncer. La enfermedad inflamatoria del intestino es un problema muy diferente a la colitis nerviosa (colon irritable), la cual no aumenta el riesgo de cáncer de colon.
- **Antecedente familiar de cáncer de colon o pólipos adenomatosos**. Si tienes un familiar en primer grado –padre, hijo o hermano– con cáncer de colon, tienes mayor riesgo de presentar también este cáncer, sobre todo si tu familiar fue diagnosticado a edad joven. Si tienes más de un miembro de la familia con cáncer de colon, tu riesgo es aún mayor. Igualmente, si tienes familiares en primer grado con pólipos adenomatosos, también tienes mayor riesgo de presentar cáncer de colon.
- **Tener un síndrome heredado**. El 5% de todos los cánceres de colon se desarrollan por genes anormales que se heredan a través de las generaciones y que predisponen a este cáncer. Los síndromes hereditarios más comunes son el síndrome de Lynch y la poliposis adenomatosa familiar, aunque existen otros síndromes aún más raros que también aumentan el riesgo de cáncer de colon.
- **Tener diabetes**. La gente que tiene diabetes tipo 2 o resistencia a la insulina tiene un mayor riesgo de cáncer de colon.

El hecho de que tengas uno o más factores de riesgo no necesariamente significa que vayas a desarrollar este cáncer. Simplemente, significa que tienes mayores probabilidades que una persona que no tiene estos factores de riesgo; es cierto que entre más factores de riesgo tengas, mayor será el riesgo de desarrollar cáncer de colon.

De los factores de riesgo que puedes modificar, se deben resaltar la dieta, tu peso y la actividad física. The *World Cancer Research Fund*, junto con el *American Institute for Cancer Research*, realizó su última revisión llamada *Diet, Nutrition, Physical Activity and Colorectal Cancer* (2018). Este nuevo reporte evaluó las evidencias científicas a nivel mundial sobre la forma en que la dieta, el peso y la actividad física afectan el riesgo de cáncer de colon. Este reporte analizó 99 estudios, incluyendo datos de 29 millones de personas con más de 247,000 casos de cáncer de colon. Se encontró que hay evidencias claras de que las carnes procesadas, las carnes rojas, el consumo excesivo de alcohol, la obesidad y la falta de actividad física son factores de riesgo para este cáncer. Además, el reporte incluye evidencias de que el consumo de cereales de grano entero y la fibra dietética son factores protectores contra este tipo de cáncer.

Con "carnes rojas", se refieren a toda la carne de los músculos de los mamíferos, incluyendo res, puerco, cabra, cordero, ternera y caballo. Con "carnes procesadas", se refieren a las carnes que han sido transformadas a través de salado, secado, fermentado, ahumado u otro proceso que les aumente el sabor o les mejore su conservación. Ejemplos de carnes procesadas son el jamón, el tocino, las salchichas, la bologna, el salame y la carne ahumada. La mayoría de las carnes procesadas contienen puerco o res, pero también pueden contener otro tipo de carne –pollo, pavo, etc.– y productos derivados de las carnes, como la sangre.

El mecanismo sobre la forma en que las carnes rojas –y sobre todo las carnes procesadas– aumentan el riesgo de cáncer de colon no está muy claro. Una posibilidad es que al cocinar estas carnes a altas temperaturas pueden liberar sustancias cancerígenas, como las aminas aromáticas heterocíclicas (HAA) e hidrocarburos aromáticos policíclicos (PAHs). Otra posibilidad es que las carnes rojas contienen grandes cantidades de hierro, el cual pudiera iniciar reacciones cancerígenas. El nitrito de sodio es un ingrediente que con frecuencia se encuentra en las carnes procesadas y actúa como un conservador por lo que evita el crecimiento de bacterias. El nitrito de sodio también se usa para dar el sabor salado y el color característico de las carnes procesadas. Cuando se calientan las carnes procesadas a altas temperaturas, el nitrito de sodio puede convertirse en nitrosaminas, las cuales son cancerígenas debido a que tienen un efecto inflamatorio y aumentan el estrés oxidativo.

Síntomas

Los síntomas de cáncer de colon pueden ser vagos y fácilmente se pueden confundir con otros problemas, como el colon irritable o las hemorroides. En ocasiones, el cáncer de colon no produce ningún tipo de síntomas, sino hasta que la enfermedad está avanzada. En seguida, se describen algunos síntomas de alerta de posible cáncer de intestino grueso:

- Cambio en el hábito de evacuaciones, ya sea diarrea o estreñimiento que persiste por más de cuatro semanas.
- Sensación persistente de querer evacuar.
- Presencia de sangre en el excremento o que se observe el excremento negro.
- Evacuaciones delgadas de forma persistente.
- Molestias abdominales persistentes, como dolor, gases o cólicos.
- Sensación de "envaramiento" o llenura abdominal.
- Fatiga persistente o pérdida del apetito.
- Pérdida de peso sin estar haciendo ningún tipo de dieta de reducción.
- Síntomas de anemia, como debilidad y mareo.

Se insiste en realizar exámenes de detección oportuna después de los 45 años para detectar este cáncer en etapas tempranas, antes de que produzca síntomas. El dolor abdominal no es un síntoma temprano de cáncer de colon. Es importante que no esperes para buscar ayuda de tu médico y recuerda que la detección temprana puede salvarte la vida.

Detección temprana, diagnóstico y estadiaje

Detección temprana del cáncer de colon

A partir de los 45 años, mujeres y hombres saludables y sin síntomas deben iniciar un programa de detección temprana de cáncer del colon con la realización periódica de alguno de los siguientes estudios: prueba de sangre oculta en excremento, rectosigmoidoscopía flexible, colon por enema de bario, colonoscopía convencional o colonoscopía virtual.

Cada método tiene sus ventajas y desventajas, pregunta a tu médico para que te asesore sobre cuál examen y con qué frecuencia debes realizarlo. Si una de las pruebas resulta anormal o sospechosa, debes realizarte una colonoscopía convencional de seguimiento para valorar mejor el colon. Las personas que tienen antecedentes familiares o que tienen ciertos factores de riesgo deben hablar con su médico para iniciar estudios de escrutinio a una edad más temprana.

a) **Prueba de sangre oculta en excremento.** Cuando existe un pólipo o un tumor en el intestino grueso, la superficie puede lastimarse con el paso del excremento y puede sangrar en pequeñas cantidades, sin embargo, no suele notarse en el excremento. Para que la sangre pueda detectarse, debe ser una cantidad considerable y, en este caso, el excremento se verá negro. La prueba de sangre oculta se realiza generalmente con tres muestras de excremento para detectar sangre, aún en cantidades pequeñas. Si esta prueba resultara positiva, entonces tu médico te indicará otros exámenes para determinar si existe realmente un tumor o si se trata de otra causa de sangrado del aparato digestivo, como una gastritis, úlcera o hemorroides. Actualmente, existen dos tipos de pruebas para detectar sangre oculta en el excremento:

- **Sangre oculta en excremento por técnica de guayaco**. Esta prueba utiliza un químico que detecta hemo, un componente de la hemoglobina de la sangre. La prueba puede reaccionar con algunos alimentos, como la carne, algunas verduras y suplementos con vitamina C o hierro. Antes de la prueba, habla con el personal del laboratorio para que te indiquen los cambios en la dieta que debes de realizar varios días antes de la prueba.
- **Sangre oculta en excremento por método inmunoquímico**. Esta prueba utiliza anticuerpos que detectan proteínas específicas de la hemoglobina humana. Para este examen, no se necesita ninguna dieta especial. Es más precisa y confiable que la prueba de guayaco.

Platica con tu médico para decidir el mejor momento para realizar la prueba de sangre oculta en excremento. Por ejemplo, no debería hacerse si tienes hemorroides con sangrado o, en el caso de las mujeres, no deberían hacer esta prueba cerca de su periodo de menstruación.

b) Rectosigmoidoscopía flexible. Consiste en la revisión de las paredes internas de la parte final del intestino grueso con un lente flexible. El lente se pasa a través del recto y se observa el recto y el sigmoides para determinar si existen pólipos o tumoraciones. Antes de realizar este estudio, se aplica un enema (lavativa) para limpiar la parte final del intestino y poder hacer la revisión adecuadamente. Generalmente, este estudio puede causar cierta molestia, pero es bien tolerado y, de hecho, algunos médicos lo realizan en su consultorio. Si durante la sigmoidoscopía flexible se detecta algún pólipo o tumoración, tu médico te recomendará la realización de una colonoscopía convencional, el cual es un procedimiento más completo (ver *Capítulo* 17).

c) Colon por enema de bario. Después de una adecuada limpieza del intestino grueso con una dieta especial, laxantes y a veces con lavativas, el estudio se realiza a través del recto pasando un líquido de contraste (bario) que llena parcialmente el intestino grueso. Si en este estudio se observara alguna área sospechosa, se debe realizar una colonoscopía convencional para explorar el colon con mayor detalle. Este estudio raramente se usa para detectar lesiones porque es menos preciso que la colonoscopía convencional. Sin embargo, puede indicarse para personas que no quieren realizarse la colonoscopía convencional o tienen una enfermedad que hace riesgoso que tomen ese procedimiento. Asimismo, el colon por enema de bario es un procedimiento relativamente barato comparado con la colonoscopía convencional o la colonoscopía virtual.

d) Colonoscopía convencional (óptica). Hoy en día, se considera como el mejor método para la detección temprana de cáncer de colon. Este examen es parecido a la sigmoidoscopía flexible, pero en este estudio se revisa el revestimiento de todo el colon. Si durante la colonoscopía se detectara algún pólipo, tu médico puede eliminarlo usando pinzas de biopsia o accesorios especiales y con corriente eléctrica puede cortarlos para luego ser analizados; a este procedimiento se le llama polipectomía. Al analizar los pólipos eliminados, puede resultar que algunos sean benignos, otros pueden ser premalignos y otros más pueden tener cáncer. Por ello, es importante resecar las lesiones de las paredes del colon.

Cuando el pólipo es demasiado grande, tu médico puede decidir solamente tomar biopsias para determinar el tipo de pólipo y decidir después el tratamiento (ver *Capítulo* 17).

e) Colonoscopía virtual. También llamado colonografía por tomografía computarizada, recientemente se ha usado para valorar el intestino grueso; la preparación es parecida a la de una colonoscopía convencional. Se realiza un estudio de tomografía computarizada (TC) obteniéndose imágenes del intestino grueso mejores que en un colon por enema de bario, pero no tan buenas como en la colonoscopía convencional. Tiene la ventaja de que no requiere de sedación del paciente, pero tiene la desventaja de que si se encuentra alguna lesión no se pueden tomar biopsias ni eliminar pólipos durante el estudio. Este procedimiento puede ser de utilidad para personas que no pueden o no quieren un estudio invasivo, como la colonoscopía convencional. De cualquier modo, si se encuentran pólipos o lesiones sospechosas en una colonoscopía virtual, será necesario una colonoscopía convencional pare eliminar los pólipos o revisar con mayor detalle el interior del colon.

f) Prueba de ADN en excremento. Se trata de una prueba que detecta alteraciones del ADN en las células que se encuentran en el excremento cuando existen pólipos precancerosos o un cáncer en el colon. Esta prueba también detecta pequeñas cantidades de sangre en las heces. Las personas que resultan con esta prueba positiva se les recomienda realizarse una colonoscopía convencional. Este examen no está aún disponible en todos los laboratorios.

Estudios para el diagnóstico del cáncer de colon

Si ya tienes síntomas o si en los estudios de detección temprana se encontró algo anormal, tu médico te podría indicar otros estudios para encontrar la causa de tus molestias o hallazgos. Para ello, te realizará una historia clínica para conocer tus posibles factores de riesgo. Te preguntará por tus molestias y te hará un examen físico para buscar algún dato relacionado con esta enfermedad. Posiblemente, te indique la realización de exámenes de laboratorio incluyendo marcadores tumorales.

El marcador tumoral de cáncer de colon más común es el antígeno carcinoembrionario. Este marcador es una sustancia que producen las células cancerosas del colon y se puede detectar en la sangre. Cuando se mide a través del tiempo, su nivel puede ayudar a entender el pronóstico de tu enfermedad, así como si está respondiendo al tratamiento que te están administrando. Si tus síntomas o los resultados de estos exámenes sugieren la posibilidad de un cáncer de colon, tu médico te podría indicar otros estudios como los siguientes:

- Colonoscopía convencional diagnóstica con biopsias
- Rectosigmoidoscopía flexible
- Radiografía del tórax
- Tomografía computarizada
- Ultrasonido
- Resonancia magnética nuclear
- Tomografía por emisión de positrones (PET-CT)
- Angiografía

Estadiaje. Una vez que se ha diagnosticado el cáncer de colon, tu médico tratará de valorar el estado de avance en el que se encuentra. El estadiaje del cáncer de colon se refiere a la etapa de avanzado en tu cuerpo y la agresividad del tumor. Esto ayudará a saber la gravedad del cáncer y el tratamiento más apropiado. El estadiaje se realiza con los estudios de imagen mencionados, principalmente con la tomografía computarizada y la resonancia magnética nuclear. En algunos casos, la etapa solamente se sabe después de la cirugía del colon.

Estadios del cáncer de colon

- **Estadio 0**. El cáncer no ha avanzado del sitio donde inició. Afecta la capa más superficial de la pared del colon y generalmente se encuentra localizado en un pólipo.
- **Estadio I**. El cáncer ha crecido a través de la capa más interna de la pared del colon, llamada mucosa, pero no ha llegado más allá de la pared del colon o del recto.
- **Estadio II**. El cáncer ha crecido a través de la pared del colon o recto, pero no se ha extendido a los ganglios linfáticos cercanos.

- **Estadio III**. El cáncer ha invadido los ganglios linfáticos cercanos, pero no ha afectado otras partes de tu cuerpo.
- **Estadio IV**. Al cáncer de colon estadio IV se le llama avanzado. El cáncer se ha extendido a sitios distantes como a los pulmones o hígado.

El estadiaje del cáncer de colon ayuda a predecir la probabilidad de recurrencia después de la eliminación del tumor por cirugía. También ayuda a determinar si la quimioterapia pudiera ayudar a prevenir una recurrencia. La sobrevida del cáncer de colon se basa en el estadiaje. Generalmente, se realiza por estudios estadísticos que indican qué cantidad de personas con el mismo estadio de cáncer va a estar viva a cierta cantidad de años –generalmente a 5 años– después del diagnóstico y tratamiento apropiado. Aunque el cálculo estadístico se realiza con sobrevidas de 5 años, muchas personas pueden vivir muchos años más. Por otra parte, se basa en estudios de grandes números de pacientes con este cáncer, pero no se puede predecir qué pasará con cada caso en particular.

Sobrevida del cáncer de colon a 5 años de acuerdo con el estadio

- Estadio 0. Más del 96%
- Estadio I. 80-95%
- Estadio II. 55-80%
- Estadio III. 40%
- Estadio IV. 10%

Tratamiento

El tratamiento del cáncer de colon depende principalmente del estadio en que se encuentra. También se considera tu estado general de salud para decidir el tipo de manejo. Usualmente, los pacientes son tratados por un equipo de especialistas que incluyen a un gastroenterólogo, un cirujano, un oncólogo médico y un oncólogo radioterapeuta. Las tres principales opciones de tratamiento son cirugía, quimioterapia y radiación. A veces, se usan tratamientos combinados.

La quimioterapia se emplea después de la cirugía del colon en los estadios II, III y IV. En el estadio I, la quimioterapia raramente se utiliza.

La mayoría de los casos de cáncer en estadio I son tratados solamente con cirugía. La radioterapia sola o combinada con quimioterapia es una opción de tratamiento en el cáncer de recto, generalmente seguido por cirugía. Después de la resección de un cáncer de colon, es recomendable continuar con vigilancia por medio de colonoscopías convencionales a ciertos intervalos de tiempo para detectar cualquier recaída del cáncer de forma oportuna. Consulta con tu médico cuándo debes iniciar este seguimiento y cada cuándo debes tener las colonoscopías.

Cirugía para el cáncer de colon temprano

La mayoría de las veces, el cáncer de colon temprano se encuentra en un pólipo y se puede eliminar durante una colonoscopía. Si el cáncer es pequeño y se encuentra localizado dentro de un pólipo en una etapa muy temprana, se puede eliminar por completo durante una colonoscopía cortando el pólipo con el procedimiento de polipectomía. Se ha demostrado que cuando el cáncer se encuentra en la superficie del pólipo, la polipectomía es suficiente para curarlo.

Cambio de dieta y estilo de vida

El único método probado en la prevención del cáncer del colon es detectar y eliminar sistemáticamente los pólipos del colon. Si combinas un programa de detección temprana de este cáncer con un estilo de vida saludable, el beneficio será mayor. Se calcula que más de la mitad de los cánceres de colon pueden prevenirse si la gente siguiera las siguientes recomendaciones:

- **Realiza la detección temprana de cáncer de colon**. Si llevas a cabo estudios para detectar lesiones precancerosas aún antes de que haya síntomas, podrás prevenir el cáncer de colon. Aunque la colonoscopía convencional es el mejor procedimiento para detectar lesiones precancerosas o incluso cáncer, otros métodos de diagnóstico temprano son: búsqueda de sangre oculta en excremento, rectosigmoidoscopía flexible, colon por enema de bario y colonoscopía virtual. Recuerda que desde que aparecen células anormales en un pólipo, pasarán en promedio 10 a 15 años para que se desarrolle un cáncer. En casos raros, el progreso de un pólipo a cáncer puede tomar menos de 10 años. Si tu realizas estudios periódicos de detección temprana, se podrán diagnosticar pólipos y eliminarse antes de que tengan oportunidad de convertirse en cáncer. El programa de detección temprana de cáncer de colon se recomienda a hombres y mujeres a partir de los 45 años. Si tú tienes antecedentes familiares de cáncer o pólipos del colon pudiera ser necesario que empieces el programa más joven.

- **Come más frutas, verduras, legumbres y cereales integrales.** En general, la alimentación rica en frutas, verduras, cereales integrales y legumbres se ha asociado con un menor riesgo de cáncer de colon. Estos alimentos contienen vitaminas, minerales, fibra y antioxidantes que, en conjunto, pueden tener un efecto protector en la prevención de este cáncer. De las verduras, la coliflor, el brócoli, el repollo y los rábanos son las que han demostrado tener un mayor efecto protector. Múltiples investigaciones han demostrado que es mejor tomar estos nutrientes directamente de los alimentos, no de suplementos.
- **Come menos carnes rojas y carnes procesadas.** Por otra parte, se ha demostrado que las dietas altas en carnes rojas y carnes procesadas aumentan el riesgo de este cáncer. Es recomendable limitar el consumo de estos alimentos a menos de tres raciones por semana. El consumo de carnes blancas no se ha asociado con cáncer de colon.
- **Realiza actividad física moderada de forma periódica.** Hacer actividad física disminuye el riesgo de cáncer y de pólipos del colon. La actividad física moderada disminuye el riesgo de este cáncer, sin embargo, la actividad física vigorosa podría tener un mayor beneficio. Además de que el ejercicio te protege contra el cáncer de colon, también puede prevenir el cáncer de mama y de endometrio. Hay evidencias de que también puede ayudar en la prevención de ocho tipos más de cáncer. Si has estado inactivo por mucho tiempo, empieza despacio y poco a poco aumenta tu actividad física hasta que hagas cuando menos 30 minutos de ejercicio la mayoría de los días de la semana.
- **Mantén un peso sano.** Mantener un peso saludable, sobre todo evitar el sobrepeso alrededor del abdomen, disminuye el riesgo de cáncer de colon. Tener sobrepeso u obesidad se ha relacionado con mayor

riesgo de este cáncer, principalmente en hombres. Si tienes sobrepeso, habla con tu médico para encontrar la forma de lograr tu objetivo. Trata de bajar de peso lentamente aumentando la actividad física y disminuyendo las calorías que consumes.

- **Evita el abuso en el consumo de alcohol**. Varios estudios han demostrado que si evitas el consumo excesivo de alcohol puedes disminuir el riesgo de cáncer de colon. Si decides tomar alcohol, no tomes más de dos bebidas al día si eres hombre o una bebida si eres mujer.
- **No fumes**. Si eres fumador de tabaco, es muy importante que ya dejes de fumar. Está muy claro que dejar de fumar disminuye el riesgo de cáncer de colon y de cuando menos 14 tipos de cáncer más. Habla con tu médico sobre los métodos para dejar de fumar.
- **Aspirina y antiinflamatorios no esteroideos (AINEs)**. Varios estudios han encontrado que la gente que toma aspirina y medicamentos antiinflamatorios no esteroideos –como ibuprofeno, naproxeno y diclofenaco– tienen menor riesgo de desarrollar cáncer de colon. Sin embargo, la aspirina y los AINEs pueden tener efectos adversos graves como hemorragias digestivas por gastritis o por úlcera péptica, además de daño en los intestinos y riñones. Por esta razón, la mayoría de los expertos no recomiendan tomar aspirina o AINEs sólo con el propósito de disminuir el riesgo de cáncer de colon, con excepción de situaciones especiales. Platica con tu médico para saber si en tu caso particular pudiera ser conveniente que tomes estos medicamentos como prevención.

La mejor forma de evitar la aparición del cáncer de colon es evitando los factores de riesgo, pero sobre todo llevando una buena alimentación y haciendo ejercicio periódicamente. Está demostrado que llevar una dieta rica en frutas y verduras puede disminuir el riesgo de este cáncer de forma importante (ver *Capítulo* 3).

CAPÍTULO DECIMOSEGUNDO
GAS INTESTINAL

Los gases del intestino

El gas en el aparato digestivo no es un tema muy atractivo de hablar para la mayoría de la gente. La verdad es que todos tenemos gases y los eliminamos de alguno u otro modo. Aunque el exceso de gas puede ser molesto, doloroso y, en ocasiones, socialmente vergonzoso, es raro que se relacione con alguna enfermedad.

Normalmente, el gas es eliminado del cuerpo como flatos a través del recto o como eructos a través de la boca. Estos dos mecanismos fisiológicos y necesarios permiten al cuerpo la eliminación normal del gas. Cuando el gas no sale del cuerpo fácilmente, puede acumularse en alguna parte del aparato digestivo causando sensación de incomodidad, dolor y distensión del abdomen. Inclusive pequeñas cantidades de gas pueden causar molestias a algunas personas que son muy sensibles a esta presión.

¿Cómo se producen los gases?

Si se obtuvieran simultáneamente muestras del aire de varias regiones del aparato digestivo, observaríamos que la composición varía ampliamente, sin embargo, existen cinco gases que representan el 99% del gas intestinal: nitrógeno, oxígeno, bióxido de carbono, hidrógeno y metano. Ninguno de estos tiene olor. El olor desagradable del excremento se debe a la presencia de gases en muy pequeñas cantidades, como el sulfuro de hidrógeno y el metanotiol. La nariz humana puede detectar el sulfuro de hidrógeno en concentraciones tan bajas como una mitad de parte por billón, así que pasar la más mínima cantidad de este gas puede llamar la atención.

La cantidad de gas normal en el aparato digestivo varía de 100 a 200 ml en estado de ayuno y un poco más después de consumir un alimento. La misma cantidad se ha encontrado en pacientes que se quejan de molestias atribuidas a gas intestinal. El gas es expulsado del cuerpo en promedio 600 ml/día en un rango de 200 a 1800 ml/día. Una persona sana con una dieta normal expulsa diariamente entre 10 y 20 flatos al día con un promedio de 16 ocasiones en 24 horas, aunque puede ser mayor la frecuencia con una dieta altamente productora de gas.

El aire sale del aparato digestivo por la boca como un eructo o a través del recto como un flato. En una situación típica, el aire deglutido permanece en el estómago por un corto tiempo y, si no es eructado, pasa hacia el intestino delgado en pequeñas cantidades en forma intermitente. Luego avanza rápidamente a través del intestino delgado impulsado por las contracciones rítmicas del aparato digestivo. Al llegar al colon, el aire se mueve más lentamente y se va combinando con el aire producido por las bacterias para finalmente salir por el ano en pequeñas cantidades.

En individuos normales, la mayoría del gas intestinal que sale como flatos es gas producido en el colon por las bacterias. Durante el sueño, prácticamente no deglutimos aire, pero sí se elimina por el ano una buena cantidad de flatos. Esto permite que en las mañanas exista una mínima cantidad de aire en el intestino y se va acumulando a través del día. La salida de gas a través de flatos es influida por muchos factores, como la cantidad de aire deglutido, lo que comemos y con qué frecuencia, así como el movimiento del intestino, todo lo cual es afectado por los alimentos, los medicamentos y el estrés.

El gas en el aparato digestivo tiene varios orígenes, aunque los más importantes son dos: el aire deglutido (tragado) y la producción bacteriana en el intestino grueso.

Aire deglutido o tragado

El aire deglutido (aerofagia) es la causa más importante de gas en el estómago. Cada vez que deglutimos algún alimento o tomamos algún líquido, pequeñas cantidades de aire entran al estómago. Éste puede aumentar cuando se come o se bebe rápidamente, al masticar goma de mascar, fumar cigarros, puros y pipas o usar placas dentales flojas. Algunos alimentos, como los merengues, los panes ligeros, las nieves y las bebidas carbonatadas, contienen mucho aire.

El nitrógeno y el oxígeno presentes en la atmósfera son los principales gases que entran al aparato digestivo a través del aire deglutido. La mayor parte del aire tragado es eliminado del estómago a través de eructos de tal forma que una cantidad relativamente pequeña pasa hacia el intestino delgado.

La postura corporal puede influir en la cantidad de aire que pasa hacia los intestinos. Cuando la persona se acuesta y adquiere una postura horizontal, se interfiere con la salida del aire a través del eructo. En cambio, estando sentado, la mayor parte del aire puede salir con facilidad por medio de eructos. En ocasiones, estos pueden ser muy frecuentes y ocurren cuando la persona ha tragado aire sin darse cuenta. A veces, los eructos se acompañan de reflujo del contenido del estómago hacia arriba por el esófago. Para aliviar esta sensación, la persona puede pasar saliva con mayor frecuencia lo que lleva a deglutir más aire y causar más eructos. Otra causa de eructos frecuentes es la gastritis, la cual puede ser el resultado de varios factores, como la bacteria llamada *Helicobacter pylori*, medicamentos irritantes, malos hábitos de alimentación y estrés, entre otras causas. El gas en el estómago que no es eliminado por eructos pasa a través del intestino, donde una parte es absorbida y el resto viaja por el intestino grueso para salir a través del recto como flatos.

Producción bacteriana intestinal

El aparato digestivo no realiza la digestión completa de algunos carbohidratos (azúcares, almidones y fibras) en el intestino delgado, por lo que estos pasan al intestino grueso, donde billones de bacterias –que normalmente se encuentran en esta área– los fermentan produciendo hidrógeno, bióxido de carbono y, en algunas personas, metano. La presencia de metano, que normalmente ocurre en una tercera parte de la gente, causa que el excremento flote en el agua, sin que esto tenga ningún significado.

Algunas bacterias en el intestino grueso pueden destruir el hidrógeno que otras producen y el balance entre estos dos tipos de bacterias puede explicar porque algunas personas tienen más gas que otras. Otra causa de producción de gas es un sobrecrecimiento bacteriano en el intestino delgado. Por ejemplo, las personas con diabetes, con el paso de los años su intestino delgado tiene movimientos más lentos; esto las predispone a sobrecrecimiento de bacterias normales, que no se consideran una infección. Estas bacterias en exceso pueden causar mala digestión de ciertos carbohidratos y otros nutrientes que pueden llevar a la formación de gas.

La mayoría de los alimentos que contienen carbohidratos pueden producir gas, mientras que las grasas y las proteínas producen menos gas. Los azúcares que producen mayor cantidad de gas son: rafinosa, lactosa, fructosa y sorbitol. Éstas se encuentran en varios alimentos. Es importante señalar que ciertos alimentos pueden producir gas en una persona, pero no causar gas en otra.

Alimentos que pueden causar gas

Muchos alimentos que contienen carbohidratos pueden causar gas. En contraste, las grasas y las proteínas producen menos. Sin embargo, hay que señalar que ciertas proteínas pueden intensificar el olor.

- **Legumbres.** Probablemente, las legumbres son uno de los alimentos que producen mayor cantidad de gas. Las legumbres contienen rafinosa, un carbohidrato complejo difícil de digerir por nuestro cuerpo. En este grupo, se incluyen los frijoles, las habas, las lentejas y la soya.
- **Productos lácteos.** Una causa común de exceso de gas intestinal es cuando la persona no tiene suficiente cantidad de una enzima intestinal llamada lactasa. Ésta se encuentra normalmente en el intestino delgado y se encarga de la digestión de la lactosa, el azúcar de la leche y otros productos lácteos. Cuando este azúcar no se digiere adecuadamente, pasa al intestino grueso, donde es fermentada por las bacterias formándose gas, lo cual puede causar flatulencia. A este problema se la llama intolerancia a la lactosa (ver *Capítulo* 13).
- **Cereales de grano entero (integrales).** Los cereales integrales contienen fibra, rafinosa y almidones; estos son digeridos por las bacterias

del intestino y pueden causar la formación de gas. El arroz blanco es el único cereal que prácticamente no produce gases.

- **Verduras.** Ciertas verduras, como la col, la coliflor, el brócoli, los espárragos, la calabaza, la papa, el camote, los nabos, los champiñones, la cebolla, la zanahoria, el apio, el ajo y los chícharos pueden producir gas. Todos estos alimentos son muy saludables por lo que es importante que platiques con tu médico antes de eliminarlos de la dieta.
- **Bebidas gaseosas y de frutas.** Todos los refrescos y bebidas carbonatadas pueden aumentar la cantidad de gas que deglutes. Generalmente, algo del aire puede salir en un eructo, pero otra parte del gas va al intestino. Muchas bebidas de frutas contienen jarabe de alta fructuosa como endulzante y ésta puede causar gas.
- **Frutas.** Varias frutas, como la pera, la manzana, la ciruela, el higo, las pasas de uva y el durazno pueden causar la formación de gas intestinal.
- **Dulces duros.** Al igual que las bebidas gaseosas, traer dulces en la boca provoca que deglutas aire extra que puede llegar hasta el intestino. Algunos dulces contienen sorbitol como endulzante, el cual también contribuye a la formación de gas intestinal.
- **Masticar chicle.** Masticar chicle causa que deglutas más aire. Algunas gomas de mascar contienen azúcares difíciles de digerir como el sorbitol, el manitol y el xilitol, que también contribuyen a la formación de gas.
- **Alimentos procesados.** Muchos alimentos procesados, como panes, botanas, cereales y aderezos para ensaladas contienen una variedad de ingredientes como lactosa y otros azúcares como el jarabe de alta fructuosa y azúcares similares que pueden causar gases.

¿Qué molestias causa el gas?

Aunque las quejas atribuidas al gas del aparato digestivo son muy frecuentes, rara vez es la verdadera causa de tales molestias. Los malestares más frecuentes causadas por los gases son: eructos, flatulencia (gases por el recto), distensión del abdomen, conocido como "envaramiento" y dolor abdominal.

Eructos

Un eructo ocasional es normal durante o después de una comida, ya que permite la salida de gas cuando el estómago está lleno de alimento. Algunas personas presentan eructos con mucha frecuencia, lo que puede deberse a que cada eructo va precedido de una maniobra de tragar aire; lo anterior provoca que entre aire en el esófago. En muchas ocasiones, esto se convierte en un hábito en donde la persona no se da cuenta que está deglutiendo aire. A veces, es tanto el gas que puede acumularse en el estómago que la molestia y la sensación de ahogo puede ser parecido a un ataque cardiaco.

En algunas personas, los eructos se presentan principalmente durante las comidas o inmediatamente después de éstas. En estos casos, puede deberse a malos hábitos, al ingerir alimentos o bebidas muy rápido, aspirar líquidos con popotes, o beber de botellas de boca estrecha. La ansiedad puede aumentar la deglución de aire, ya que es bien sabido que la deglución de saliva aumenta con el estrés y estados de ansiedad.

Flatulencia

Otra queja frecuente es el paso de mucho gas a través del recto (flatulencia). Puede causar molestia desde el punto de vista social, o a veces, la persona piensa que puede tener una enfermedad digestiva grave. Mucha gente no sabe que expulsar gas de 10 a 20 veces al día es completamente normal. En muy raras ocasiones, el exceso de gas puede ser el resultado de la digestión inadecuada de los azúcares o un trastorno de la microbiota intestinal.

Las personas normales y sin ninguna enfermedad pueden producir grandes cantidades de gas. Algunos azúcares cuya digestión es incompleta pasan al intestino grueso sin absorberse, donde las bacterias se encargan de su fermentación. Estos azúcares forman parte de la composición de verduras, frutas, cereales y legumbres. Una causa de gas intestinal y flatulencia es el consumo de sorbitol, xilitol y manitol, que son endulzantes artificiales empleados en alimentos dietéticos.

Distensión del abdomen

La distensión del abdomen (envaramiento o inflamación), en ocasiones, la gente la relaciona con el gas intestinal. Sin embargo, en múltiples investigaciones se ha encontrado que las personas que se quejan de estas molestias tienen cantidad y distribución normal del gas y no se encuentran datos de que haya una producción excesiva.

La distensión o inflamación del abdomen es causado por alteraciones del movimiento del intestino, que modifica el movimiento del gas a lo largo del aparato digestivo. Los trastornos del movimiento del intestino —como el colon irritable— se caracterizan por movimientos y contracciones irregulares del músculo del intestino. Estos trastornos causan una falsa sensación de acumulamiento de gas debido a una mayor sensibilidad del intestino a una cantidad normal de gas.

Algunas personas refieren dolor cuando el gas se encuentra en el intestino. A veces, el gas se estanca en el lado izquierdo del intestino grueso, y puede causar dolor parecido a un ataque cardiaco. Cuando el gas se acumula en el lado derecho del intestino, el dolor puede confundirse con apendicitis o cálculos de la vesícula.

Si la única molestia es el exceso de gas, lo más probable es que no exista ninguna enfermedad estructural. La molestia puede deberse simplemente a que tragas aire sin darte cuenta o porque haces la digestión de los alimentos de forma incompleta. Podría ser que tu intestino tenga el tipo de bacterias que producen mucho gas; esto puede variar de una persona a otra. Otra posibilidad es que tu intestino no logra eliminar el gas fácilmente, o bien, que tengas colon irritable, es decir, una cantidad de aire normal te causa molestias debido a un aumento en la sensibilidad del intestino grueso.

Tratamiento

Los métodos más comunes para disminuir las molestias del gas en el aparato digestivo son las siguientes: cambiar la dieta, disminuir la cantidad de aire tragado o tomar algunos medicamentos.

Cambio de dieta y estilo de vida

La mejor forma de controlar las molestias producidas por los gases es por medio de la dieta. Con un poco de paciencia, puedes identificar los alimentos que te producen gases. Trata de evitar los alimentos sospechosos de la producción del gas, lo cual se lleva a cabo por ensayo y error. Así puedes identificar los alimentos problemáticos y la cantidad que puedes tolerar. Para algunas personas, esto significa eliminar algunos alimentos sanos, como frutas, verduras y cereales integrales.

Evita los alimentos y gomas de mascar que contienen endulzantes artificiales, como el sorbitol. Debes entender que casi cualquier alimento o combinación de alimentos puede causar gas. Habla con tu médico para que no elimines alimentos saludables de tu dieta de forma innecesaria. En la mayoría de los casos, más que eliminar alimentos, lo mejor es consumirlos en cantidad moderada.

Otro modo de disminuir el gas es limitar los alimentos con muchas grasas, ya que causan distensión del abdomen. Los alimentos con poca grasa permiten que el estómago se vacíe más rápido y facilitan el movimiento del gas a través del intestino.

Si tu médico te diagnostica enfermedad celiaca, podría recomendarte una dieta libre de gluten. Para el diagnóstico de esta enfermedad, tu médico te podría indicar algunos exámenes de laboratorio o incluso una endoscopía digestiva superior para la toma de biopsias del intestino delgado y confirmar el diagnóstico de esta enfermedad.

La leche y sus derivados son alimentos que con mucha frecuencia son causa de gases intestinales. Si tu médico te diagnostica intolerancia a la lactosa, te podría recomendar una dieta sin lácteos para ver si mejoran tus molestias. Otra opción es tomar lácteos sin lactosa que se consiguen fácilmente en el mercado.

Si tu médico te diagnostica colon irritable, pudiera recomendarte una dieta especial como la dieta baja en FODMAP. Eliminando estos alimentos ricos en ciertos carbohidratos pudieran mejorar tus síntomas. Es posible que tu médico te indique algún medicamento antiespasmódico (ver *Capítulo* 9).

Se ha observado que los alimentos muy gaseosos –como los frijoles– pueden tolerarse mejor si antes de cocerse se colocan en agua durante una noche o cuando menos por ocho horas. A la mañana siguiente, se elimina esa agua y se cocinan con agua nueva. Al cocer los frijoles se recomienda agregarles ajo. Ya cocidos, una recomendación más es licuarlos. Con estos tres pasos se ha observado que la tolerancia a los frijoles mejora y la producción de gas disminuye notablemente para que puedas disfrutar de estos alimentos tan saludables.

La cantidad de gas que se produce de los alimentos no es la misma de persona a persona, por lo que los cambios en la dieta deben hacerse por ensayo y error, de tal forma que identifiques los alimentos que más te molestan, y así evitarlos o consumirlos en menor cantidad. Se sabe que la actividad física puede ayudar a promover la digestión y prevenir la flatulencia. Practica una caminata después de tomar alimentos como un modo para evitar el gas.

Alimentos con menor probabilidad de producir gases

Existen algunos alimentos que usualmente no producen gases. Pudieras recurrir a estos cuando necesites tener la confianza de que no pasarás alguna vergüenza por alguna flatulencia. Algunos ejemplos son los siguientes:

- **Productos de origen animal** Estos alimentos son los que producen menos gas en el intestino, sin embargo, pueden contribuir al mal olor de los gases. Se incluyen carnes rojas, carnes blancas y huevos.
- **Ciertos cereales.** Pan sin gluten, quinoa, linaza, arroz blanco y pan de harina de arroz.
- **Algunas verduras.** En pequeñas cantidades, como chícharos, espinacas, zanahoria, jícama, aguacate, okra, zucchini, lechuga y tomate (sin aderezos).
- **Algunas frutas.** En pequeñas cantidades, como melón, sandía, uvas, kiwi, piña y fresas.
- **Alimentos fermentados.** Como el kéfir y el yogur natural sin azúcares agregados.
- **Algunas botanas.** Como las nueces de nogal, almendras y macadamia.

- **Otros.** Canela, menta y jengibre.

La lista de alimentos "seguros" es muy limitada, por lo que no se puede hacer un plan dietético variado y saludable. Platica con tu médico o nutriólogo para ver otras opciones.

Gases con mal olor

Existen algunos alimentos que pueden causar gas con un olor muy desagradable. Esos alimentos contienen sulfuro y las bacterias del intestino lo convierten en sulfuro de hidrógeno que es el responsable del mal olor. Los alimentos que contienen más sulfuro y se asocian con gases mal olientes son los siguientes: huevos, carne de res, carne de puerco, repollo, col, brócoli, ajo, cebolla, rábano y alimentos altamente condimentados.

Los alimentos con sulfitos –conservador a base de sulfuro– también son problemáticos; los vinos y algunas frutas secas son algunos ejemplos. Existen alimentos que contienen sulfitos como conservador, sin embargo, a veces no se anuncia en la lista de ingredientes. Tomar cerveza libera bióxido de carbono, el cual puede causar flatos muy desagradables. En la gente que tiene intolerancia a la lactosa, consumir lácteos puede causar gases malolientes.

¿Cómo reducir el aire tragado?

Si te molesta el gas y tienes eructos muy frecuentes, trata de corregir algunos malos hábitos que aumentan el aire tragado cuando consumes tus alimentos y bebidas. ¿Soluciones simples? Come y bebe más despacio; come con la boca cerrada; evita los dulces y las gomas de mascar; no uses popotes; si fumas, deja de fumar; si usas dentadura postiza, revisa con tu odontólogo el ajuste correcto.

Deglutir menos aire puede ayudar a los síntomas causados por el gas, principalmente los eructos. Si tienes muchos eructos y además sientes acidez, pudiera ser que lo que tienes es reflujo gastroesofágico. Puedes tomar un antiácido que contenga simeticona, pero si la molestia es persistente, consulta con tu médico.

Medicamentos comunes para el gas intestinal

Existen algunos medicamentos que ayudan a disminuir las molestias relacionadas con el gas intestinal y se consiguen sin receta:

- **Simeticona.** También llamada dimeticona, se encuentra disponible sola (Espaven®) o en combinación con otros medicamentos, como algunos antiácidos y antiespasmódicos. Funciona uniéndose a las burbujas de aire en el estómago, facilitando que el gas pase a través del aparato digestivo. Puede aliviar las molestias de incomodidad y distensión abdominal causadas por el gas intestinal.
- **Carbón activado.** Puede ayudar a la eliminación del gas del intestino grueso cuando se toma antes y después de los alimentos. También pudiera ayudar a disminuir los flatos malolientes.
- **Lactasa.** Es una enzima disponible en gotas o tabletas que ayuda a la digestión de la lactosa en las personas con intolerancia a la lactosa. Se agregan algunas gotas a la leche que se desea tomar o se toma la tableta antes de tomar el lácteo. Lo anterior disminuye las molestias de la intolerancia a los lácteos, como gases y flatulencia. Hoy en día, se puede conseguir leche "deslactosada", la cual se procesa agregándole lactasa sin perder las demás propiedades de la leche.
- **Alfa galactosidasa.** Es una enzima disponible comercialmente en tabletas. Se utiliza para mejorar la tolerancia de algunos polisacáridos difíciles de digerir, principalmente de las legumbres. También puede ayudar a digerir mejor cereales y verduras. Puedes tomar esta enzima antes de comer estos alimentos.
- **Probióticos.** En algunos casos, los probióticos pueden disminuir las molestias del gas intestinal, como la flatulencia y la distensión abdominal. Platica con tu médico sobre esta opción de tratamiento.

¿Cuándo acudir con el médico?

Con los cambios en la alimentación o tomando algunos de los medicamentos mencionados puedes ayudar a aliviar las molestias del gas en el aparato digestivo. Si no sientes alivio, debes acudir con tu médico para que determine si existe o no alguna enfermedad seria, o para que te indique otros medicamentos más específicos. También debes hacer cita si notas que estás tomando medicamentos para el gas con mucha frecuencia.

Si te encuentras en los siguientes casos, es mejor que visites al profesional de la salud de tu confianza en cuanto te sea posible:

- Pasar más de 20 flatos al día
- Molestias de gas persistentes y severas
- Dolor abdominal severo o persistente
- Las molestias se presentan durante la noche y te despiertan
- Sangre en el excremento
- Pérdida de peso sin estar haciendo una dieta de reducción
- Edad avanzada
- Un cambio de tu hábito regular de evacuaciones
- Agruras, diarrea o vómitos persistentes

La mayoría de la gente con molestias de gas intestinal no requiere estudios de diagnóstico. Sin embargo, estos signos y síntomas pueden indicar una enfermedad del aparato digestivo, por lo que quizá tu médico te indique algún tipo de estudio, como exámenes de sangre y de heces. Pudiera ser necesario algún estudio de radiología o de endoscopía según las molestias que tengas. Los gases intestinales llegan a ser vergonzosos, pero es importante que no dejes que la vergüenza te impida visitar a tu médico.

CAPÍTULO DECIMOTERCERO

INTOLERANCIA A LA LACTOSA

¿Qué es la intolerancia a la lactosa?

Con cierta frecuencia, recibo en mi consultorio a pacientes que se quejan de molestias crónicas del aparato digestivo, como gases, distensión abdominal o diarrea. En ocasiones, estas personas han gastado mucho tiempo y dinero en estudios para averiguar si tienen alguna úlcera o algún tipo de colitis, incluso han considerado tener un problema "nervioso". Sin embargo, cuando eliminan los lácteos de su dieta, notan que desaparecen todos sus síntomas, los cuales quizá estuvieron presentes por años.

La intolerancia a la lactosa es una condición que resulta de la incapacidad para hacer la digestión de la lactosa; esta última es el principal azúcar de la leche y de los productos lácteos. La incapacidad para digerir la leche surge por falta de la enzima lactasa. Normalmente, la lactasa se produce en las paredes del intestino delgado y se encarga de partir la lactosa en partículas más pequeñas para que pueda ser absorbida hacia la sangre.

La intolerancia a la lactosa varía dependiendo de la raza y del país. En México, se calcula que alrededor del 60% de la gente tiene cierto grado de intolerancia; incluso se menciona que en algunas zonas de México esta incidencia pudiera ser hasta del 75%. De acuerdo con lo anterior, 6 o 7 de cada 10 mexicanos pueden tener molestias digestivas cuando toman leche o productos lácteos.

Entre las personas de países asiáticos y africanos, esta incidencia puede superar el 75%, mientras que, en el centro y el norte de Europa, llega al 15%. Entre los estadounidenses, la intolerancia muestra distintos porcentajes: 20% en los blancos, 50% en los hispanos, 70% en los negros y más del 90% en los nativos americanos.

La intolerancia a la leche en humanos sucede igual que en los demás mamíferos terrestres: disminuye la enzima lactasa en el intestino a medida que crecemos. Si analizamos la intolerancia a la leche en los diferentes grupos de población, se podría decir que es lo "normal", ya que afecta casi a tres cuartas partes de la población mundial. En cierto modo, las personas que toman leche y no tienen molestias, son los "anormales". Algunos estudios han demostrado que el hombre está genéticamente programado para disminuir la producción de lactasa a partir del segundo año de vida. Llama la atención que el hombre es el único animal que sigue tomando leche después de ser destetado. Todos los mamíferos toman leche de su madre durante la fase inicial de su vida, pero una vez destetados, se mantienen con otros alimentos durante el resto de sus vidas.

Las personas con falta de esta enzima pueden tolerar pequeñas cantidades de leche sin que se presenten síntomas, es decir, tienen cierto nivel de tolerancia. Estas mismas personas pueden presentar molestias cuando toman mayores cantidades, nivel a partir del cual se consideran intolerantes a la leche. La falta de lactasa no produce ninguna enfermedad grave, aunque puede generar molestias persistentes y desagradables. El grado de intolerancia a la leche puede variar de una persona a otra, pero los casos de intolerancia completa son muy raros.

Cuando existe falta de lactasa, el azúcar de la leche no se digiere en el intestino delgado, por lo que avanza al intestino grueso. Una vez ahí, las bacterias normales la fermentan produciendo ácidos grasos, bióxido de carbono e hidrógeno. Además, la leche no digerida atrae agua al intestino, lo cual produce diarrea o evacuaciones blandas.

Síntomas

Los síntomas más frecuentes se presentan entre 30 minutos a dos horas después de haber tomado leche o productos lácteos. A continuación, te menciono algunos de ellos:

- Dolor abdominal y retortijones
- Sensación de "llenura" abdominal
- Gases
- Diarrea
- Ruidos y "gruñidos" en el abdomen

- Náuseas
- Vómitos

Los síntomas pueden variar entre leves y severos; esto depende según la cantidad de lácteo tomado y la cantidad de lactasa que la persona produce en su intestino. La mejor manera de saber si uno es intolerante a los lácteos es por ensayo y error. Trata de eliminar la leche y sus derivados por lo menos dos semanas y pon atención a tus síntomas; procura llevar un diario de alimentos y síntomas para buscar alguna relación. Si el cambio de la dieta no mejora tus molestias, debes acudir con tu médico para que te valore. Algunas personas que padecen colon irritable también tienen intolerancia a la lactosa. En estos casos de colitis, los síntomas mejoran con una dieta baja en lácteos.

Tipos de intolerancia a la lactosa

Existen varios tipos de intolerancia a la lactosa y cada uno tiene diferente causa. A continuación, comparto contigo más detalles sobre cada uno estos tipos:

Intolerancia a la lactosa primaria (resultado normal del envejecimiento)

Afecta al 75% de la población mundial, aunque no todos desarrollan síntomas de intolerancia a la lactosa. Los recién nacidos tienen suficiente lactasa para la digestión de la leche materna, sin embargo, la deficiencia se desarrolla con el paso del tiempo. Después de los dos años de edad, el intestino comienza a producir menos lactasa, aunque los síntomas pueden iniciar hasta la adolescencia o en la edad adulta. La disminución de la producción de lactasa en el intestino es gradual.

Intolerancia a la lactosa secundaria

Enfermedades intestinales –como la enfermedad celiaca y la enfermedad de Crohn– o alguna cirugía de los intestinos pueden dañar al intestino delgado y causar una producción menor de lactasa. Otras causas de intolerancia a la lactosa secundaria pueden ser algunos medicamentos o radioterapia usados en el tratamiento de cáncer. La intolerancia a la leche llega a ser temporal, por ejemplo, en una gastroenteritis aguda, viral o bacteriana, en donde la infección daña la pared del intestino y se disminuye la cantidad de enzima que se produce. Por esta razón, en las diarreas agudas se recomienda evitar los lácteos por algunos días. Otra causa de intolerancia a la leche es el alcoholismo crónico, ya que el alcohol lesiona la pared intestinal. Los síntomas de intolerancia a la lactosa secundaria se mejoran en la mayoría de los casos cuando la enfermedad de la pared del intestino se recupera o se elimina el factor que está dañando la pared intestinal.

Deficiencia de lactasa congénita

Esta es una enfermedad hereditaria muy rara que se debe a una mínima o completa ausencia de producción de lactasa desde el nacimiento. Los síntomas aparecen tan pronto como se inicia la alimentación con leche, ya sea de la madre o leche de fórmula que contenga lactosa. Se produce diarrea persistente cada vez que el bebé se alimenta. Si no se diagnostica oportunamente, esta enfermedad adquiere gravedad debido a que la diarrea puede causar deshidratación y pérdida de electrolitos. La deficiencia de lactasa congénita mejora fácilmente con fórmula de leche sin lactosa en lugar de leche.

Deficiencia de lactasa por nacimiento prematuro

Este tipo de intolerancia a los lácteos ocurre en bebés nacidos en menos de 34 semanas de embarazo. Debido al nacimiento prematuro, el intestino delgado no produce suficiente cantidad de lactasa. Sin embargo, va mejorando a medida que el intestino va madurando.

Intolerancia a la lactosa vs. alergia a la leche

La intolerancia a la lactosa y la alergia a la leche son dos problemas muy diferentes. La intolerancia a la lactosa se origina por un problema para digerir la lactosa, que es el azúcar natural de la leche. Como resultado, la leche no se puede digerir en el intestino adecuadamente y se presentan síntomas, como náuseas, gases, distensión abdominal y diarrea. Aunque es una condición que puede generar molestias, no pone en riesgo la vida.

En cambio, la alergia a la leche es un problema más serio. Ésta es causada por una reacción del sistema inmunológico a una o más proteínas de la leche. Cuando se consume un producto con proteínas de la leche, se desencadena una reacción alérgica. Los síntomas pueden ser leves, como urticaria, comezón o hinchazón. Sin embargo, la reacción alérgica puede ser severa y provocar dificultad para respirar y pérdida de conciencia. Una reacción alérgica a un alimento puede poner en riesgo la vida.

Generalmente, la alergia a la leche aparece durante el primer año de vida del bebé y es muy raro que se presente en los adultos. Por otro lado, la intolerancia a la lactosa aparece hasta la adolescencia o en adultos la mayoría de las veces.

¿Cómo se diagnostica la intolerancia a la lactosa?

Si sospechas que puedes tener intolerancia a la lactosa, elimina de tu dieta la leche y todos sus derivados cuando menos por dos semanas. Asegúrate de que los alimentos procesados no contengan leche en sus ingredientes. Si notas que te sientes mejor y disminuyen tus molestias digestivas, puedes hacer una prueba de provocación para poder saber cuáles son los productos lácteos y cuánta cantidad debes evitar para no tener molestias. Tu médico puede indicarte otras pruebas más específicas, para confirmar el diagnóstico de intolerancia a la lactosa.

- **Prueba de tolerancia a la lactosa.** Esta prueba se realiza en ayunas, luego te dan a tomar un líquido que contiene lactosa. Posteriormente, te toman muestras de sangre en un periodo de dos horas para medir la glucosa (azúcar). Esto determina la capacidad de digestión de la leche y su absorción. Cuando la leche llega al intestino, la lactasa fragmenta a la lactosa en dos azúcares: glucosa y galactosa. Cuando el hígado convierte la galactosa en glucosa, se detecta una elevación de ésta en la sangre. Si la lactosa no se absorbe adecuadamente, el nivel de glucosa en la sangre no se eleva, confirmándose el diagnóstico de intolerancia a la lactosa. Debido a que se toman varias muestras de sangre, esta prueba se considera poco recomendable e incómoda para los niños. Una variante de ésta es la prueba de tolerancia a la leche, en la cual te dan a tomar 500 ml de leche para realizar las mediciones de glucosa en sangre, igual que en la prueba anterior.

- **Prueba de hidrógeno en el aliento.** Ésta es una prueba menos molesta y consiste en la medición del hidrógeno que se encuentra en el aliento. Cuando la leche que no se digirió llega al intestino, allí es fermentada por las bacterias y se forman varios gases, incluyendo el hidrógeno. Este gas es absorbido por el intestino, pasa hacia la sangre y de allí a los pulmones, de donde es eliminado a través del aire exhalado. Normalmente, el hidrógeno existe en muy poca cantidad en el aire exhalado. En esta prueba, te dan a tomar una bebida con lactosa y luego te analizan el aliento para medir la cantidad de hidrógeno. Si se encuentran niveles altos, indica que hay una digestión inadecuada de la leche en tu intestino. Esta prueba es muy precisa para determinar si tienes intolerancia a la lactosa. Ciertos alimentos, medicamentos y el tabaquismo pueden afectar el resultado por lo que pudiera ser que te indiquen evitarlos antes de la prueba.

La prueba de tolerancia a la lactosa y la prueba del aliento no se recomiendan en niños pequeños por el riesgo de diarrea intensa y que puedan deshidratarse durante la prueba. Cuando se trata de un niño pequeño, se recomienda inicialmente cambiar la leche de vaca por una de soya y observar su tolerancia. En caso necesario, se puede realizar una prueba de la acidez del excremento. La leche no digerida fermentada en el intestino produce ácido láctico y otros ácidos grasos de cadena corta que pueden ser detectados por la acidez que causan en el excremento.

En raras ocasiones, puede ser necesaria una biopsia del intestino para valorar la presencia de la enzima lactasa en las paredes intestinales. En realidad, casi nunca es necesario hacer pruebas especiales para el diagnóstico de intolerancia a la lactosa. Una persona con los síntomas característicos, asociados con consumo de productos lácteos, es suficiente para intentar una dieta baja en estos alimentos y valorar si desaparecen los síntomas.

Tratamiento

Cambio de dieta. Hoy en día, no existe ninguna forma de hacer que tu cuerpo produzca más lactasa. El tratamiento principal para la intolerancia a la lactosa es la modificación de la dieta. La tolerancia a la leche varía de una persona a otra, por lo que siempre es importante definir el nivel de tolerancia de cada individuo agregando pequeñas cantidades de lácteos a una dieta sin lácteos. La mayoría de la gente pueden tolerar de 5 a 8 gr de lactosa, que equivale a media taza de leche. Generalmente, la leche se tolera mejor cuando se combina con otros alimentos.

Se ha observado que el yogur se puede tolerar mejor que la leche. Esto se debe a que las bacterias que participan en la producción del yogur ayudan a digerir la lactosa de tal forma que ya no queda mucha qué digerir. Cabe mencionar que la tolerancia del yogur puede variar según la marca y el modo de procesamiento. Es mejor el yogur natural con bacterias vivas, no congelado y sin sabor. La mayoría de los yogures congelados tienen bacterias muertas por lo que la actividad de la lactasa disminuye. Algunos productos lácteos contienen menos lactosa. Puedes tratar algunos quesos duros, como el cheddar, el suizo y el parmesano, ya que generalmente no causan síntomas. Los productos lácteos reducidos en grasas típicamente contienen menos cantidad de lactosa.

La leche y los productos lácteos son una fuente importante de calcio por lo que no se recomienda eliminarlos completamente a menos que sea necesario. Se sugiere que la dieta sea baja en lactosa, pero no estrictamente sin lactosa. Hay que mencionar que algunas personas sí necesitan eliminar completamente la lactosa porque, aún en pequeñas cantidades, ésta les causa molestias.

Productos con lactasa. Hay algunas personas que tienen problemas aún con pequeñas cantidades de lactosa, en cuyo caso, se recomienda que tomen lactasa en gotas o cápsulas, la cual se puede conseguir sin receta en las farmacias. Para evitar las molestias, puedes tomar de una a tres cápsulas de lactasa antes de tomar los productos lácteos. También puedes agregar gotas de lactasa a la leche antes de tomarla. La lactasa divide las moléculas de lactosa, lo que permite una mejor tolerancia de estos alimentos y disminuye el riesgo de presentar molestias.

Actualmente, en los supermercados se puede conseguir leche y productos lácteos "deslactosados", mismos que contienen menos lactosa, por lo tanto, son de fácil digestión. A estos productos sin lactosa se les ha agregado lactasa, la cual ayuda a que se facilite su digestión en el intestino. Los productos lácteos sin lactosa contienen todos los demás nutrientes que normalmente contiene la leche.

¿Cómo compensar tu nutrición?

La leche es un alimento completo y con alto valor nutritivo, a su vez, conforma una importante fuente de calcio. También contiene riboflavina, fósforo, magnesio, vitamina B12 y algunos otros nutrientes. El más importante de estos nutrientes es el calcio, ya que se requiere para el crecimiento y la reparación de los huesos a lo largo de nuestras vidas. Una falta de calcio en la dieta puede causar que los huesos se vuelvan porosos y frágiles (osteoporosis). El calcio también es esencial para que la sangre coagule adecuadamente, los nervios y los músculos funcionen correctamente y el corazón lata normalmente.

El consumo recomendado de calcio es de 1,000 mg al día para la mayoría de los adultos. También se recomienda que las mujeres mayores de 50, y hombres y mujeres mayores de 70 obtengan 1,200 mg de calcio al día. Mientras, los niños de 4 a 18 años deben obtener 1,300 mg. Sin embargo, un gran porcentaje de la población no consume suficiente calcio. Si bien es cierto que los alimentos más ricos en calcio son los lácteos –como la leche, el queso y el yogur– existen muchos otros que también contienen una buena cantidad de calcio.

La falta de calcio no es la única causa de osteoporosis; otros factores que pueden causar este problema son la edad, falta de ejercicio, medicamentos como cortisona, alcoholismo y tabaquismo, entre otros. Se debe recordar que la vitamina D interviene junto con el calcio en el buen funcionamiento de los huesos y que la vitamina D se activa en la piel con los rayos solares.

Si tienes intolerancia a la lactosa y te gustan mucho los lácteos, puedes agregar lactasa a tus lácteos o bien tomarlos sin lactosa. Si no deseas hacer esto, elimina los lácteos de tu alimentación, pero asegúrate de consumir suficiente calcio de otras fuentes. Los lácteos no son indispensables. De hecho, se ha observado que los vegetarianos puros no tienen mayor riesgo de osteoporosis y no parece que tengan huesos más frágiles que el resto de la población.

Si tienes intolerancia a la lactosa, no necesariamente tienes que consumir leche y productos lácteos para obtener el calcio suficiente para mantener una nutrición adecuada. En este caso, es importante que incluyas en tu dieta suficiente calcio, aunque no sea de productos lácteos. Algunos pescados contienen mucho calcio, como la sardina, los ostiones, los camarones y el salmón. Muchos otros alimentos también contienen calcio, como el brócoli, la col, las espinacas, la lechuga, los espárragos y el ruibarbo, así como los frijoles y las lentejas. También las nueces, las almendras, el amaranto y los higos son ricos en calcio. Una fuente importante de calcio —principalmente en México— son las tortillas de maíz. Como ya he mencionado, el yogur natural es una buena fuente de calcio para los que tienen intolerancia a la leche a pesar de ser un producto lácteo.

Si piensas que no estás tomando suficiente calcio o que pudieras tener bajos niveles de vitamina D en la sangre, tu médico te podría indicar algún suplemento de calcio o de vitamina D si fuera necesario. Las mujeres deben platicar con su médico para ver cuánto calcio necesitan en su dieta. Si no toleran los lácteos, deben considerar otras alternativas de alimentos que les puedan ayudar para complementar el calcio requerido. Es muy importante que te mantengas físicamente activo. La actividad física ayuda a mantener tus huesos saludables y músculos fuertes.

La leche "escondida"

En ocasiones, la lactosa se agrega a alimentos que no son productos lácteos. Es importante que las personas que tienen muy poca tolerancia a la leche conozcan cuáles alimentos tienen lactosa, aún en pequeñas cantidades. Lee todos los ingredientes de la etiqueta y observa si se mencionan las siguientes palabras: lácteo, caseína, leche en polvo, suero de leche o leche cuajada.

Los alimentos que pueden contener leche escondida son: panes, pasteles, sopas instantáneas, margarina, galletas, aderezos de ensaladas, mayonesas, bebidas envasadas (batidos), waffles congelados, cereales procesados y algunos dulces. Hay muchos medicamentos que contienen pequeñas cantidades de lactosa, como algunas tabletas anticonceptivas, antiácidos, vitaminas y otros. Generalmente, el contenido de lactosa en estos alimentos sólo afecta a la gente que tiene una intolerancia a la lactosa muy severa.

CAPÍTULO DECIMOCUARTO
ENFERMEDAD DIVERTICULAR DEL COLON

¿Qué es la diverticulosis y la diverticulitis?

La enfermedad diverticular del colon se compone de dos condiciones: la diverticulosis y la diverticulitis. La primera ocurre cuando se forman pequeños defectos en el músculo de la pared del intestino grueso; estos ocasionan la formación de pequeñas bolsas que crecen hacia afuera de este órgano.

Los divertículos tienden a formarse en donde los músculos del colon son más débiles, que es el sitio donde entran los vasos sanguíneos. Los divertículos pueden ocurrir en cualquier parte del colon, sin embargo, en los países de occidente, la gran mayoría se forman en el colon izquierdo, principalmente en el sigmoides.

La diverticulosis es un padecimiento muy común y afecta a hombres y mujeres por igual. Se calcula que el 35% de la población mayor de 50 años –o incluso más jóvenes– lo padece. Esta condición se hace más común a medida que avanza la edad, de tal forma que más del 60% de la población mayor de 60 años tiene divertículos en el colon. La gran mayoría de las personas con diverticulosis nunca desarrollan síntomas originados por los divertículos. Se calcula que entre un 10% a 25% de la gente con diverticulosis presentan diverticulitis en algún momento de sus vidas.

La diverticulitis (inflamación de un divertículo) ocurre cuando tienes diverticulosis y una o varias de las bolsitas se inflaman, lo cual puede llevarte a complicaciones graves.

¿Cuáles son las causas?

Los científicos no han encontrado las causas exactas de la diverticulosis y la diverticulitis. Se piensa que existen múltiples factores que podrían llevar a la formación de los divertículos o a su inflamación.

- **Dieta baja en fibra**. Uno de los factores que explican la formación de divertículos en el colon es la alimentación baja en fibra. Se ha observado que este padecimiento es más común en los países de occidente, incluyendo Norteamérica y Europa, mientras que es menos común en Asia y muy raro en África. Estas observaciones han llevado a los investigadores a la teoría de la fibra; señalan que en los países de occidente la alimentación es altamente refinada y con muy poca fibra, lo que se piensa sea la causa de esta enfermedad. En cambio, en los países asiáticos y africanos, donde llevan una alimentación rica en frutas, verduras, legumbres y cereales integrales no procesados, este padecimiento es poco común. Una dieta alta en fibra se relaciona con menor riesgo de complicaciones de la diverticulosis. En 2011, la *British Medical Journal* publicó una investigación sobre la asociación entre las dietas altas en fibra y las dietas vegetarianas con el riesgo de desarrollar y morir de enfermedad diverticular; se examinaron las dietas de 47,033 hombres y mujeres del *European Prospective Investigation into Cancer and Nutrition* (EPIC) *Oxford Study Cohort*. Los investigadores encontraron que los vegetarianos y los individuos con dietas altas en fibra tenían menor riesgo de desarrollar diverticulosis y sus complicaciones comparado con las personas que comían mucha carne. Este estudio indica que la fibra dietética juega un rol importante en la prevención de la enfermedad diverticular del colon.
- **Consumo alto de carne roja**. Varios estudios han encontrado que el consumo frecuente de carne roja aumenta el riesgo de diverticulitis. Recientemente, un grupo de médicos dirigido por el Dr. Andrew Chan del *Massachusetts General Hospital* de Boston investigaron la relación entre los factores dietéticos con la diverticulitis. Específicamente, se enfocaron en el consumo de carne roja, aves y pescado en 46,500 hombres del *Health Professional Follow-Up Study*. Los participantes de 45 a 75 años de edad fueron seguidos desde 1986 hasta 2012. En este estudio, se concluyó que el consumo de carne roja aumentaba el riesgo de diverticulitis mientras que el consumo de carne blanca –pollo y pescado– no se asoció con esta enfermedad.

- **Mayor edad**. Otro factor que se señala como causa de la enfermedad diverticular del colon es la edad: a más años, es más probable que aparezcan los divertículos. Sin embargo, hoy en día cada vez hay más casos de diverticulitis en personas menores de 40 años y en estos pacientes se ha encontrado que tienen mayor riesgo de complicaciones.
- **Herencia**. Algunos estudios realizados con gemelos han encontrado que los genes pudieran aumentar la probabilidad de desarrollar diverticulosis y diverticulitis.
- **Obesidad**. Tener sobrepeso y obesidad es un factor de riesgo para desarrollar diverticulitis. También se ha demostrado que la obesidad aumenta el riesgo de sangrado diverticular.
- **Falta de actividad física**. Varias investigaciones han demostrado que la actividad física disminuye el riesgo de formación de divertículos en el colon. Las personas que se ejercitan menos de 30 minutos al día tienen un riesgo mayor.
- **Tabaquismo**. Investigaciones demuestran que el tabaquismo se relaciona con que las personas con diverticulosis tengan síntomas o complicaciones.
- **Medicamentos**. El consumo frecuente de antiinflamatorios no esteroideos, como la aspirina, el ketorolaco, el naproxeno, el ibuprofeno y el meloxicam, así como el consumo de medicamentos esteroides aumentan el riesgo de diverticulitis.
- **Falta de vitamina D**. Las personas con bajos niveles de vitamina D tienen mayor riesgo de diverticulitis complicada.

Síntomas de diverticulosis

La gran mayoría de la gente con diverticulosis nunca presenta síntomas y no requieren tratamiento. Sin embargo, algunos de los síntomas podrían ser: "llenura" abdominal, diarrea, estreñimiento o dolor abdominal. Estas molestias pueden confundirse con los síntomas de colon irritable o incluso una úlcera péptica. Si eres mujer, los malestares pueden confundirse con problemas ginecológicos. Si tienes estos síntomas de forma persistente, es importante que consultes con tu médico.

Síntomas de diverticulitis

La inflamación de uno o varios divertículos se debe a una infección causada por las bacterias de las heces del intestino, las cuales existen en cientos de millones. Lo que no está muy claro es el motivo por el que algunos divertículos se infectan y se inflaman mientras que otros no.

Si la inflamación es severa, se puede hacer un pequeño hoyo en la pared del saco diverticular permitiendo que las bacterias causen inflamación alrededor del divertículo. En la mayoría de los casos, el sistema inmune contiene esta infección y la limita a un área pequeña en torno al divertículo por fuera de la pared del colon. A veces, la infección puede extenderse y convertirse en un absceso; en casos graves, afecta toda la cavidad abdominal en una complicación llamada peritonitis.

El dolor es el síntoma más común de la diverticulitis. Típicamente, el dolor se presenta en la parte inferior izquierda del abdomen debido a que este sitio del colon es el que más suele inflamarse. Sin embargo, pudieran inflamarse otras áreas, incluso del lado derecho del colon. Normalmente, el dolor abdominal es intenso y puede ser de aparición repentina, aunque también puede ser leve y empeorar a través de los días. Los síntomas más comunes de la diverticulitis son los siguientes:

- Dolor abdominal
- Fiebre, calosfríos, sudoración
- Náuseas, vómitos
- Pérdida del apetito
- Sensación de “llenura” abdominal
- Molestias urinarias, como orinar con mayor frecuencia o ardor
- Estreñimiento
- Diarrea

¿Cómo se diagnostica la diverticulitis?

El diagnóstico de la enfermedad diverticular lo realiza tu médico a través de una historia clínica y un examen físico. Tu médico te preguntará las características del dolor, si tienes otras enfermedades y si estás tomando medicamentos. Puede ser necesaria la realización de exámenes de sangre, orina y excremento. En las mujeres, puede ser necesario un examen pélvico e incluso una prueba de embarazo. En ocasiones, se indican otros estudios, como los siguientes:

- **Tomografía computarizada (TC).** La tomografía computarizada del abdomen es el estudio más usado por los médicos para diagnosticar diverticulitis. Puede utilizarse medio de contraste tomado o intravenoso.
- **Colonoscopía**. Este procedimiento se puede indicar para confirmar el diagnóstico de diverticulosis o diverticulitis, así como para descartar otros problemas, por ejemplo: pólipos, cáncer u otras enfermedades inflamatorias del colon. Usualmente, la colonoscopía se realiza uno o dos meses después de que el tratamiento haya mejorado la diverticulitis. La colonoscopía de seguimiento es importante que se realice, a menos de que ya se hubiese realizado este procedimiento antes del episodio de diverticulitis y no se hubieran encontrado otros problemas (ver *Capítulo* 17).
- **Colon por enema de bario.** Este procedimiento de rayos X se puede indicar para el diagnóstico de diverticulosis o diverticulitis. También tiene utilidad para descartar otros problemas del colon. Generalmente, se indica en casos de diverticulitis leve cuando el diagnóstico está en duda. No se realiza durante un episodio de diverticulitis severa por el riesgo de complicaciones. El colon por enema es un estudio antiguo que ha sido reemplazado cada vez más por la tomografía computarizada del abdomen, el cual es un estudio mucho más preciso en el diagnóstico de diverticulitis.

Tratamiento de la diverticulitis

El tratamiento que el médico indique depende de la severidad de la diverticulitis. El manejo se basa en eliminar la infección y la inflamación, poner al colon en descanso y prevenir o minimizar las complicaciones. La infección e inflamación de los divertículos es causado por bacterias, por ello, los antibióticos son una parte fundamental del tratamiento. Los antibióticos que se indican pueden ser uno o varios y los más utilizados son ciprofloxacino (Ciproxina®), metronidazol (Flagyl®), moxifloxacino, amoxicilina con ácido clavulánico y otros más. Los antibióticos que indique el médico pueden variar dependiendo de las alergias, las resistencias a antibióticos y otras consideraciones en el paciente.

Un ataque leve de diverticulitis –sin ningún otro problema– suele mejorar con un tratamiento de reposo en casa, antibióticos tomados por vía oral y una dieta líquida por varios días. Si los síntomas mejoran, el médico recomendará agregar gradualmente alimentos sólidos bajos en fibra a la dieta.

Cuando el ataque de diverticulitis es severo, puede ser necesario el internamiento en un hospital y la administración de antibióticos y analgésicos intravenosos. Al inicio, es posible que el paciente deba realizar ayuno absoluto para poner en reposo al intestino. Posteriormente, la dieta puede ser solamente a base de líquidos y luego se ofrece una dieta baja en fibra por un corto tiempo. Cuando el episodio de diverticulitis pasa y los síntomas ceden, se va cambiando gradualmente a una dieta rica en fibra recomendada en la diverticulosis. Si el periodo de tiempo en ayuno se prolonga, en casos de diverticulitis severa, puede ser necesario la administración de alimentación artificial intravenosa.

Una vez que se presente un ataque de diverticulitis, existe un 40% de probabilidad de que haya un segundo cuadro de diverticulitis. Si de nuevo se presentan episodios de diverticulitis, el médico debe considerar una cirugía, pero esa decisión se toma dependiendo de cada caso.

Complicaciones de la diverticulitis

Aproximadamente, un 25% de las personas con diverticulitis presentan complicaciones, como abscesos, perforación, peritonitis, fístulas y obstrucción del intestino grueso. Todas éstas requieren un tratamiento oportuno para evitar que empeoren y terminen en una enfermedad grave o fatal. Los síntomas de una diverticulitis complicada pueden ser dolor abdominal, fiebre, sangrado en las evacuaciones, náuseas y vómitos. Si tienes una diverticulitis complicada, es probable que te indiquen internamiento en un hospital para tratamiento. Seguramente, te administrarán antibióticos intravenosos. El resto del tratamiento dependerá de la complicación.

Absceso y flemón. Un absceso es una colección definida llena de pus. Un flemón es un área infectada, pero con bordes menos definidos que el absceso. Tanto el absceso como el flemón se forman en la pared del colon y los síntomas pueden ser fiebre alta, dolor abdominal, náuseas, vómitos y elevación de los glóbulos blancos en un examen de sangre. Si el absceso es pequeño, el tratamiento es a base de antibióticos intravenosos. Si el absceso es grande, además de los antibióticos intravenosos, se realiza un procedimiento llamado "drenaje percutáneo". Éste consiste en drenar el pus utilizando catéteres especiales que, guiados por ultrasonido o tomografía computarizada, se insertan a través de la pared abdominal para drenar el pus del absceso. A veces, puede ser necesaria la cirugía para eliminar el pus y el tejido infectado.

Perforación y peritonitis. La diverticulitis produce pequeñas perforaciones en la pared del divertículo produciendo una inflamación muy limitada alrededor de la pared abdominal. Si la perforación es mayor, se forma un hoyo en la pared del divertículo y de ahí sale materia fecal hacia la cavidad abdominal; en ese momento, se inicia un proceso llamado peritonitis. Los síntomas de la peritonitis son dolor abdominal severo, fiebre, náuseas, vómitos, rigidez de los músculos del abdomen e hipotensión arterial. El tratamiento de la peritonitis es con antibióticos intravenosos potentes y se debe valorar una cirugía de emergencia para eliminar la parte dañada del colon y limpiar la cavidad abdominal. Con esta cirugía, se elimina la parte del colon afectada y reconectan los extremos no inflamados. Si se elimina una parte del colon y no se pueden reconectar los extremos sanos, entonces se realiza una colostomía. Ésta consiste en crear una salida del excremento por un orificio en la pared abdominal y se colecta en una bolsa. La colostomía suele ser temporal, pero también puede ser permanente.

Fístula. Se le llama fístula a una conexión anormal a través de un túnel entre dos órganos o entre un órgano y la piel. En el caso de la diverticulitis, la infección puede extenderse a un órgano adyacente, o bien, hacia la piel y establecerse una fístula. Normalmente, estas fístulas se comunican hacia el intestino delgado, la vejiga urinaria o hacia la vagina. Los síntomas dependen del tipo de fístula. Cuando se hace una fístula entre el colon y la vejiga urinaria, se producen infecciones repetidas de las vías urinarias o incluso puede salir aire intestinal con la orina. Las fístulas generalmente requieren cirugía para ser reparadas, limpiar el área afectada y, en ocasiones, resecar la parte del colon afectado. Esta complicación es menos común que los abscesos y menos urgente que la peritonitis.

Obstrucción intestinal. Es otra complicación que no es muy común y se presenta cuando existen infecciones diverticulares que se repiten. Esto puede provocar la formación de estrecheces y éstas, a su vez, pueden causar obstrucción del intestino grueso. Cuando sucede, el excremento no puede avanzar por el intestino produciendo dolor abdominal importante, vómitos y fiebre. Generalmente, requiere de una cirugía para resecar el colon afectado.

Sangrado diverticular

La diverticulitis es la principal complicación de la diverticulosis. La otra complicación es el sangrado. Cuando un divertículo sangra, puede aparecer sangre en la evacuación, o bien, la evacuación se observa de un color rojo vinoso. Normalmente, no hay dolor abdominal.

En la mayoría de los casos, el sangrado diverticular es leve y se detiene espontáneamente sin requerir tratamiento. En otros casos, el sangrado puede ser abundante, por lo que debes ir a un hospital de emergencia. Una hemorragia diverticular severa puede requerir trasfusiones de sangre, administración de sueros intravenosos y otros cuidados especiales. Puede indicarse una colonoscopía para tratar de aplicar un tratamiento directamente en el sitio de sangrado. En otras ocasiones, se realiza un procedimiento de rayos X (angiografía), que consiste en colocar un catéter en una arteria –generalmente en la ingle– y se inyecta un medio de contraste para visualizar el sitio de sangrado. Localizando el sitio, se inyecta un medicamento que detenga la hemorragia.

También se puede utilizar una tomografía computarizada para tratar de identificar el sitio de sangrado. En raras ocasiones, el sangrado no se detiene y puede ser necesaria una cirugía de emergencia. En estos casos, el cirujano reseca la parte del colon afectada y conecta los extremos sanos. A veces, durante la resección del colon, el médico decide dejar una colostomía temporal. En una segunda cirugía, la colostomía se cierra y se reconecta el colon (ver adelante).

Si presentas sangrado en las evacuaciones, debes acudir con tu médico para que te valore y vea si necesitas algún tratamiento. El sangrado en las evacuaciones también puede ser un signo de cáncer de colon.

¿Cuándo se requiere cirugía?

En los siguientes casos, es posible que el médico indique una cirugía como tratamiento de diverticulitis:

- Si tienes una diverticulitis complicada, ya sea con perforación, absceso, fístula u obstrucción intestinal.
- Si has tenido múltiples episodios, aunque no se hayan complicado.
- Si tienes deficiente tu inmunidad, por ejemplo, si tienes una enfermedad que la debilite o estás en un tratamiento para un cáncer.
- Si tienes un episodio de diverticulitis no complicada, pero eres muy joven.

La decisión de la cirugía siempre será valorando cada caso en particular. El médico tomará en cuenta la edad, otras enfermedades, la severidad del cuadro de diverticulitis y la frecuencia de los episodios de diverticulitis. En general, existen dos tipos de cirugía para tratar la enfermedad diverticular:

- **Cirugía de un tiempo**. Si se decidiera una cirugía, se realiza de forma programada. El cirujano reseca la parte del colon afectada y reconecta los extremos sanos en una cirugía de un solo tiempo. Ésta puede realizarse a través de laparoscopía o por técnica convencional abierta.
- **Cirugía de dos tiempos**. Si la cirugía se realiza urgentemente, suelen incluirse dos operaciones. En la primera, se limpia la infección de la cavidad abdominal y se elimina la parte del colon afectada. Debido a que existe infección en el abdomen, no es conveniente unir los extremos del colon en esta primera operación, ya que existe un gran riesgo de complicaciones. Se coloca una colostomía en la parte anterior de la

pared del abdomen. Por este orificio, sale el excremento y se colecta en una bolsa exterior. La mayoría de las veces, la colostomía es temporal; cuando la infección ha sido totalmente controlada –tres o seis meses después– se realiza una segunda operación donde se quita la colostomía y se unen los extremos del colon para restablecer el flujo del excremento a través del intestino. En raros casos, no es posible reconectar el intestino y la colostomía queda permanente. La cirugía de dos tiempos también puede realizarse por laparoscopía o en forma abierta dependiendo de cada caso y del juicio clínico del cirujano.

¿Pueden prevenirse o desaparecer los divertículos?

La enfermedad diverticular del colon es prevenible. Se piensa que una alimentación rica en fibra con frutas, verduras, cereales integrales y legumbres puede disminuir el riesgo de que se desarrolle. Una vez que se forman los divertículos, no desaparecen con ningún tratamiento a menos que se realice una cirugía y se elimine el segmento del colon afectado. Para aquellas personas que ya tienen diverticulosis y no tienen síntomas, una dieta rica en fibra puede disminuir el riesgo de que se desarrollen más divertículos o que se presenten complicaciones de los ya existentes.

Cambio de dieta y estilo de vida

El tratamiento dietético para disminuir los síntomas de la diverticulosis y prevenir complicaciones es a través de una alimentación rica en fibra (ver *Capítulo* 3). Los nutriólogos recomiendan a los adultos consumir diariamente de 20 a 35 gr de fibra dietética. Cabe agregar que es importante tomar suficiente agua para lograr los máximos beneficios de este componente. Asimismo, su consumo debe aumentarse gradualmente para que el cuerpo pueda adaptarse al volumen; si consumes demasiada fibra antes de que tu cuerpo se acostumbre, puedes presentar molestias abdominales, como sensación de "llenura" y gases. La fibra produce una mejor consistencia al excremento, disminuye la presión dentro del intestino y facilita las evacuaciones. Lo ideal es consumir la fibra suficiente en la dieta, pero puede ser necesario tomar un suplemento, como *Psyllium plantago* (Metamucil®).

Una dieta alta en fibra tiene otros beneficios, por ejemplo, puede aliviar el estreñimiento. Al evitar el estreñimiento, disminuye el riesgo de formación de hemorroides y hernias en la pared del abdomen. En algunos estudios, se ha encontrado que la fibra dietética disminuye el riesgo de cáncer de colon. Una dieta alta en fibra produce sensación de "llenura" por lo que puede ser auxiliar en el manejo del sobrepeso, ya que las personas comen menos cantidad de alimentos. La fibra de la dieta también ayuda al metabolismo de la glucosa y del colesterol.

Antiguamente, se pensaba que se debían evitar algunos alimentos, como las semillas de calabaza, las nueces en general y las palomitas de maíz por el supuesto de que éstas fueran a meterse en los divertículos, obstruirlos e inflamarlos. No existe evidencia científica de que estos alimentos puedan causar problemas como para recomendar evitarlos. Igualmente, las semillas de tomate, fresas o pepinos se consideran seguras.

Es recomendable que las personas que ya han tenido un episodio de diverticulitis minimicen el consumo de medicamentos antiinflamatorios no esteroideos (AINEs), ya que pueden aumentar el riesgo de que ocurra otro episodio de diverticulitis y sus complicaciones. Si tienes alguna molestia o dolor ocasional, es mejor que prefieras paracetamol (Tylenol®) como analgésico.

Los médicos suelen recomendar la actividad física para disminuir la presión en el intestino grueso; esto disminuye el riesgo de que se formen más divertículos en quienes ya tienen diverticulosis. La gente que se ejercita regularmente tiene mejores evacuaciones y sin esfuerzo. Por otro lado, existen evidencias de que la actividad física vigorosa en pacientes que ya han tenido diverticulitis disminuye el riesgo de que se repita otro episodio.

CAPÍTULO DECIMOQUINTO

ENFERMEDAD DE CROHN Y COLITIS ULCERATIVA CRÓNICA INESPECÍFICA

Enfermedad inflamatoria intestinal

Cuando se habla de enfermedad inflamatoria intestinal, nos referimos a dos tipos de problemas: la enfermedad de Crohn y la colitis ulcerativa crónica inespecífica (CUCI). Ambas condiciones pueden causar inflamación del colon y recto en forma parecida, aunque existen algunas diferencias.

La colitis ulcerativa tiende a afectar la capa más superficial del intestino grueso, mientras que la inflamación de la enfermedad de Crohn afecta toda la pared del intestino e incluso causar inflamación fuera de éste. Por otro lado, la colitis ulcerativa solamente afecta el colon, mientras que la enfermedad de Crohn puede afectar cualquier parte del aparato digestivo.

Mientras que la colitis ulcerativa y la enfermedad de Crohn son enfermedades inflamatorias intestinales, no se deben confundir con el síndrome de intestino irritable o colitis nerviosa. En este último, no existe inflamación en las paredes del intestino y no hay sangrado en las evacuaciones.

De acuerdo con el *Crohn's & Colitis Foundation of America*, alrededor de 1.6 millones de estadounidenses padecen enfermedad de Crohn o colitis ulcerativa. De estos, 780,000 tienen enfermedad de Crohn. En México, aunque las estadísticas son mucho menores que en Estados Unidos, en las dos últimas décadas se ha triplicado el número de pacientes con enfermedad inflamatoria intestinal y, hoy en día, ya podrían superar los 150,000 casos, cuando estas enfermedades anteriormente eran raras.

¿Qué es la enfermedad de Crohn?

Es una enfermedad crónica de causa desconocida que produce inflamación en el aparato digestivo. La mayoría de las veces afecta la parte final del intestino delgado (íleon) y algunas partes del intestino grueso. Sin embargo, puede afectar cualquier parte del aparato digestivo, desde la boca hasta el ano e incluso la piel al derredor de este último. La enfermedad de Crohn casi siempre inicia de forma gradual y puede empeorar a través del tiempo. Aunque no tiene curación, los tratamientos actuales controlan la enfermedad y logran periodos de remisión, que pueden durar desde semanas hasta años.

La mayoría de los pacientes con enfermedad de Crohn pueden tener una vida casi normal, mientras sigan un tratamiento adecuado. Al igual que otras enfermedades crónicas, la educación y el entendimiento del problema son las herramientas más importantes para tratar y prevenir complicaciones.

Causas

Las causas precisas de la enfermedad de Crohn se desconocen. Antiguamente, se pensaba que el estrés o la alimentación eran las causas, pero en la actualidad se sabe que estos factores pueden agravar la enfermedad, pero no causarla.

Una de las posibles causas de la enfermedad de Crohn es una reacción autoinmune. Ésta toma lugar cuando el sistema inmunológico ataca a las células de tu propio cuerpo. En este caso, se piensa que algunas bacterias o virus del intestino provocan que el sistema inmunológico active esta reacción contra las células del aparato digestivo provocando inflamación y luego los síntomas de esta enfermedad.

Otra posible causa es la genética. La enfermedad de Crohn tiene tendencia hereditaria. Si tienes historia familiar de esta enfermedad en tus padres o hermanos, los genes juegan un papel en la probabilidad. De hecho, si tienes un padre o un hermano con enfermedad de Crohn, tienes 20 veces mayor probabilidad de desarrollar esta enfermedad comparado con la población general. Aunque esta enfermedad puede afectar cualquier grupo étnico, los blancos y descendientes de judíos asquenazí tienen un riesgo aún mayor.

Existen otros factores que se han asociado con la enfermedad de Crohn. El tabaquismo aumenta el riesgo al doble comparado con los no fumadores. Además, el vicio al tabaco lleva a una enfermedad más severa y con mayor riesgo de necesitar una cirugía. Asimismo, el consumo frecuente de antiinflamatorios no esteroideos (AINEs) aumenta discretamente el riesgo de desarrollar enfermedad de Crohn.

La edad es otro factor de riesgo. Aunque se ha observado que puede ocurrir a cualquier edad, la mayoría de los casos se diagnostican entre los 15 y 35 años. Se piensa que debe haber otros factores ambientales, ya que esta enfermedad es más común en los países desarrollados, sobre todo en las zonas urbanas. Algunos estudios han encontrado que el amamantamiento con leche materna puede ser un factor protector en los bebes para no desarrollar esta enfermedad en la edad adulta.

Síntomas

Los signos y síntomas de la enfermedad de Crohn pueden variar de una persona a otra desde muy leves a severos. Generalmente, las molestias aparecen de forma gradual, pero también pueden aparecer súbitamente. La mayoría de los pacientes tienen episodios de actividad de la enfermedad seguidos por periodos sin síntomas; a esto se le llama remisión. Cuando hay recaídas, pueden presentar ansiedad y otros trastornos emocionales. Los síntomas de esta enfermedad pueden variar dependiendo del área del aparato digestivo afectado, así como de la severidad de la inflamación.

Los síntomas más comunes de la enfermedad de Crohn son diarrea persistente, dolor abdominal, fiebre y pérdida de peso. Otros síntomas pueden ser pérdida del apetito, fatiga, sudoración nocturna, sensación de evacuación incompleta, heces con sangre, náuseas, vómitos y dolor anal o secreción alrededor del mismo. Algunas personas presentan otros síntomas relacionados, como aftas en la boca, artritis, inflamación en los ojos y problemas del hígado. Las mujeres pueden tener interrupción de su ciclo menstrual. Los niños pueden presentar retraso del crecimiento.

Complicaciones

La enfermedad de Crohn puede llevar a una o varias de las siguientes complicaciones:

- **Obstrucción intestinal**. Puede causar engrosamiento de la pared del intestino debido a inflamación crónica. Con el paso del tiempo, se corre el riesgo de que este engrosamiento produzca una estrechez fibrosa que pudiera bloquear el paso del contenido intestinal. Esta obstrucción puede ser parcial o completa y, en ocasiones, puede requerirse una cirugía para resecar la parte afectada y restablecer el flujo del intestino.
- Úlceras. La inflamación crónica puede provocar la formación de úlceras, las cuales aparecen en cualquier sitio del aparato digestivo, incluyendo la boca, el estómago, los intestinos, el ano y la región perianal.
- **Fístulas**. Las úlceras causan inflamación, la cual se extiende a través de toda la pared del intestino formando un túnel. Estas fístulas o túneles se forman entre el intestino y la piel del abdomen, entre dos segmentos de intestino o entre el intestino y otro órgano del abdomen. Las fístulas más comunes son las que aparecen alrededor del ano.
- **Abscesos**. En ocasiones, las fístulas pueden infectarse y formar abscesos. Los abscesos son colecciones de pus dolorosas que pueden ser graves y poner en riesgo tu vida si no son tratados oportunamente.
- **Fisura anal**. Son heridas pequeñas en la pared del ano que causan dolor y sangrado al evacuar (ver *Capítulo* 16).
- **Desnutrición**. Se desarrolla debido a que no se absorben los nutrientes necesarios. La deficiencia de vitaminas, minerales y otros nutrientes puede deberse a la diarrea, la pérdida del apetito o a la misma inflamación del intestino que interfiere con la absorción de los alimentos.
- **Inflamación en otras áreas del cuerpo**. La enfermedad de Crohn puede causar problemas inflamatorios en las articulaciones, los ojos, el hígado y la piel.

- **Cáncer de colon**. La enfermedad de Crohn aumenta el riesgo de cáncer de colon. El riesgo depende del tiempo que llevas con la enfermedad y de la extensión afectada del colon. Platica con tu médico para saber sobre la necesidad de realizar colonoscopías de escrutinio y su frecuencia para detectar lesiones precancerosas o un cáncer pequeño que pueda ser curable.

Diagnóstico

Los médicos diagnostican esta enfermedad por medio de un historial clínico, un examen físico y algunos procedimientos de diagnóstico. No existe ninguna prueba que por sí sola pueda hacer el diagnóstico de la enfermedad de Crohn. En los estudios de laboratorio, se incluyen exámenes de sangre para ver si tienes anemia o los glóbulos blancos elevados. En la sangre también se puede valorar el nivel de hierro y algunos indicadores de inflamación, como la proteína C reactiva y la velocidad de sedimentación globular. Tu médico también te podría realizar exámenes de heces para ver si tienen sangre y para descartar otras posibles causas de enfermedades gastrointestinales. En las heces se pueden medir algunos indicadores de inflamación intestinal.

Entre los procedimientos de diagnóstico, se incluyen los siguientes estudios, aunque hay que señalar que los estudios endoscópicos –como la colonoscopía– son los que tienen mayor precisión en el diagnóstico de la enfermedad de Crohn, así como para descartar otro tipo de enfermedades, como la colitis ulcerativa, el cáncer de colon o la enfermedad diverticular del colon.

- **Procedimientos de endoscopía.** Colonoscopía convencional, rectosigmoidoscopía flexible y endoscopía digestiva superior.
- **Cromoendoscopía**
- **Procedimientos para valorar el intestino delgado.** Enterografía por tomografía computarizada, enterografía por resonancia magnética nuclear, cápsula endoscópica, enteroscopía y estudios radiográficos con bario.
- **Otros estudios con bario.** Serie esofagogastroduodenal y colon por enema de bario.

Tratamiento

Hoy en día, la enfermedad de Crohn no tiene curación, sin embargo, los tratamientos son muy eficaces para lograr el control de los síntomas. No existe ningún tratamiento que funcione para todos los pacientes con esta enfermedad. El objetivo del tratamiento es disminuir la inflamación de los intestinos o la parte afectada, prevenir recaídas y la permanencia en remisión. El tratamiento nutricional es muy importante, como lo revisaremos al final de este capítulo. En algunos casos de enfermedad severa, puede ser necesario la hospitalización para administrar los medicamentos vía intravenosa. Debido a que la enfermedad de Crohn y la colitis ulcerativa crónica inespecífica son enfermedades muy parecidas, el tratamiento dietético y con medicamentos también es muy parecido.

Tratamiento con medicamentos

- **Aminosalicilatos**. Estos medicamentos contienen ácido 5-aminosalicílico (5-ASA), el cual ayuda a controlar la inflamación. Ejemplos de estos medicamentos son mesalazina (Salofalk®, Pentasa®) y sulfasalazina. Existen presentaciones para administración oral o rectal y tienen utilidad para la enfermedad de Crohn con síntomas leves. Estos medicamentos se toleran muy bien y son más efectivos cuando el área afectada se limita al colon. El efecto colateral más frecuente de la mesalazina es el dolor de cabeza. Otros posibles efectos colaterales son náuseas y dispepsia. Con menor frecuencia, pueden causar dolor abdominal, diarrea y reacciones alérgicas, como erupciones en la piel y fiebre. Puede ser necesario realizarse exámenes periódicos de sangre para detectar efectos colaterales en tratamientos por largo tiempo.
- **Corticosteroides**. Medicamentos como la hidrocortisona, prednisona (Meticorten®) y budesonida (Entocort®), se utilizan para disminuir la inflamación de las áreas afectadas del aparato digestivo. Se indican en pacientes con enfermedad de Crohn que tienen síntomas de moderados a severos. Generalmente, se usan por cortos periodos de tres a cuatro meses para inducir la remisión de la enfermedad y son suspendidos gradualmente. No se deben usar como tratamiento de

mantenimiento. Algunos posibles efectos colaterales a corto plazo son acné, elevación de la glucosa en la sangre, trastornos del sueño, dispepsia y alteración del estado de ánimo. Si se toman por más de tres meses, los efectos colaterales incluyen diabetes, cataratas, glaucoma, hipertensión arterial, debilidad muscular, aumento de peso y osteoporosis. Los pacientes que toman budesónida pueden tener menos efectos colaterales en comparación con los otros corticosteroides.

- **Inmunomoduladores.** Estos medicamentos disminuyen la inflamación en el aparato digestivo actuando en el sistema inmunológico. Algunos ejemplos son azatioprina (Imuran®) y metotrexato. Se indican para lograr la remisión de la enfermedad o cuando no funcionan otros tratamientos. Normalmente, tardan entre tres semanas a tres meses en lograr un efecto estable. Algunos posibles efectos colaterales son náuseas, vómitos y fatiga. Otros efectos indeseables menos frecuentes son disminución de los glóbulos blancos de la sangre, predisposición a infecciones y pancreatitis. Estos medicamentos tienen que ser supervisados estrechamente por el médico y realizar exámenes de sangre periódicos para vigilar los efectos colaterales.
- **Biológicos.** Los biológicos son los medicamentos más nuevos y actúan contra las proteínas que son producidas por el sistema inmunológico. Éstas son las responsables de la inflamación en los intestinos. En ocasiones, se utilizan en combinación con los tratamientos anteriores y son muy efectivos para lograr la remisión de la enfermedad, principalmente cuando otros tratamientos no han funcionado. Los biológicos son medicamentos caros y pueden causar efectos colaterales severos. Algunos ejemplos son infliximab (Remicade®), adalimumab (Humira®) y certolizumab. Estos medicamentos son inyectados vía intravenosa o subcutánea y se aplican periódicamente en un hospital, en un centro ambulatorio y algunos pueden administrarse en casa. Los medicamentos biológicos interfieren con la capacidad del sistema inmune para enfrentar infecciones y no deben ser usados en personas con infecciones activas. Antes de iniciar estos tratamientos, el médico realiza pruebas para verificar que no tengas tuberculosis o hepatitis B. Entre los posibles efectos colaterales están las reacciones a la aplicación del medicamento, como erupciones en la piel, dificultad

para respirar, palpitaciones, dolor de cabeza, náuseas y fiebre. Estos medicamentos aumentan el riesgo de infecciones, como tuberculosis, hongos y hepatitis, entre otras.

- **Antibióticos.** Se utilizan para prevenir o tratar complicaciones en donde existe infección, como abscesos y fístulas. Los que se indican con mayor frecuencia son metronidazol (Flagyl®) y ciprofloxacino (Ciproxina®).
- **Otros medicamentos.** Hay otros medicamentos que pueden indicarse para aliviar algunos síntomas o complicaciones de la enfermedad. Los antidiarreicos –como la loperamida– pueden ayudar a disminuir la diarrea severa, pero deben usarse con precaución y por cortos periodos. En ocasiones, se necesitan analgésicos y el más indicado es el paracetamol (Tylenol®). Se deben evitar los antiinflamatorios no esteroideos (AINEs), ya que pueden empeorar los síntomas de la enfermedad. También pueden requerirse suplementos de vitaminas y minerales.

Cirugía

Muchos pacientes con enfermedad de Crohn necesitarán una cirugía en algún momento de su evolución. Se calcula que aproximadamente el 60% de estos pacientes tendrán una cirugía en los siguientes 20 años después del diagnóstico de su enfermedad.

La cirugía no cura la enfermedad de Crohn, pero ayuda a tratar algunas complicaciones o a mejorar algunos síntomas cuando otros tratamientos no han funcionado. Este procedimiento puede indicarse en los siguientes casos: corregir fístulas, sangrado que pone en riesgo la vida, obstrucción intestinal y para mejorar síntomas que los medicamentos no han podido controlar. También se indica si en una colonoscopía se encuentran lesiones precancerosas o cáncer de colon. Los tipos de cirugía que se realizan dependen de la razón, la severidad de la enfermedad y la localización de la inflamación en el aparato digestivo.

La cirugía de resección de una parte del intestino delgado consiste en la eliminación del segmento del intestino inflamado que está causando obstrucción. Se reconectan los extremos sanos del intestino (llamado anastomosis) para restablecer el flujo del contenido intestinal. Esta cirugía puede realizarse por técnica laparoscópica o por técnica abierta.

La colectomía subtotal es la resección de una parte del intestino grueso. Generalmente, se indica cuando hay una obstrucción intestinal a este nivel, una fístula o una enfermedad de Crohn severa que está afectando el colon. También puede realizarse por laparoscopía o por técnica abierta dependiendo del cirujano y de la complejidad de cada caso.

Bajo algunas circunstancias, no se pueden reconectar los dos extremos sanos del intestino grueso y el cirujano realiza una salida hacia la pared abdominal (colostomía) por donde saldrá el contenido del colon en lugar de que salga por el ano. En este caso, el paciente usará una bolsa para recolectar las heces y la vaciará cuando sea necesario. En la mayoría de los casos, la colostomía es temporal, pero en ciertas ocasiones puede ser permanente.

Otro tipo de cirugía es la proctocolectomía con ileostomía. En este procedimiento, se elimina todo el intestino grueso y el recto. La ileostomía es un orificio en la pared del abdomen por donde se conecta el íleon y por donde sale el contenido del intestino delgado. Normalmente, se coloca en la parte inferior del abdomen y se utiliza una bolsa colectora del líquido que sale del intestino, el cual saldrá por este orificio en lugar de que salga por el ano.

Los beneficios de la cirugía suelen ser temporales. La enfermedad casi siempre recurre y lo hace con frecuencia cerca del área donde se reconectó el intestino. Es importante que después de la cirugía se continúen los medicamentos para disminuir el riesgo de recaída.

¿Qué es la colitis ulcerativa crónica inespecífica?

La colitis ulcerativa crónica inespecífica (CUCI) es una enfermedad crónica o de larga duración que produce inflamación y pequeñas ulceraciones en la capa más superficial del intestino grueso. La CUCI inicia afectando solamente el recto. Puede mantenerse limitada al recto o extenderse hacia arriba y afectar todo el colon. Los síntomas aparecen gradualmente y pueden empeorar con el paso de los años.

Los síntomas pueden ser leves o severos y la mayoría de la gente presenta periodos sin síntomas, a lo que se le llama remisión. La CUCI puede aparecer a cualquier edad, sin embargo, es más frecuente entre los 15 y 35 años y en mayores de 60. Aunque no existe curación, los tratamientos disponibles pueden controlar los síntomas y se pueden lograr remisiones por tiempos prolongados que permiten llevar una vida activa y productiva.

Causas

Las causas precisas de la colitis ulcerativa aún se desconocen. Anteriormente, se pensaba que el estrés o la dieta eran los factores causales, pero en la actualidad se sabe que estos factores pueden agravar los síntomas, pero no son la causa de la enfermedad. Una de las posibles causas de la CUCI es una reacción exagerada del sistema inmunológico intestinal. Normalmente, nuestro sistema inmune nos protege de las infecciones identificando y destruyendo virus, bacterias y otros agentes extraños. Se piensa que estas bacterias o virus pueden activar nuestro sistema inmune y éste, por error, ataca las células de la superficie interna del colon. Esta reacción del sistema inmunológico lleva a la inflamación y luego a los síntomas.

Los genes también se han relacionado con el desarrollo de la colitis ulcerativa. La CUCI es más frecuente en algunas familias y se han encontrado algunos genes anormales que podrían ser heredados. Si tú tienes un familiar cercano con colitis ulcerativa, estás en mayor riesgo de presentar esta enfermedad. Aunque la raza blanca caucásica tiene el mayor riesgo de desarrollar CUCI, los descendientes de judíos asquenazí tienen un riesgo aún mayor.

Algunos estudios han encontrado que ciertos factores ambientales pueden aumentar el riesgo de desarrollar colitis ulcerativa. Algunos medicamentos –como los antiinflamatorios no esteroideos (AINEs)– algunos antibióticos y anticonceptivos orales aumentan levemente el riesgo de la colitis ulcerativa. Algunas investigaciones han encontrado una asociación del uso del medicamento isotretinoina con la colitis ulcerativa. La isotretinoina se utiliza en el tratamiento del acné.

La colitis ulcerativa es más común en los países industrializados que en los menos desarrollados y es más común en las áreas urbanas que en las rurales. También se ha observado –en estudios de migración– que cuando personas migran a un país con alta incidencia, presentan un aumento en la incidencia de colitis ulcerativa en comparación con la de su país de origen.

Síntomas

Los síntomas más frecuentes de la colitis ulcerativa son evacuaciones diarreicas con sangre o pus, sensación constante de querer evacuar y dolor abdominal. Otros síntomas pueden ser evacuaciones con urgencia, náusea, pérdida del apetito, pérdida de peso, fiebre, fatiga y dolor anal. En los niños, puede haber retraso del crecimiento. Existen otros síntomas menos frecuentes, como el dolor en las articulaciones, la inflamación en los ojos y ciertas erupciones en la piel.

La mayoría de las personas con CUCI presentan síntomas de leves a moderados de colitis con periodos intermitentes de remisión que pueden durar desde semanas hasta años. Cuando la enfermedad está activa, las molestias pueden continuar durante la noche. Una minoría pueden presentar un cuadro severo con diarrea frecuente, heces con sangre, fiebre y dolor abdominal.

Tipos de colitis ulcerativa

La colitis ulcerativa se clasifica de acuerdo con el área del colon afectada. Es importante conocer el tipo de colitis que tienes para entender los síntomas que te podría causar.

- **Proctitis ulcerativa**. La inflamación se limita al recto. Se manifiesta generalmente con evacuaciones blandas con sangre y sensación constante de querer evacuar. Es la forma de CUCI más leve y con el mejor pronóstico.
- **Proctosigmoiditis**. La inflamación afecta el recto y el sigmoides, la parte inferior del colon. Los síntomas son evacuaciones diarreicas con

sangre y sensación constante de querer evacuar. Puede haber dolor en la parte inferior izquierda del abdomen.

- **Colitis izquierda**. La inflamación afecta el recto, el sigmoides y el colon descendente. Los síntomas incluyen evacuaciones diarreicas con sangre, dolor abdominal en el lado izquierdo del abdomen, disminución del apetito y pérdida de peso.
- **Pancolitis ulcerativa.** La inflamación afecta todo el colon. Los síntomas son evacuaciones diarreicas con sangre más severas, dolor abdominal severo, pérdida del apetito, pérdida de peso considerable, fatiga, fiebre, náuseas y vómitos. Se puede complicar con sangrado masivo y con dilatación tóxica del colon (colitis fulminante).

Complicaciones

Las principales complicaciones de la colitis ulcerativa son la hemorragia, la colitis fulminante y el cáncer de colon. En seguida, se mencionan todas las complicaciones:

- **Sangrado rectal.** Las ulceraciones del colon pueden sangrar y causar anemia. Cuando el sangrado es abundante, puede necesitarse una cirugía para detenerlo. El sangrado severo es raro.
- **Colitis fulminante.** También llamada megacolon. Es una complicación rara que surge cuando la inflamación afecta las capas más profundas de la pared del colon. El colon deja de trabajar y se paraliza. Es una complicación que pone en riesgo la vida y puede requerir una cirugía de emergencia.
- **Aumento de riesgo de cáncer de colon**
- **Deshidratación y mala absorción de nutrientes**
- **Osteoporosis y osteopenia**
- **Perforación del colon**
- **Inflamación de otras áreas del cuerpo como articulaciones, ojos y piel**
- **Inflamación del hígado (raro)**
- **Riesgo aumentado de coágulos en venas y arterias**

Las personas con CUCI tienen mayor probabilidad de desarrollar un cáncer de colon en los siguientes casos: la colitis ulcerativa afecta todo el colon (pancolitis), la colitis ulcerativa tiene más de ocho años de evolución, la inflamación no se ha controlado adecuadamente y si tienes una enfermedad rara del hígado llamada colangitis esclerosante primaria.

Si tienes CUCI, debes platicar con tu médico gastroenterólogo para valorar cuándo y con qué frecuencia debes realizarte una colonoscopía de escrutinio. Generalmente, la colonoscopía se indica repetir en periodos de uno a tres años. Este estudio no reduce la probabilidad de desarrollar un cáncer, pero ofrece la oportunidad de diagnosticarlo de forma oportuna, así como diagnosticar lesiones precancerosas. Si se detecta el cáncer de colon en etapa temprana, tendrás una alta probabilidad de que se pueda curar por medio de una cirugía.

Diagnóstico

El diagnóstico de la colitis ulcerativa lo realiza tu médico mediante un historial clínico y un examen físico. Pueden ser necesarios exámenes de laboratorio para hacer mediciones en la sangre y detectar si tienes anemia. En la sangre también se pueden medir algunos indicadores de inflamación como la proteína C reactiva y la velocidad de sedimentación globular, así como valorar tu estado nutricional. Generalmente se solicitan exámenes de heces para descartar posibles causas de diarrea infecciosa como virus, bacterias o parásitos. En las heces también se puede detectar sangre y algunos indicadores de inflamación intestinal que aparecen en las evacuaciones.

Entre los procedimientos de diagnóstico se incluye los siguientes:

- **Procedimientos de endoscopía del colon**: Colonoscopía convencional y rectosigmoidoscopía flexible. La colonoscopía convencional con toma de biopsias es el método más preciso para diagnosticar la colitis ulcerativa y descartar otras posibles enfermedades como enfermedad de Crohn, enfermedad diverticular o cáncer de colon.
- **Estudios de imagen**: Tomografía computarizada y resonancia magnética nuclear. Se pueden indicar para valorar posibles complicaciones de CUCI o para descartar inflamación en el intestino delgado.

Tratamiento

El objetivo del tratamiento de la colitis ulcerativa es que estés en remisión el mayor tiempo posible, mantenerte con una buena nutrición, minimizar las complicaciones y mejorar tu calidad de vida. Todo esto se logra con un tratamiento adecuado con medicamentos y la indicación de cirugía cuando sea necesaria.

El tratamiento que podrías necesitar depende de la severidad de tu enfermedad, de la extensión de las áreas afectadas de tu colon, así como de tus síntomas. Cuando el cuadro de colitis es severo, puede ser necesario la hospitalización para manejar los medicamentos e hidratación en forma intravenosa.

Tratamiento con medicamentos

- **Aminosalicilatos**. Estos medicamentos contienen ácido 5-aminosalicílico (5-ASA), el cual ayuda a controlar la inflamación. Algunos ejemplos de estos medicamentos son mesalazina (Salofalk®, Pentasa®) y sulfasalazina. Tienen utilidad para los episodios de CUCI con síntomas leves o moderados. También ayudan a mantener la remisión y prevenir recaídas. Se pueden indicar en presentación oral o para administración rectal en supositorios o enemas. El tratamiento combinado oral y rectal es más efectivo aún en casos de pancolitis. Estos medicamentos se toleran muy bien. El efecto colateral más frecuente de la mesalazina es dolor de cabeza. Otros posibles efectos colaterales son náuseas y dispepsia. Con menor frecuencia, pueden causar dolor abdominal, diarrea y reacciones alérgicas, como erupciones en la piel y fiebre. Puede ser necesario realizarse exámenes periódicos de sangre para detectar efectos colaterales en tratamientos por tiempo prolongado.
- **Corticosteroides**. Medicamentos como la hidrocortisona, prednisona (Meticorten®) y budesonida se utilizan para disminuir la inflamación de las áreas afectadas de tu intestino. Están disponibles en presentación para administración oral y rectal. Se indican en pacientes con CUCI que tienen síntomas de moderados a severos o que no mejoraron con

aminosalicilatos. Generalmente, se usan por cortos periodos de tres a cuatro meses para inducir la remisión de la enfermedad y luego son suspendidos gradualmente. No se deben usar como tratamiento de mantenimiento. Algunos posibles efectos colaterales a corto plazo son acné, elevación de la glucosa en la sangre, trastornos del sueño, dispepsia y alteración del estado de ánimo. Si se toman por más de tres meses, los efectos colaterales incluyen diabetes, cataratas, glaucoma, hipertensión arterial, debilidad muscular, aumento de peso y osteoporosis. Los pacientes que toman budesónida pueden tener menos efectos colaterales en comparación con otros corticosteroides.

- **Inmunomoduladores.** Estos medicamentos disminuyen la inflamación en el colon actuando en el sistema inmunológico. Medicamentos como la azatioprina (Imuran®) se usan cuando no funcionan los aminosalicilatos y corticosteroides. También se indican para mantener la enfermedad en remisión. Generalmente, tardan entre tres semanas y tres meses en lograr un efecto estable. Algunos posibles efectos colaterales son náuseas, vómitos y fatiga. Otros efectos indeseables menos frecuentes son disminución de los glóbulos blancos de la sangre y predisposición a infecciones y pancreatitis. Estos medicamentos tienen que ser supervisados estrechamente por tu médico y realizar exámenes de sangre periódicos para observar los efectos colaterales. Puede haber un discreto aumento del riesgo de desarrollar linfoma y cáncer de piel.
- **Biológicos.** Los biológicos actúan contra las proteínas que son producidas por el sistema inmunológico. Éstas son las responsables de la inflamación en el colon. Son muy efectivos para lograr la remisión de la enfermedad, principalmente cuando otros tratamientos no han funcionado. Los biológicos son medicamentos caros y pueden causar efectos colaterales severos. Algunos ejemplos son infliximab (Remicade®), adalimumab (Humira®), golimumab y vedolizumab. Estos medicamentos son inyectados vía intravenosa o subcutánea y se aplican periódicamente en un hospital, en un centro ambulatorio y algunos pueden administrarse en casa. Los medicamentos biológicos interfieren con la capacidad del sistema inmune para enfrentar infecciones y no deben ser usados en personas con infecciones

activas. Antes de iniciar estos tratamientos, es posible que el médico realice pruebas para verificar que no haya tuberculosis o hepatitis B. Posibles efectos colaterales incluyen reacciones a la aplicación del medicamento, como erupciones en la piel, dificultad para respirar, palpitaciones, dolor de cabeza, náuseas y fiebre. Estos medicamentos aumentan el riesgo de infecciones, como tuberculosis, hongos y hepatitis, entre otras.

- **Otros medicamentos.** Hay otros medicamentos que pueden indicarse para aliviar algunos síntomas o complicaciones de la enfermedad. Los antidiarreicos –como la loperamida– pueden ayudar a disminuir la diarrea severa, pero deben usarse con precaución y por cortos periodos. En ocasiones, se necesitan analgésicos y el más indicado es el paracetamol (Tylenol®). Se deben evitar otros analgésicos, como ibuprofeno, naproxeno o aspirina, porque pueden empeorar los síntomas de la enfermedad. A veces, pueden requerirse antibióticos para tratar infecciones. También pueden necesitarse suplementos de vitaminas y minerales, que más adelante veremos.

Cirugía

Algunas personas con CUCI necesitarán cirugía en los siguientes casos: cáncer de colon, lesiones precancerosas en el colon, sangrado severo, colitis fulminante, si no se logra mejoría con un tratamiento adecuado o si tienen dependencia a los corticosteroides. Los dos tipos de cirugía para tratar la colitis ulcerativa son la proctocolectomía con ileostomía y la proctocolectomía con reservorio ileoanal.

- **Proctocolectomía con ileostomía.** En la proctocolectomía, se reseca todo el colon y el recto. La ileostomía es un orificio en la pared del abdomen por donde se conecta la parte final del intestino delgado (íleon) y por donde sale el contenido intestinal. Generalmente, se coloca en la parte inferior del abdomen y se utiliza una bolsa externa colectora del líquido que sale del intestino, el cual saldrá por este orificio en lugar de que salga por el ano. Las personas que tienen este tipo de cirugía quedan curadas completamente de la colitis ulcerativa y se elimina el riesgo de cáncer de colon. El inconveniente es que podrían tener la ileostomía por el resto de sus vidas.

- **Proctocolectomía con reservorio ileoanal.** Es una alternativa a la cirugía anterior en la cual se construye un reservorio interno con la parte final del intestino delgado. Este reservorio conecta el íleon con el ano y permite que el contenido intestinal se almacene en este reservorio y pasar luego a través del ano. Esta cirugía puede evitar la ileostomía y elude tener que usar una bolsa externa para colectar el líquido intestinal que sale por el orificio en la pared del abdomen. Aunque en esta cirugía se elimina casi todo el colon, queda una pequeña parte del recto y el riesgo de cáncer disminuye significativamente, pero no se elimina por completo. Una complicación de este tipo de procedimiento es la inflamación del reservorio ileoanal, a lo que se le conoce como "pouchitis". La mayoría de los casos de "pouchitis" se controlan con medicamentos.

Dieta y estilo de vida en la enfermedad inflamatoria intestinal

Si tienes colitis ulcerativa o enfermedad de Crohn, puedes tener dificultad para mantener una adecuada nutrición debido a múltiples factores. La inflamación de tu aparato digestivo puede causarte diarrea, náuseas o dolor abdominal y estas molestias pueden hacer que te sientas mal y no alimentarte de forma adecuada. Otras razones para que tengas desnutrición es la pérdida del apetito, la intolerancia a algunos alimentos, el aumento en el requerimiento de algunos nutrientes o la mala absorción de algunas vitaminas y minerales en el intestino delgado. Una causa más de desnutrición es por el efecto colateral de algunos medicamentos utilizados en el tratamiento de estas enfermedades.

Las características clínicas de los pacientes con enfermedad inflamatoria intestinal –ya sea colitis ulcerativa o enfermedad de Crohn– pueden variar mucho de un paciente a otro, de tal forma que no existe una dieta que funcione para todos los pacientes. Tus requerimientos nutricionales dependen de tu diagnóstico, las partes afectadas de tu aparato digestivo y del estado de tu enfermedad, ya sea que estés en una recaída o te encuentres en remisión. Sin embargo, el objetivo es el mismo: mantener un plan de alimentación saludable, tanto como sea posible y que sea flexible para modificarse dependiendo cómo te sientas. Si tienes dudas acerca de tu dieta, puedes acudir con un nutriólogo para que te diseñe un plan de alimentación específico para ti.

En seguida, se darán recomendaciones generales para tener una idea de qué comer durante una recaída y qué comer cuando estés en remisión.

¿Qué comer durante una recaída?

Cuando la enfermedad está activa o estás en una recaída, las recomendaciones dietéticas van encaminadas a aliviar tus molestias y asegurar el consumo de todos los nutrientes, incluyendo proteínas, vitaminas y minerales. Durante una agudización de la enfermedad, algunos alimentos y bebidas pueden empeorar tus síntomas, por lo que es importante disminuirlos o evitarlos temporalmente. Para ello, evita o disminuye los siguientes alimentos:

- **Alimentos altos en fibra.** Frutas con cáscara y semillas, frutas cítricas, verduras crucíferas crudas –como brócoli y lechuga–, nueces, semillas, cereales de grano entero y todas las legumbres, incluyendo frijoles, habas y lentejas.
- **Alimentos con lactosa.** Leche, quesos y otros productos lácteos.
- **Azúcares no absorbibles.** Alimentos que contienen sorbitol, endulzante artificial usado en dulces, goma de mascar, nieve de leche y algunos jugos de frutas.
- **Alimentos con azúcares agregados.** Galletas, panes, dulces, refrescos y jugos de frutas.
- **Alimentos altos en grasa.** Mantequilla, margarina, crema de leche, embutidos y todos los alimentos preparados con mucha grasa, como los fritos, empanizados, dorados o lampreados en aceite.
- **Bebidas con alcohol o cafeína.** Cerveza, vinos, licores, refrescos, café y té.
- **Alimentos muy condimentados o picantes.**

Ahora bien, algunos de los alimentos recomendados son los que se mencionan a continuación:

- **Cereales refinados.** Cereales bajos en fibra, como pan, arroz y pasta blancos, así como cereales de caja bajos en fibra dietética.
- **Frutas bajas en fibra.** Plátanos y frutas cocidas.
- **Verduras cocidas no crucíferas sin cáscara ni semillas.** Espárragos, elote y calabaza.
- **Alimentos ricos en proteínas y bajos en grasas.** Carne blanca, como pollo, pavo y pescado. Cortes magros de res o puerco. Huevos, soya y tofu.
- **Alimentos lácteos sin lactosa.** Leche, queso y yogur deslactosados. Quesos duros, como el parmesano y el suizo.
- **Bebidas alternativas sin lactosa.** Bebidas de soya, almendras o arroz.

Trata de comer cuatro a seis comidas pequeñas a lo largo del día y evita las comidas abundantes. Asimismo, mantente bien hidratado tomando suficientes líquidos. Al preparar tus alimentos, utiliza técnicas sencillas, como a la plancha, hervidas, cocidas o al horno para evitar el exceso de grasa.

¿Qué comer durante la remisión?

Cuando estás en remisión y sin síntomas de tu enfermedad, debes mantener una dieta balanceada rica en frutas, verduras, legumbres y cereales de grano entero. Procura que tus alimentos sean lo más naturales posible (ver *Capítulo* 3). A continuación, comparto contigo algunos consejos de alimentación:

- **Mantente bien hidratado** Toma suficientes líquidos principalmente agua y jugos de frutas 100% naturales. Evita tomar líquidos con popote para evitar el exceso de gas en tu aparato digestivo.
- **Escoge alimentos con fibra.** Prefiere frutas, verduras, legumbres y cereales de grano entero. Si tienes una ileostomía, colostomía o una estrechez intestinal, podría ser que tu médico te recomiende continuar con una dieta baja en fibra.
- **Incluye alimentos ricos en proteínas.** Carnes blancas, carnes rojas magras en menor cantidad, huevos, legumbres, nueces, cacahuates, almendras, avellanas y semillas.

- **Incluye alimentos ricos en calcio.** Leche, quesos y yogur. Si tienes intolerancia a la lactosa, puedes conseguirlos deslactosados. Alimentos no lácteos, como sardina, salmón, espinacas, espárragos, frijoles, lentejas y nueces.
- **Incluye alimentos que contengan probióticos.** Yogur, jocoque, tempeh y kéfir.

Pudiera ser necesario un suplemento de vitaminas y minerales que incluya hierro, calcio, zinc, vitamina B12, ácido fólico y vitamina D. Con frecuencia, estos nutrientes están disminuidos en los pacientes con estas enfermedades. En ocasiones, se indican algunos otros suplementos especializados, sobre todo si la enfermedad está muy activa. Platica con tu médico o nutriólogo antes de empezar a tomar un suplemento de vitaminas y minerales. Siempre que sea posible, trata de obtener todos los nutrientes directamente de los alimentos en lugar de suplementos.

Probióticos en la enfermedad inflamatoria intestinal

En la actualidad, el uso de los probióticos en la enfermedad inflamatoria intestinal es un tema controvertido. Por una parte, existen múltiples investigaciones que indican que el consumo de probióticos en suplementos puede ser de utilidad en el manejo tanto de la enfermedad de Crohn como de la colitis ulcerativa crónica inespecífica. Por otro lado, estudios no encuentran beneficios del uso de los probióticos en estas enfermedades y afirman que las evidencias no son concluyentes.

A pesar de las controversias, los productos con probióticos cada vez son más populares y el empleo en los pacientes con enfermedad inflamatoria intestinal podría considerarse tomando en cuenta que tienen un buen potencial de beneficio y bajo riesgo de efectos colaterales. Si estás considerando tomar un suplemento de probióticos, es importante conocer los tipos de bacterias vivas que se recomiendan, por lo que podrías asesorarte con tu médico o nutriólogo para escoger el suplemento más adecuado para tu enfermedad. También se debe valorar si los probióticos se tomarán junto con el tratamiento estándar, después del tratamiento o en la fase de remisión.

Es importante incorporar los probióticos a la dieta. Estos se encuentran de forma natural en muchos alimentos, siendo el yogur el más popular. El kéfir es otra opción que incluye más bacterias que el yogur e incluso pudiera tener mayores beneficios en la salud. Algunos otros alimentos fermentados son el jocoque, el kimchi, el tempeh y la kombucha.

Estilo de vida

- Lleva una dieta balanceada y evita los alimentos que te provocan molestias.
- Sigue el tratamiento y las instrucciones de tu médico.
- Duerme lo suficiente.
- Mantente alerta por si desarrollas ansiedad o depresión.
- Reduce tus niveles de estrés.
- Evita el tabaquismo.
- Realiza actividad física regularmente.

Aunque el estrés no es la causa de la colitis ulcerativa ni de la enfermedad de Crohn, sí puede hacer que los síntomas sean peores o desencadenar una recaída. Padecer una enfermedad crónica como la enfermedad inflamatoria intestinal es estresante. Este mismo estrés y ansiedad, originado por la enfermedad, causa agudizaciones de la misma enfermedad creando así un círculo vicioso. Por esta razón, el manejo del estrés y de la ansiedad es una parte muy importante del tratamiento integral del paciente para mejorar su calidad de vida. Trata de evitar el estrés o aprende alguna técnica para manejarlo, por ejemplo, a través del ejercicio, técnicas de relajación y otros métodos antiestrés (ver *Capítulo* 4).

La actividad física es otra parte muy importante de un estilo de vida saludable. El ejercicio mejora tu salud en general y puede ser de mucho beneficio en la enfermedad inflamatoria intestinal. El ejercicio disminuye tu nivel de estrés, ayuda a aliviar la depresión y mejora tu sistema inmunológico. Además, la actividad física fortalece huesos, músculos y articulaciones. Está demostrado que el ejercicio regular disminuye el riesgo de cáncer de colon. Tu médico puede ayudarte a decidir qué clase de actividad física y la cantidad de ejercicio que es mejor para ti.

El tabaquismo aumenta el riesgo de desarrollar enfermedad de Crohn. La gente que ya tiene esta enfermedad y fuma, puede hacer que la enfermedad empeore, que tenga más recaídas y que requiera más medicamentos y cirugías. Si el tabaquismo es un riesgo para la salud en cualquier persona, si tienes enfermedad de Crohn, es particularmente importante evitar el cigarro.

CAPÍTULO DECIMOSEXTO

HEMORROIDES, FISURA ANAL Y PRURITO ANAL

Introducción

Las enfermedades del ano, recto y región perianal son hemorroides, fisura anal, fístulas, quiste pilonidal, dolor anal, proctitis, cáncer y prurito anal. La mayoría se manifiestan con sangrado, dolor, inflamación, secreción o comezón. Muchas personas se avergüenzan de hablar sobre estos problemas con su médico, por lo que no se diagnostican ni se tratan adecuadamente. Cuando estas enfermedades no se diagnostican oportunamente, pueden complicarse y requerir tratamientos más largos y complejos. En seguida, revisaré los padecimientos más comunes del ano, recto y área perianal.

¿Qué son las hemorroides?

Las hemorroides son venas hinchadas e inflamadas alrededor del ano y parte inferior del recto. Éstas se clasifican en dos tipos dependiendo de su localización: externas e internas.

Las hemorroides externas están localizadas bajo la piel alrededor del ano, mientras que las hemorroides internas se forman en la parte inferior del recto y, cuando son grandes, pueden salir a través del ano.

Las hemorroides son muy comunes. Aproximadamente tres cuartas partes de la población adulta tienen estas molestias en algún momento de su vida. En muchas ocasiones, no producen síntomas, pero pueden causar comezón, dolor o sangrado. Aunque raramente son peligrosas, sí pueden ser causa frecuente de molestias.

Causas

Las causas pueden ser múltiples, por ejemplo: el estreñimiento crónico y hacer esfuerzo para evacuar; la diarrea; sentarse en el inodoro por largos periodos; la obesidad, estilo de vida sedentario; o tener historia familiar de hemorroides. Esta condición se ha relacionado con muchos factores alimentarios, como una dieta baja en fibra, alimentos muy condimentados o consumo de alcohol.

El simple envejecimiento puede causar debilidad en los tejidos del ano y recto predisponiendo la formación de hemorroides. Las relaciones sexuales anales también aumentan el riesgo de su formación o inflamación. Algunas actividades físicas que crean presión en el área anorrectal pueden causar hemorroides, como el levantamiento de peso y el ciclismo. El embarazo es una causa muy conocida debido a un aumento en la presión en el abdomen sobre las venas del ano y el recto. Las hemorroides que aparecen durante el embarazo tienden a desaparecer después de que nace el bebé.

Síntomas

Los signos y síntomas de las hemorroides, en general, pueden incluir:

- Sangrado sin dolor de color rojo brillante durante una evacuación
- Comezón en la región anal
- Sensación de hinchazón en la región anal
- Dolor o malestar en la región anal

Cabe mencionar que los síntomas de esta condición pueden variar dependiendo de la localización.

Hemorroides internas

- Sangrado sin dolor de color rojo brillante durante una evacuación que se puede observar en las heces, en el agua del inodoro o en el papel higiénico después de asearse.
- El sangrado puede asociarse con la salida de excremento duro o con esfuerzo, aunque no necesariamente.

- Al hacer esfuerzo para evacuar, las hemorroides internas pueden salir a través del ano y causar dolor o malestar (prolapso). Las hemorroides prolapsadas pueden introducirse de nuevo o permanecer afuera cuando son grandes.
- Las hemorroides internas prolapsadas pueden causar sangrado, así como formación de moco que puede manchar la ropa interior. También causan comezón.
- Los medicamentos que "adelgazan" la sangre, como la aspirina y los anticoagulantes, pueden empeorar el sangrado.

Hemorroides externas

- Dolor y malestar alrededor del ano.
- En ocasiones, se forman coágulos en las hemorroides externas; a esto se le llama trombosis. La hemorroide externa trombosada causa dolor severo, inflamación y un bulto palpable junto al ano. A veces, el coágulo se reabsorbe y queda un pliegue de piel, el cual puede irritarse o producir comezón. La hemorroide trombosada también puede romperse y sangrar.

Aunque las hemorroides pueden causarte muchas molestias, no ponen en riesgo la vida y las molestias suelen mejorar por sí solas y sin tratamiento. Sin embargo, el sangrado puede llegar a ser tan abundante que es posible que se desarrolle anemia y causar debilidad, palidez y mareo. En este caso, debes consultar pronto con tu médico.

Diagnóstico

La molestia más común de las hemorroides internas es el sangrado sin dolor. Sin embargo, no te confíes, no todos los sangrados rectales se deben a las hemorroides, sobre todo si eres mayor de 40 años. El sangrado rectal puede deberse a otras enfermedades, incluyendo cáncer de colon y de recto, así como enfermedad inflamatoria intestinal. Si el sangrado es persistente, negruzco o se asocia con cambios en las evacuaciones en color o consistencia, es mejor que consultes con tu médico.

Las hemorroides se pueden diagnosticar con un simple historial de tus molestias y una exploración física del abdomen y región anal. Generalmente, las hemorroides externas son evidentes. Contempla la posibilidad de que tu médico realice una exploración del recto con su dedo, el cual debe estar cubierto con un guante de hule y previa lubricación; esto con el fin de revisar la parte interna del recto. También se usa un instrumento llamado anoscopio, con el cual se visualiza el ano y la parte inferior del recto.

Los síntomas de las hemorroides pueden confundirse con otros problemas de la región anal, por ejemplo: fisuras, abscesos, papilomas, dermatitis y pólipos. Para descartar otras enfermedades del colon –sobre todo si eres mayor de 40 años– el médico puede solicitar la realización de otros estudios para valorar con mayor precisión el recto y descartar. Los procedimientos más indicados son la colonoscopía convencional o la rectosigmoidoscopía flexible.

Tratamiento

Cambio de dieta y estilo de vida

Las molestias de las hemorroides pueden mejorar al cambiar la dieta y la forma de vivir. A continuación, compartiré contigo algunos consejos:

- **Lleva una dieta alta en fibra**. Come más frutas, verduras, legumbres y cereales integrales. Estos alimentos contienen fibra, la cual aumenta el volumen de las heces, mejora su consistencia y evita que tengas que hacer esfuerzo durante la evacuación. Si no estás acostumbrado a comer alimentos con fibra, ve aumentándolos poco a poco para evitar molestias. En una revisión de siete estudios de investigación publicada en la revista American *Journal of Gastroenterology*, se valoró el efecto de la fibra dietética en el tratamiento de las hemorroides. Se encontró que una alimentación rica en fibra ayuda en el alivio de las hemorroides con síntomas severos. En ocasiones, tu médico podría recomendarte un suplemento de fibra como el psyllium (Metamucil®) (ver *Capítulo* 3).
- **Toma suficiente líquido al día**. De preferencia, toma líquidos sin alcohol y sin cafeína.

- **Utiliza tratamientos locales**. Puedes aplicarte cremas o supositorios que contengan hidrocortisona o anestésicos locales. Estos remedios pueden aliviar temporalmente las molestias de las hemorroides, como el dolor o la comezón. Estos productos no deben usarse por más de una semana; si se aplican por más tiempo, pueden dañar la piel del ano. Para sentarte, utiliza un cojín suave para disminuir la inflamación de las hemorroides irritadas.
- **Báñate con agua caliente o haz baños de asiento**. El agua caliente disminuye el dolor y la inflamación de las hemorroides. El baño de asiento consiste en colocar tus caderas en agua caliente a una temperatura tolerable; la región anal debe quedar sumergida en el agua. En algunas farmacias, puedes conseguir un recipiente especial que se coloca sobre tu inodoro. Si no consigues este recipiente, puedes usar cualquiera suficientemente amplio, o bien, en la tina de la regadera colocando unas cuantas pulgadas de agua caliente. Se recomienda que los baños de asiento sean de 10 a 15 minutos después de cada evacuación y dos o tres veces al día.
- **Mantén tu área anal limpia**. El baño diario ayuda a mantener limpia tu área anal. Para secarte, usa una toalla suave. Evita usar paños con alcohol o perfumadas. Puedes usar una secadora de cabello para secarte después del baño.
- **No uses papel sanitario áspero**. Después de las evacuaciones, utiliza papel sanitario suave o toallas húmedas que no contengan alcohol ni perfume. Al limpiarte con el papel sanitario, no lo hagas con tanta intensidad ni de forma excesiva. Al limpiarte con demasiada energía, puedes lastimar la piel de tu región anal, así como a las hemorroides externas.
- **Evita estar sentado mucho tiempo en el inodoro**. Entre más tiempo pases sentado en el inodoro es más probable que hagas esfuerzo para evacuar. Además, estar sentado en el inodoro causa presión en la región anal y predispone a la formación de hemorroides.
- **Toma analgésicos para el dolor severo**. En ocasiones, puede ser necesario tomar analgésicos, como paracetamol (acetaminofén) o ibuprofeno, para aliviar el dolor o malestar si fuera severo.

Con estas medidas, las molestias de hemorroides suelen mejorar en una semana. Si las molestias no se alivian, debes consultar con tu médico. Si tienes dolor importante o sangrado abundante o persistente, debes ver a tu médico lo más pronto posible.

Tratamiento médico

Si los tratamientos en casa no alivian las molestias, es tiempo de que acudas con tu médico para que te ayude con el manejo de las hemorroides. Es probable que te recomiende continuar con todos los cuidados ya mencionados. Si tus evacuaciones son duras o secas, además de suplementos de fibra, podría indicarte otro tipo de laxantes, por ejemplo: el docusato de sodio o el polietilenglicol. Los laxantes casi nunca son necesarios; al tomarlos, no deben causarte evacuaciones diarreicas, ya que pueden empeorar las molestias de las hemorroides.

Asimismo, el médico podría indicarte medicamentos orales llamados flavonoides –como la diosmina– que se ha demostrado ayudan a disminuir las molestias de las hemorroides, como el sangrado, la comezón y las molestias en general. Si el tratamiento conservador no es suficiente, el médico podría indicarte un procedimiento no quirúrgico. Estos procedimientos se realizan de forma ambulatoria y con anestesia local. Aunque son de mínima invasión, tienen riesgo de complicaciones por lo que deben ser realizados por médicos con experiencia.

- **Ligadura.** El médico coloca una liga de hule alrededor de la base de la hemorroide. Ésta corta la circulación de la sangre y causa que la hemorroide disminuya su tamaño. Es un método sencillo, efectivo y rápido de tratar en pacientes seleccionados.
- **Escleroterapia.** El médico inyecta en la hemorroide un líquido que contiene un químico. Éste provoca que la hemorroide disminuya su tamaño.
- **Coagulación infrarroja.** El coagulador infrarrojo utiliza este tipo de radiación para que la hemorroide disminuya de tamaño.

Cada uno de estos procedimientos tiene ventajas y desventajas. Platica con tu médico para que te asesore sobre el tratamiento que pueda ser más conveniente según el tamaño de tus hemorroides, tus molestias y la existencia de otras enfermedades. Pregúntale sobre los riesgos de cada procedimiento y el tiempo de recuperación.

Hemorroidectomía. Esta cirugía se realiza cuando las hemorroides son grandes y no mejoran con los tratamientos mencionados. La hemorroidectomía es el mejor tratamiento para las hemorroides internas grandes con síntomas persistentes; también para las hemorroides externas complicadas con trombosis que no mejoran con tratamiento conservador. Este procedimiento se lleva a cabo con anestesia local, regional o general y requiere de una hospitalización corta.

Hemorroide externa trombosada. La formación de coágulos en una hemorroide externa puede causar un bulto muy doloroso a un lado del ano. Si tu médico te valora en las primeras 48 a 72 horas que inició el dolor, es posible que te indique una cirugía para eliminar el coágulo con una pequeña incisión y drenaje; esto aliviará el dolor rápidamente. Sin embargo, después de este periodo, la cirugía suele ser innecesaria e irás mejorando poco a poco con las medidas generales ya mencionadas para hemorroides, así como con analgésicos, laxantes, dieta alta en fibra y baños de asiento.

¿Qué es una fisura anal?

La fisura anal es una pequeña herida en la piel del ano. Puede formarse al evacuar excremento duro o de gran tamaño, el cual lastima la piel del ano. Típicamente, la fisura anal causa dolor al evacuar y está asociado con sangrado escaso. Las fisuras anales son frecuentes en los niños, pero pueden ocurrir a cualquier edad. Éstas se clasifican en agudas y crónicas dependiendo del tiempo de duración. Las fisuras anales agudas son las más comunes y cicatrizan con tratamiento en casa o con tratamiento médico en un periodo de cuatro a ocho semanas. Las fisuras crónicas son menos comunes y son aquéllas que persisten por más de ocho semanas y es menos probable que cicatricen con tratamiento médico. Las fisuras crónicas requieren cirugía.

Causas

Las causas más comunes de fisura anal son: evacuación de excremento grande o duro, estreñimiento, esfuerzo para evacuar, diarrea crónica o lesión del ano durante un parto. Otra causa puede ser la inflamación del área anorrectal causada por enfermedad de Crohn o colitis ulcerativa crónica inespecífica. Causas menos frecuentes pueden ser cáncer de ano, SIDA y relaciones sexuales anales.

Síntomas

- Entre los signos y síntomas de una fisura anal, están los siguientes:
- Dolor al evacuar que, en ocasiones, es severo.
- Dolor anal después de evacuaciones que puede durar varias horas.
- Sangrado de color rojo brillante que se observa en las heces, en el agua del inodoro o en el papel al asearte. Generalmente, el sangrado no es abundante.
- Comezón o malestar alrededor del ano.
- Puede observarse una herida alrededor del ano.
- Puede observarse un pequeño pliegue de piel junto a la fisura.

La molestia principal es el dolor al evacuar. Este dolor vuelve con cada evacuación y causa que el paciente no quiera ir al baño por temor al dolor. Esto lleva a estreñimiento y evacuaciones duras que causarán más dolor y persistencia de la fisura en un círculo vicioso.

Diagnóstico

La fisura anal puede diagnosticarse con un simple historial de molestias y una exploración física del abdomen y región anal. En ocasiones, el médico realiza una exploración del recto con el dedo, el cual debe estar cubierto con un guante de hule y previa lubricación; esto se realiza con el fin de revisar la parte interna del recto. Asimismo, existe la alternativa de realizar la exploración con un instrumento llamado anoscopio; éste se emplea para visualizar el ano y la parte inferior del recto. Si la exploración es muy dolorosa, existe la posibilidad de que el médico diagnostique la fisura sólo con la observación.

Definir la localización de la fisura es importante. El 90% de las fisuras anales se localizan en la parte posterior del ano tanto en hombres como mujeres. El 10% ocurren en la parte anterior, principalmente en mujeres. En menos del 1%, la fisura se forma en los lados del ano. Estas fisuras laterales son poco comunes y pueden asociarse con otros padecimientos, como la enfermedad de Crohn, infecciones trasmitidas sexualmente o cáncer. En estos casos, tu médico podría recomendarte otros estudios para valorar estas posibilidades.

Los estudios que más se utilizan para valorar el recto y el colon son la rectosigmoidoscopía flexible y la colonoscopía convencional. La colonoscopía se recomienda si eres mayor de 45 años, tienes factores de riesgo para cáncer de colon o si tienes fisuras que pudieran indicar otra enfermedad. La fisura anal no aumenta el riesgo de cáncer, sin embargo, es importante realizar una colonoscopía para descartar otras enfermedades que se pueden confundir con los síntomas de una fisura.

Tratamiento

Cambio de dieta y estilo de vida

Algunos cambios en tu dieta y estilo de vida pueden ayudar a mejorar las molestias de una fisura anal, así como prevenir una recurrencia. Más de la mitad de las fisuras anales cicatrizan con medidas conservadoras.

- Lleva una dieta alta en fibra.
- Haz baños de asiento dos o tres veces al día y después de las evacuaciones.
- Toma suficiente líquido durante el día.
- Realiza actividad física regularmente.
- Evita hacer esfuerzo durante las evacuaciones.

Tratamiento médico

Si realizas los cuidados en casa y las molestias persisten, debes acudir con tu médico, quien podría indicarte lo siguiente:

- **Suplementos de fibra y laxantes**. Puede ser necesario el uso de suplementos de fibra como el *Psyllium* para mantener las evacuaciones blandas. En ocasiones, puede indicarse otro tipo de laxantes, como el polietilenglicol o la leche de magnesia por un corto periodo.

- **Nitroglicerina aplicada en modo externo**. Este medicamento en crema o ungüento relaja el esfínter anal y ayuda a la cicatrización de la fisura. Un efecto secundario es el dolor de cabeza.
- **Cremas con anestésico**. La lidocaína aplicada en la región anal puede aliviar el dolor severo.
- **Toxina botulínica inyectada**. La inyección directa de toxina botulínica en el esfínter anal puede ayudar a relajar el músculo del esfínter y relaja el espasmo permitiendo la cicatrización de la fisura. Es un tratamiento efectivo, aunque tiene la desventaja de que requiere la inyección en un área muy sensible.
- **Otros medicamentos**. El diltiazem –en gel o crema– puede aplicarse de forma externa dos o tres veces al día. Este medicamento ayuda a relajar el esfínter anal y facilita la cicatrización de la fisura. Otra alternativa es la ketanserina; aplicada en gel en la región anal dos o tres veces al día ayuda a la cicatrización de las fisuras.

Cirugía. Si tienes una fisura crónica que no ha mejorado con los tratamientos mencionados o tienes una fisura aguda con síntomas muy severos, tu médico podría recomendarte una cirugía. Este procedimiento consiste en hacer un pequeño corte al músculo del esfínter anal para reducir el espasmo y el dolor, así como facilitar la cicatrización de la fisura. Se ha demostrado que la cirugía es el mejor tratamiento. Sin embargo, tiene un pequeño riesgo de causar incontinencia, por lo que este tratamiento debe ser el último recurso para su manejo.

¿Qué es el prurito anal?

Prurito significa comezón. El prurito anal es la sensación de comezón alrededor del ano, que en ocasiones es severa y se acompaña con una urgencia de rascarse. Éste es un síntoma, pero no es una enfermedad. Puede ser socialmente vergonzoso. Tiene muchas causas diferentes, pero con mucha frecuencia no se identifica alguna en específico. El prurito anal es muy común y afecta al 5% de la población general. Es más común en hombres que en mujeres.

Causas

El prurito anal puede tener muchas causas por lo que es conveniente que visites a tu médico. Con un tratamiento adecuado, la mayoría de los casos mejoran o el problema se elimina por completo.

- **Enfermedades anales.** El excremento contiene enzimas digestivas que pueden irritar la piel del ano y causar comezón. La menor fuga de heces o no asearse adecuadamente después de evacuar puede causar prurito anal. Un factor muy común es la presencia de hemorroides. Otros problemas que pueden predisponer a que la limpieza se dificulte y se produzca prurito son: fisuras, fístulas o pliegues cutáneos. Los tumores del ano son otra causa rara de comezón en esta zona.
- **Enfermedades de la piel alrededor del ano.** Por ejemplo, la psoriasis, la dermatitis seborreica y el eczema. Aunque son enfermedades que afectan otras áreas de la piel, también pueden afectar la zona del ano y causar comezón.
- **Infecciones.** Las enfermedades que se transmiten sexualmente –como el herpes y el papiloma– pueden afectar el ano y producir prurito. Algunas infecciones por parásitos –como los oxiuros– pueden ser otra causa, principalmente en los niños. Las infecciones por hongos, que generalmente afectan a las mujeres, son otra causa de prurito anal.
- **Irritación química o alergia en la piel.** La piel del ano y alrededores es muy sensible y fácilmente se irrita con diferentes sustancias, por ejemplo: la fragancia del papel sanitario, las toallas húmedas de limpieza, jabones, perfumes, desodorantes, antisépticos y talcos medicados. El prurito anal también puede ser causado por los químicos de los medicamentos, por ejemplo: supositorios, cremas, ungüentos y geles usados en el tratamiento de las hemorroides. Todos estos productos pueden contribuir a la comezón del ano.
- **Limpieza excesiva después de evacuar.** Aunque la región del ano debe estar limpia después de cada evacuación, la limpieza debe realizarse con un papel sanitario suave y de modo gentil. La limpieza exagerada o agresiva con papel sanitario áspero o con jabones y limpiadores pueden irritar la piel y causar comezón.

- **Sudoración**. Con frecuencia, la piel alrededor del ano está húmeda debido a la sudoración de esta zona. Esto puede irritar la piel, sobre todo si pasas mucho tiempo sentado sin ventilar esta área o usas ropa interior muy ajustada o de material sintético. Las personas con mucho pelo en esta zona también tienen predisposición a sudoración y prurito.
- **Otras enfermedades**. Enfermedades que afectan el cuerpo entero pueden causar prurito anal. Aquí se incluyen la diabetes, la anemia por deficiencia de hierro y enfermedades menos comunes como el linfoma, problemas de la tiroides y ciertas enfermedades del hígado.
- **Algunos alimentos**. Alimentos y bebidas que pueden irritar el ano incluyen: alimentos condimentados, picantes, café, bebidas gaseosas, bebidas alcohólicas (principalmente vinos de mesa y cerveza), chocolate y tomate, incluyendo kétchup. Con menor frecuencia también se asocian: leche, cacahuates y frutas cítricas. La comezón en el ano puede aparecer 24 a 36 horas después de haber consumido estos alimentos, que es el tiempo que toman los alimentos en pasar por el aparato digestivo.
- **Algunos medicamentos**. Algunos antibióticos de amplio espectro pueden alterar la microbiota del colon y se han asociado con prurito anal. Si estás tomando esteroides por tiempo prolongado, estos medicamentos pueden debilitar tus defensas y aumentar el riesgo de infecciones de la piel, las cuales podrían afectar también la piel del ano.

Síntomas

El síntoma principal es la comezón o sensación quemante en el ano que se alivia temporalmente con el rascado. Con frecuencia, es peor durante la noche e incluso puede interferir con el sueño. El prurito anal puede ser temporal o persistente, dependiendo de la causa. La piel del ano se enrojece o adquiere un aspecto engrosado. En casos severos, pueden formarse pequeñas grietas y heridas que pueden sangrar.

"Círculo vicioso" del rascado. Es muy frecuente que con el prurito anal se desarrolle un "círculo vicioso". Entre más te rasques la región anal, la piel se irrita más y esta irritación causa más comezón, la cual lleva a más rascado en un "círculo vicioso" que no termina. Otro ejemplo de "círculo vicioso" es cuando te aplicas algún remedio en crema o ungüento para hemorroides. En ocasiones, puedes ser sensible a los químicos de estos preparados y te causan prurito. Puedes pensar que las hemorroides están peor y te aplicas más ungüento, el cual sigue causando más irritación y prurito, aunque en realidad es el ungüento el causante de la comezón.

Diagnóstico

Tu médico puede hacer el diagnóstico con tu historial y examinando el área de piel afectada. Es probable que te indique exámenes de excremento para descartar infecciones por parásitos, así como otros estudios dependiendo de tu caso. Si la causa del prurito anal no está muy claro, pudiera referirte con un dermatólogo o un gastroenterólogo. Puede ser necesaria la realización de una rectosigmoidoscopía flexible o una colonoscopía convencional.

Prurito anal idiopático. A veces, la causa del prurito anal no es clara. En estos casos, se piensa que pudiera ser algo que irrita tu piel, como el papel sanitario, la sudoración o alguna crema o producto que te apliques en esta zona, pero no se puede estar seguro de que sea la causa. En otros casos, se piensa que la causa en una cantidad pequeña de excremento que se fuga por el ano y causa la irritación de la piel y luego la comezón. El prurito anal idiopático con frecuencia se asocia con problemas psicológicos, como la depresión, el estrés y los trastornos de ansiedad.

Tratamiento

Si el prurito anal es persistente y no estás seguro cuál sea la causa, es mejor que acudas con tu médico. Como señalé anteriormente, existen muchas causas de este problema y de ello depende el tratamiento. Si tu médico encuentra la causa del prurito anal, te indicará un tratamiento específico. Por ejemplo, en el caso de una infección por hongos, te indicará una crema antihongos. En el caso de hemorroides inflamadas, te indicará algún tratamiento para este problema. Si te diagnostica parásitos, te podría dar un tratamiento antiparasitario.

Si no se encuentra una causa obvia, podría indicarte algunas medidas para detener la comezón. El tratamiento y la prevención del prurito anal se basa en una limpieza adecuada, mantener el área fresca y seca, así como evitar el contacto con irritantes.

- **Realiza la limpieza anal con delicadeza**. Después de las evacuaciones, limpia el área anal con agua o con un jabón suave sin fragancia para eliminar cualquier residuo de excremento. No te talles. Debes mantener esta zona limpia, pero no causar mayor irritación. Debes tomar un baño en regadera a diario. Al bañarte, lava tu área anal solamente con agua; si utilizas jabón, enjuaga muy bien. Cambia tu ropa interior a diario.
- **Evita la humedad alrededor del ano**. Después de la limpieza, sécate con papel sanitario o una toalla suave. Puedes usar una secadora de pelo, sobre todo si tienes mucho pelo en esta zona. Usa ropa interior 100% de algodón que sea holgada. Evita la ropa interior muy ajustada o de material sintético, como el nylon. No permanezcas sentado por largos periodos.
- **No te rasques**. El rascado hace que la comezón empeore en un "círculo vicioso". Trata lo más posible de no hacerlo. En las noches, el rascado puede ser peor cuando estás tratando de dormir. Corta bien tus uñas y en las noches puedes incluso usar guantes de algodón para que no te lastimes. Tu médico podría recomendarte algún medicamento antihistamínico para disminuir el prurito.
- **Evita cualquier irritante potencial**. No uses jabones con fragancia, talcos, perfumes, desodorantes, antitranspirantes, toallas con aroma o cualquier otra sustancia aplicada localmente en esta área. Si algún alimento o medicamento pudiera estar causándote el prurito, evítalo por dos semanas cuando menos para ver si mejoras. Evita el abuso de los laxantes que pudieran causar fuga de pequeñas cantidades de excremento.
- **Tu médico pudiera indicarte algún medicamento**. Algunos ungüentos con oxido de zinc protegen la piel del ano contra la humedad. En

algunos casos, tu médico te podría indicar una crema con esteroide –como la hidrocortisona– para aliviar los síntomas, sobre todo si tu piel esta inflamada. Los esteroides no deben usarse por más de dos semanas por sus efectos secundarios, incluyendo atrofia de la piel. Tampoco deben usarse si tienes infección.

- **Mantén tus evacuaciones regulares y con buena consistencia**. Si tienes estreñimiento o tienes diarrea, debes ver a tu médico para corregir estos problemas que pudieran asociarse con prurito anal. Es recomendable llevar una dieta rica en fibra comiendo frutas, verduras, legumbres y cereales integrales.

En general, el pronóstico del prurito anal es excelente y el 90% de los pacientes mejoran con tratamiento médico y las medidas mencionadas. En ocasiones, el prurito anal idiopático pudiera convertirse en crónico y de difícil manejo. En algunos de estos casos, el origen pudiera ser psicológico y tu médico podría recomendarte acudir con un especialista para que te ayude con medicamentos y psicoterapia.

PARTE III

Estudios de diagnóstico

CAPÍTULO DECIMOSÉPTIMO

PROCEDIMIENTOS DE ENDOSCOPÍA E IMAGEN PARA EL DIAGNÓSTICO Y TRATAMIENTO DE LAS ENFERMEDADES DIGESTIVAS

Endoscopía gastrointestinal

La endoscopía gastrointestinal se refiere a los procedimientos con los que un médico es capaz de revisar la parte interna del aparato digestivo. Estos estudios se realizan usando un lente flexible que se introduce al aparato digestivo y permite examinar las paredes internas con gran detalle. El lente está conectado a un procesador de imágenes de alta resolución por lo que éstas se pueden ver en una pantalla. Además de permitir la visualización, los equipos de endoscopía digestiva también hacen posible tomar fotografías y videos, mismos que son muy útiles para revisiones posteriores. La endoscopía gastrointestinal no sólo permite el diagnóstico preciso de múltiples enfermedades, sino también realizar tratamientos, como eliminar un tumor o controlar una hemorragia.

Los procedimientos de endoscopía ayudan a evaluar diferentes problemas, como úlceras, cáncer, inflamaciones y pólipos, entre otros. Los procedimientos endoscópicos tienen varios nombres dependiendo del área del aparato digestivo que se va a examinar. En esta sección, describiré sólo los procedimientos más frecuentes en la práctica. Estos estudios se pueden realizar en pacientes que se encuentran hospitalizados y también se pueden realizar en forma ambulatoria. Generalmente, los procedimientos de endoscopía son más caros que los estudios de rayos X, pero son mucho más precisos en el diagnóstico, además, permiten tratar al mismo tiempo algunas enfermedades.

El riesgo de que ocurran complicaciones en este tipo de estudios es muy bajo y son menos probables cuando los realiza un gastroenterólogo con experiencia y que trabaja con un equipo médico y de enfermería debidamente capacitado. Por ello, es importante que la unidad de endoscopía cuente con los equipos y accesorios necesarios y modernos para que tu médico pueda llevar a cabo los procedimientos en forma segura.

Antes de la realización de cualquier procedimiento de endoscopía gastrointestinal, tu médico revisa el formato de consentimiento informado y te debe aclarar cualquier duda antes de que firmes este documento y empiece el procedimiento programado.

Endoscopía digestiva superior

¿Qué es la endoscopía digestiva superior?

La endoscopía digestiva superior, llamada también esofagogastroduodenoscopía (EGD) o panendoscopía, es un procedimiento que permite examinar las paredes internas de la parte superior del aparato digestivo: el esófago, el estómago y la parte inicial del intestino delgado llamada duodeno.

¿Cuáles son las indicaciones de una endoscopía digestiva superior?

Este procedimiento se utiliza para evaluar síntomas persistentes, por ejemplo: agruras, dolor en la parte superior del abdomen, náuseas, vómitos, dificultad para pasar los alimentos (disfagia), pérdida de peso inexplicable y hemorragia gastrointestinal. La endoscopía digestiva superior es el método más preciso para valorar y diagnosticar varias enfermedades, como las que se mencionan a continuación:

- Enfermedad por reflujo gastroesofágico
- Úlcera gástrica o duodenal
- Cáncer de esófago, estómago y duodeno
- Inflamaciones, como esofagitis, gastritis y duodenitis
- Enfermedad celiaca

- Lesiones precancerosas, como el esófago de Barrett
- Estrecheces
- Deficiencia de hierro

Durante una endoscopía digestiva superior, es frecuente que se tomen biopsias para un análisis posterior en microscopio. Éstas ayudan a distinguir entre una lesión benigna y una maligna (cáncer). Se debe recordar que las biopsias se pueden tomar por muchas razones y no necesariamente por sospecha de cáncer; por ejemplo, para diagnosticar la bacteria *Helicobacter pylori* (HP), que es una de las principales causas de gastritis crónica y úlcera en estómago y duodeno.

La endoscopía superior también se emplea para tratar algunas enfermedades de la parte alta del aparato digestivo. Tu médico puede pasar pequeños instrumentos a través del endoscopio para, por ejemplo, abrir estrecheces de algún área, eliminar pólipos o aplicar un tratamiento de forma directa a una úlcera o várice sangrante para detener una hemorragia. También se utiliza para extraer objetos extraños incluyendo pedazos de alimento que pueden haberse atorado en alguna parte del tracto digestivo superior. Asimismo, la endoscopía superior es útil para colocar sondas de alimentación directamente en el estómago, procedimiento al que se le llama gastrostomía.

Durante una endoscopía superior, tu médico podría emplear pigmentos especiales (cromo endoscopía) para resaltar lesiones o para dirigir con mayor precisión los sitios de biopsia. Los equipos modernos de endoscopía cuentan ya con tecnología de cromo endoscopía digital. Actualmente, esta técnica se emplea para detectar lesiones precancerosas o cáncer temprano en estómago y esófago.

¿Cuál es la preparación para el procedimiento?

La preparación más importante para la realización de una endoscopía digestiva superior excelente y segura es tener el estómago vacío. Es primordial que no comas ni tomes ningún líquido, ni agua, cuando menos 10 horas antes del procedimiento. Tu médico te indicará cuándo debes iniciar el ayuno.

Entrega a tu médico una lista con todos los medicamentos que estás tomando y cualquier alergia que tengas. La lista debe incluir los medicamentos de prescripción y los que no son de prescripción, como aspirina, antiinflamatorios no esteroideos, vitaminas, suplementos y cualquier remedio casero. Es vital que indiques si estás tomando fármacos que alteran la coagulación de la sangre –como la aspirina– y otros medicamentos anticoagulantes porque podrían aumentar el riesgo de complicaciones en caso de que se tomen biopsias o se eliminen pólipos durante el procedimiento. Consulta al especialista si puedes tomar alguno de los medicamentos el día de la endoscopía digestiva superior o la noche antes del procedimiento.

Anterior a la endoscopía superior, debes notificar si tienes diabetes y los medicamentos que tomas como tratamiento; si tienes marcapaso cardiaco o cualquier otro aparato electro médico; si has tenido alguna cirugía del estómago o intestino; si tienes dificultad para deglutir los alimentos; si estás embarazada; si tienes alguna enfermedad de los pulmones o del corazón que pudiera requerir algún cuidado especial; si has tenido alguna vez endocarditis o si tienes alguna válvula cardiaca artificial.

¿Qué sucede durante la endoscopía digestiva superior?

El procedimiento se realiza en condiciones muy confortables. Cuando pases a la sala de endoscopía, se te pedirá usar una bata y quitarte anteojos, lentes de contacto y dentadura removible si los usas. Se colocan unos cables para monitoreo de la presión arterial, latidos cardiacos y niveles de oxígeno en tu sangre. Es común que te pongan un catéter con oxígeno en tu nariz para optimizar la oxigenación de tu sangre durante el procedimiento. Generalmente, el médico aplica un aerosol de anestesia local en la garganta. Luego, te pedirán que te acuestes sobre tu lado izquierdo. Te colocarán una pieza de plástico en la boca entre tus dientes. Posteriormente, te podrán aplicar un medicamento sedante intravenoso para ayudarte a estar relajado.

Cuando ya te encuentres completamente relajado o dormido, tu médico pasará el endoscopio suavemente a través de tu boca para examinar el interior del esófago, estómago y duodeno. A través del endoscopio, se pasa aire al interior de estos órganos para facilitar la revisión de las paredes. La mayoría de los pacientes permanecen dormidos durante todo el estudio y no tienen ninguna molestia. El endoscopio no interfiere con la respiración.

En la mayoría de los casos, la endoscopía superior tarda entre 15 y 20 minutos. Al terminar, te pasarán al área de recuperación en donde te despertarás al pasar el efecto de los sedantes. Debes tener en cuenta que tardarás de una a dos horas desde que llegas hasta que sales de la unidad de endoscopía, considerando el tiempo de espera, la realización del estudio y el tiempo que pases en la sala de recuperación.

¿Qué pasa después del procedimiento?

Después de la endoscopía superior, te pasarán al área de recuperación, donde continúa el monitoreo de tus signos vitales hasta que el efecto de los medicamentos sedantes haya disminuido y estés más alerta. Es probable que sientas alguna molestia en la garganta y algo de distensión en el abdomen. Podrás tomar alimentos media hora después de que te hayas retirado de la unidad de endoscopía o hayas pasado a tu habitación, en caso de que estés hospitalizado.

El médico podrá entregarte los resultados de la endoscopía en un reporte escrito con fotografías el mismo día del estudio. A veces, se entrega también la grabación de todo el procedimiento. En caso de que se hayan tomado biopsias, es posible que los resultados estén listos en varios días.

Es importante que un familiar o amigo acuda contigo para que revise las instrucciones de alta y te lleve de regreso a casa. Si durante la endoscopía te aplicaron medicamentos sedantes, estos pueden alterar tus reflejos y tu estado de alerta por lo que es conveniente que descanses en casa por el resto del día. Esto significa no conducir automóviles, no trabajar y no tomar decisiones importantes. Al día siguiente, notarás que te sientes con normalidad.

¿Cuáles son las posibles complicaciones de una endoscopía digestiva superior?

La endoscopía digestiva superior es un procedimiento muy seguro. Entre las posibles complicaciones, está el sangrado de donde se tomó una biopsia o cuando se eliminó un pólipo; sin embargo, en la mayoría de los casos, el sangrado es mínimo y no requiere ningún cuidado adicional. Otro posible riesgo es la perforación de la pared del esófago, del estómago o del duodeno, lo cual puede requerir reparación quirúrgica, pero es extremadamente raro. Otra complicación, aunque poco probable, es una reacción adversa a los medicamentos sedantes. El equipo médico debe estar capacitado para controlar estos eventos esporádicos.

Contempla que podrías presentar otros riesgos que son sólo para tu caso en particular. Por ello, es importante que platiques y aclares todas tus dudas con tu médico antes del procedimiento.

Colonoscopía

¿Qué es una colonoscopía?

La colonoscopía es un procedimiento que permite a tu médico examinar las paredes internas del intestino grueso (colon) y recto. El instrumento que se utiliza se llama colonoscopio; éste es un lente largo y flexible con una luz en el frente que el gastroenterólogo pasa a través del ano y cuidadosamente lo avanza para revisar el interior de todo el colon. En ocasiones, alcanza a valorar la parte final del intestino delgado.

¿Cuáles son las indicaciones de una colonoscopía?

Las indicaciones más frecuentes de una colonoscopía son las siguientes: alteraciones persistentes en el hábito intestinal (diarrea o estreñimiento), anemia, sangrado rectal, evacuaciones con sangre, evacuaciones delgadas, pérdida de peso inexplicable y dolor abdominal.

A partir de los 45 años, hombres y mujeres pueden realizarse una colonoscopía para el diagnóstico temprano de lesiones precancerosas o cáncer de colon. También se indica en personas que tengan familiares directos que hayan sido diagnosticados con cáncer de colon. Si tú ya has tenido pólipos en el colon anteriormente, tu médico podría recomendarte una colonoscopía de seguimiento para eliminar cualquier pólipo que haya aparecido de nuevo. Todo esto es con el fin de disminuir el riesgo de cáncer del colon.

La colonoscopía también puede ayudar en el diagnóstico de otras enfermedades, por ejemplo: colitis ulcerativa, enfermedad de Crohn, diverticulosis y lesiones vasculares. Algunas enfermedades anorrectales, como hemorroides y fisuras, también se pueden valorar con este procedimiento.

¿Cuál es la preparación para el procedimiento?

Antes de la colonoscopía, el médico te entregará una hoja con las instrucciones detalladas para llevar a cabo la preparación del intestino grueso. Para que la colonoscopía sea completa y precisa, el colon debe estar completamente limpio para que ningún residuo de heces impida la visión de las paredes del colon durante el estudio.

La mayoría de las veces, la preparación del colon consiste en que el día previo al estudio se lleva una dieta de líquidos claros y se toman laxantes por vía oral, los cuales causarán diarrea. Algunos médicos prefieren dividir la toma de laxantes en dos partes: una parte la indican tomar el día previo a la colonoscopía y la segunda parte la indican en la mañana muy temprano del día del estudio. La preparación puede variar con diferentes combinaciones de laxantes y tabletas, incluso a veces se requieren enemas. Lo más importante es que sigas cuidadosamente las instrucciones de tu médico para lograr una colonoscopía segura y de buena calidad.

Es muy importante que no comas ni tomes ningún líquido, ni agua, cuando menos ocho horas antes del procedimiento a menos que en las instrucciones te indiquen tomar laxante en la mañana del estudio. Tu médico te indicará cuándo debes iniciar el ayuno.

¿Puedo tomar mis medicamentos actuales?

La mayoría de los medicamentos pueden seguir tomándose de la manera habitual, pero algunos pudieran interferir con la preparación del colon o con el mismo procedimiento. Antes del procedimiento, entrega a tu médico una lista con todos los medicamentos que estás tomando y cualquier alergia que tengas. La lista debe incluir los medicamentos de prescripción y los que no son de prescripción, como aspirina, antiinflamatorios no esteroideos, vitaminas, suplementos y cualquier remedio casero.

Es primordial que indiques si estás tomando fármacos que alteran la coagulación de la sangre —como la aspirina— y otros medicamentos anticoagulantes, porque podrían aumentar el riesgo de complicaciones en caso de que se tomen biopsias o se eliminen pólipos durante el procedimiento. Pregunta a tu médico antes del estudio si alguno de los medicamentos podrías tomarlo el día de la colonoscopía o la noche antes del procedimiento.

Antes de la colonoscopía, debes decirle a tu médico si tienes diabetes y cuáles medicamentos tomas como tratamiento; si tienes marcapaso cardiaco o cualquier otro aparato electro médico; si has tenido alguna cirugía del estómago o intestino; si estás embarazada; si tienes alguna enfermedad de los pulmones o del corazón que pudiera requerir algún cuidado especial; si has tenido alguna vez endocarditis o si tienen alguna válvula cardiaca artificial.

¿Qué sucede durante la colonoscopía?

Generalmente, la colonoscopía es bien tolerada y sin molestias. Cuando pasas a la sala de endoscopía, se te pide usar una bata y quitarte los lentes y dentadura removible si los usas. Te colocarán unos cables para monitoreo de la presión arterial, latidos cardiacos y niveles de oxígeno en tu sangre. Es común que te pongan un catéter con oxígeno en la nariz para optimizar la oxigenación de tu sangre durante la colonoscopía. Luego, te aplican un medicamento sedante intravenoso para ayudarte a estar relajado.

Cuando ya te encuentres completamente relajado o dormido, tu médico pasará el colonoscopio suavemente a través del ano para examinar el interior de todo el colon y recto. A través del colonoscopio se pasa aire para tener una mejor visión del interior del colon. La mayoría de los pacientes permanecen dormidos durante todo el estudio y sin dolor. La colonoscopía tarda usualmente entre 30 y 45 minutos, aunque si se encuentran pólipos y estos son eliminados, el procedimiento pudiera tardar un poco más. Debes tomar en cuenta que tardarás una o dos horas desde que llegas hasta que te retiras de la unidad de endoscopía, considerando el tiempo de espera, la realización del estudio y el tiempo que pasas en el área de recuperación.

¿Qué son los pólipos y por qué se extraen?

Los pólipos son pequeñas tumoraciones, generalmente benignas, que aparecen en la pared interna del colon. El tamaño de los pólipos puede variar desde un punto muy pequeño hasta medir varios centímetros. El médico no siempre puede distinguir un pólipo benigno de uno maligno, por lo cual los pólipos extraídos siempre son analizados por un patólogo. Debido a que el cáncer de colon generalmente empieza en un pólipo, es importante la eliminación de todos los pólipos que pudieran encontrarse durante una colonoscopía. A este procedimiento se le llama polipectomía. Cuando los pólipos son muy pequeños, se resecan con una pinza de biopsias. Si el pólipo es más grande, se utiliza un asa de polipectomía de metal. Con esta asa, se laza el pólipo y luego se aplica corriente eléctrica para eliminarlo. La polipectomía no debe causar ningún dolor.

¿Qué sucede después de una colonoscopía?

Te pasan a un área de recuperación donde continúa el monitoreo de los signos vitales hasta que el efecto de los sedantes disminuye y estés más alerta. Puedes sentir alguna molestia y algo de distensión en el abdomen debido al aire que se utiliza para la realización del estudio. Estas molestias suelen desaparecer cuando expulsas los gases por el ano. Podrás tomar alimentos media hora después de que te hayas retirado de la unidad de endoscopía o hayas pasado a tu habitación en caso de estar hospitalizado. Es posible que tu médico restrinja la dieta y actividades, principalmente cuando se haya extraído un pólipo.

Tu médico te podrá entregar los resultados de la colonoscopía en un reporte con fotografías el mismo día del estudio. En algunos casos, se entrega también la grabación de todo el procedimiento. En caso de que se hayan tomado biopsias, es posible que los resultados estén listos en varios días.

Es importante que un familiar o amigo acuda contigo para que revise las instrucciones de alta y te lleve de regreso a casa. Si durante la colonoscopía te aplicaron medicamentos sedantes, estos pueden alterar tus reflejos y tu estado de alerta por lo que es conveniente que descanses en casa por el resto del día. Esto significa no conducir automóviles, no trabajar y no tomar decisiones importantes. Al día siguiente, deberá ser un día normal.

¿Cuáles son las posibles complicaciones de una colonoscopía?

La colonoscopía y la polipectomía son procedimientos seguros cuando son realizados por médicos especializados y con experiencia suficiente. Una de las posibles complicaciones es la perforación de la pared intestinal que pudiera necesitar repararse por cirugía. Aunque esta complicación ocurre raramente, el riesgo es mayor cuando se elimina un pólipo.

Otra complicación es el sangrado cuando es provocado al tomar biopsias o se elimina un pólipo; generalmente éste es leve. El sangrado casi siempre se detiene espontáneamente o puede controlarse a través del colonoscopio; rara vez necesita seguimiento médico. Otro posible riesgo es una reacción adversa a los medicamentos sedantes que se emplean, lo cual es también muy poco probable. Asimismo, la preparación del colon incluye toma de laxantes y estos pudieran causar náuseas y vómitos o irritación del ano debido a las evacuaciones frecuentes. Aunque las complicaciones de una colonoscopía son raras, es importante reconocer los signos y los síntomas para pedir ayuda oportunamente. Si tienes dolor abdominal severo, fiebre o sangrado a través del recto, comunícate con tu médico inmediatamente.

Si tu médico observa que la limpieza del colon no fue adecuada y no pudo revisar apropiadamente todas las paredes del colon, pudiera ser recomendable repetir el estudio en cierto tiempo. En ocasiones, por cuestiones técnicas, no se logra avanzar el colonoscopio por todo el intestino grueso y pudiera necesitarse algún estudio alternativo, como el colon por enema de bario o una colonoscopía virtual. Por último, debes comprender que la colonoscopía no es un estudio perfecto; aun cuando la realice un médico bien entrenado, algunas lesiones pudieran no ser observadas. Platica con tu médico de cualquier duda que tengas de este procedimiento.

Rectosigmoidoscopía flexible

¿Qué es una rectosigmoidoscopía flexible?

Es un procedimiento en el cual tu médico introduce por el ano un lente flexible con una luz en el frente para revisar el interior del recto y la parte final del colon, llamado sigmoides y colon descendente.

¿Cuáles son las indicaciones de una rectosigmoidoscopía flexible?

Este procedimiento puede ayudar a tu médico a valorar varios síntomas, por ejemplo: sangrado rectal, cambios en el hábito intestinal como la diarrea, dolor abdominal y pérdida de peso inexplicable.

A partir de los 45 años, hombres y mujeres pueden realizarse una rectosigmoidoscopía flexible para el diagnóstico temprano de lesiones precancerosas o cáncer de colon, aunque se debe aclarar que en este estudio solamente se valora aproximadamente una tercera parte del colon. Este procedimiento también es útil en el diagnóstico de hemorroides, fisuras, diverticulosis, colitis ulcerativa crónica inespecífica y enfermedad de Crohn.

¿Cuál es la preparación para el procedimiento?

La rectosigmoidoscopía flexible se puede realizar en una unidad de endoscopía o incluso en el consultorio de un médico. Te entregarán un instructivo con las instrucciones para la preparación. Generalmente, se indican enemas que se aplican vía rectal la noche previa al estudio o en la mañana antes del procedimiento.

El enema consiste en aplicar un líquido en el recto a través del ano que provoca la evacuación del excremento del recto y la parte final del colon. Algunos médicos también pueden indicar un laxante vía oral el día previo al estudio. Se acude a la cita en ayunas. La rectosigmoidoscopía es un procedimiento que no requiere sedación con algunas excepciones.

¿Qué sucede durante la rectosigmoidoscopía?

Te colocarán en una mesa acostado sobre tu lado izquierdo. El médico pasará el sigmoidoscopio a través del ano y lentamente lo avanzará por el recto y sigmoides. Se aplica aire para ver mejor las paredes del colon. Generalmente, se llega hasta el colon transverso, luego se retira cuidadosamente y se va revisando el colon de nuevo al sacar el instrumento. Si se llega a encontrar un pólipo durante la rectosigmoidoscopía, se debe indicar una colonoscopía completa para revisar todo el colon, ya que hay probabilidades de que existan más pólipos en otras partes del colon.

¿Qué sucede después de una rectosigmoidoscopía flexible?

Puede ocurrir dolor abdominal leve y pasajero. Podrías sentirte algo distendido por el gas que se utilizó durante el estudio. El procedimiento tarda de 10 a 20 minutos y, debido a que no se usa sedación, puedes incorporarte a tus actividades normales, conducir automóvil y llevar una dieta normal. Te entregarán un reporte escrito y posiblemente una grabación del estudio. Si se tomaron biopsias es posible que los resultados estén listos en varios días.

¿Cuáles son los riesgos de una rectosigmoidoscopía flexible?

Este procedimiento es seguro cuando es realizado por un médico con experiencia suficiente. Las complicaciones son muy raras e incluyen sangrado, perforación del colon y dolor abdominal severo.

¿Cuál es la diferencia entre una rectosigmoidoscopía flexible y una colonoscopía?

Ambos estudios se emplean para examinar el colon en búsqueda de cáncer o lesiones precancerosas. En ambos, se usan lentes flexibles con una luz en el frente para revisar las paredes internas del colon. Una diferencia es qué extensión del colon se examina: en la colonoscopía, se examina todo el colon mientras que en la rectosigmoidoscopía se revisa sólo la parte izquierda, que equivale aproximadamente a una tercera parte de este órgano.

La rectosigmoidoscopía es un estudio que no requiere sedación en la mayoría de las veces y la preparación es muy sencilla. El punto principal es que solamente se revisa una parte del colon. En cambio, la colonoscopía se examina todo el colon, pero incluye una preparación más intensa, requiere sedación y es más invasiva.

Colonoscopía virtual

Es un procedimiento radiológico de mínima invasión que se usa para diagnosticar cáncer y otras enfermedades del colon. También se le llama colonografía por tomografía computarizada o colotomografía. A diferencia de la colonoscopía convencional (óptica), la cual requiere introducir un lente flexible por el recto y avanzarlo por todo el colon, en la colonoscopía virtual se realiza una tomografía computarizada; luego, con un programa de computación, se manejan digitalmente las imágenes para valorar el interior del intestino grueso donde el radiólogo hace un "viaje virtual".

La colonoscopía virtual está indicada en pacientes que no aceptan la colonoscopía convencional o que tienen alto riesgo de complicaciones por su edad o por alguna enfermedad, como problemas cardiacos, por ejemplo. También está indicada cuando la colonoscopía convencional no pudo realizarse en forma completa por cuestiones técnicas. Este procedimiento no está indicado cuando tienes antecedentes de cáncer de colon o de pólipos colónicos o si tienes colitis ulcerativa o enfermedad de Crohn. Tampoco está indicado si tienes antecedentes de cáncer o de pólipos en familiares directos. Tampoco debe realizarse si tienes diverticulitis aguda.

La preparación para una colonoscopía virtual puede ser parecida a la preparación de una colonoscopía convencional. Se dan laxantes y una dieta de líquidos claros para la limpieza de todo el colon.

Durante el estudio, te colocarán en una mesa, luego, un médico o un técnico radiólogo te pasará un catéter por el recto para insuflar el colon con un gas que ayuda a que las imágenes sean mejores. Te sentirás con distensión del abdomen, pero no debe haber dolor. Luego se realiza el estudio de tomografía. Durante la tomografía, no debes moverte y pudiera ser que en algún momento te pidan que detengas la respiración por unos segundos para que las imágenes captadas sean más claras. Todo el procedimiento tarda de 10 a 15 minutos. Después del examen, podrías sentir algo de malestar abdominal, pero puedes hacer tus actividades normales. Los riesgos de este procedimiento son mínimos. Raramente ocurre una perforación del colon, además de la exposición a la radiación debido a que es un estudio de rayos X.

Después del estudio, un radiólogo revisará las imágenes de la colonoscopía virtual y te entregará un reporte escrito. Si no se encuentra ninguna anormalidad, el procedimiento se considera como negativo. Si hubiera alguna anormalidad –como pólipos o francas imágenes de cáncer– el resultado se considera positivo. En este caso, tu médico te recomendará realizar una colonoscopía convencional para tomar biopsias o eliminar los pólipos por polipectomía.

En general, la colonoscopía virtual tiene ventajas y desventajas sobre la colonoscopía convencional.

Ventajas:

- Es menos invasiva; no se requiere introducir un lente en todo el colon.
- Tiene menor riesgo de complicaciones.
- No requiere sedación.
- Pueden examinarse órganos adyacentes al colon.
- Toma menos tiempo en realizarse.

Desventajas:

- No se pueden tomar biopsias ni eliminar pólipos durante el estudio.
- Existe radiación.
- No es muy confiable para detectar algunos pólipos pequeños.
- No es muy confiable para detectar pólipos planos que no hacen relieve en la pared del colon.

- Debido a que es un procedimiento relativamente nuevo, no hay muchos lugares donde se pueda realizar y no hay muchos radiólogos con experiencia en este estudio.

Si tienes dudas sobre qué procedimiento es más conveniente para ti, platica con tu médico para que te oriente y decidan juntos. Por último, hay que señalar que, en cuanto al costo, es parecido en ambos procedimientos.

Cápsula endoscópica

¿Qué es una cápsula endoscópica?

El procedimiento de cápsula endoscópica, también conocido como endoscopía inalámbrica, permite examinar el recubrimiento del intestino delgado con sus tres partes: duodeno, yeyuno e íleon. Esta parte del aparato digestivo no se puede alcanzar con la endoscopía digestiva superior ni con la colonoscopía convencional.

La cápsula endoscópica es una cámara del tamaño de una cápsula de vitaminas que se deglute y avanza con los propios movimientos del aparato digestivo. A medida que la cápsula va avanzando, envía miles de fotografías, las cuales se transmiten a una pequeña grabadora que se lleva en la cintura.

¿Cuáles son las indicaciones para el procedimiento?

La indicación más frecuente de una cápsula endoscópica es la búsqueda de un sitio de sangrado en el intestino delgado. También puede ser de utilidad en el diagnóstico de pólipos, enfermedad de Crohn, enfermedad Celiaca, úlceras y tumores del intestino delgado.

¿Cuál es la preparación para el procedimiento?

La preparación incluye tener el estómago vacío por lo que te pedirá un ayuno de al menos 12 horas antes del estudio. Algunos médicos indican tomar un laxante el día previo al examen para limpiar todos los residuos del intestino y así lograr que la calidad de las imágenes sea mejor. Avísale a tu médico si estás tomando algún medicamento, como analgésicos, productos con bismuto, suplementos con hierro o cualquier otro medicamento. Coméntale si tienes alguna enfermedad del corazón, si tienes marcapasos cardiaco, cirugías previas del abdomen, antecedente de obstrucción de los intestinos, enfermedad inflamatoria intestinal o adherencias intestinales.

¿Qué sucede durante la cápsula endoscópica?

Tu médico o enfermera te prepararán para el estudio colocando unos sensores por fuera de tu abdomen. Estos están conectados a una grabadora de datos, la cual recibirá las imágenes por espacio de ocho horas. Después de que los sensores y la grabadora están listos, te darán a tragar la cápsula endoscópica con agua. Sigue las instrucciones que te indique tu equipo médico. Generalmente, después de dos horas de haber deglutido la cápsula, podrías tomar líquidos claros y, después de cuatro horas, podrías comer alimentos ligeros a menos que te den otra indicación.

Tanto si el procedimiento es ambulatorio o si estás hospitalizado, al final te retirarán la grabadora y los sensores de tu cuerpo. Tu médico pasará las imágenes a una computadora para su revisión detallada. Durante el estudio, debes evitar correr o saltar. Cuida no desconectar prematuramente el sistema de sensores y grabadora, ya que causará pérdida de trasmisión de imágenes.

¿Cuáles son las posibles complicaciones de la cápsula endoscópica?

La cápsula endoscópica es un procedimiento seguro con mínimos riesgos. Es posible que la cápsula se atore en algún sitio del aparato digestivo y no salga en alguna evacuación, como debe ocurrir. El riesgo de que la cápsula se atore es mayor en pacientes con alguna estrechez debida a inflamación, cirugía previa o un tumor.

Si la cápsula no sale en las evacuaciones, pero no causa ninguna molestia, tu médico podría pedirte que esperes más tiempo. Si la cápsula no sale y causa síntomas, como dolor abdominal, náuseas o vómitos, podría indicar que la cápsula está atorada en algún sitio por lo cual deberá ser extraída, ya sea por medio de una endoscopía o por cirugía dependiendo el sitio donde se haya atorado.

Estudios de manometría (motilidad)

Manometría esofágica

El propósito de este estudio es valorar la actividad muscular del esófago y del esfínter esofágico inferior que es la válvula que se encuentra en la unión del esófago con el estómago.

Las indicaciones para realizar este procedimiento son las siguientes: dificultad para deglutir los alimentos, dolor al deglutir los alimentos, agruras frecuentes o dolor en el pecho. La manometría esofágica se hace en pacientes con enfermedad por reflujo gastroesofágico en quienes se planea una cirugía anti-reflujo.

Para realizar la manometría esofágica, se coloca un catéter manométrico delgado a través de la nariz, el cual pasa hacia el esófago y el estómago. Te darán a tomar pequeños sorbos de agua mientras se registran los movimientos del esófago. El estudio dura de 30 a 45 minutos y es muy bien tolerado con riesgos extremadamente raros.

Manometría ano-rectal

Este procedimiento mide la presión de los músculos del esfínter anal y del recto. Está indicado para pacientes con estreñimiento crónico o incontinencia fecal. La preparación de este estudio consiste en la limpieza del recto con un enema. Luego, se introduce un catéter manométrico a través del ano, el cual está conectado a una máquina. A medida que el catéter se va retirando, mide la presión de los músculos del recto y del ano. Posteriormente, se infla un pequeño globo y te pedirán que indiques cuándo tienes la sensación de llenura en el recto o urgencia para evacuar. El procedimiento dura 30 a 45 minutos.

El biofeedback ano-rectal es un programa de tratamiento que utiliza técnicas de condicionamiento neuromuscular para tratar pacientes con incontinencia fecal o estreñimiento crónico que se deben a un trastorno en el movimiento para evacuar.

Ph-metría e impedanciometría de 24 horas

Este procedimiento se utiliza para valorar con qué frecuencia el líquido del estómago se regresa hacia el esófago, si ese líquido que se regresa es ácido o no ácido y si se relaciona con tus síntomas. El esófago tiene un mecanismo de válvula en su unión con el estómago, el cual sirve para dejar pasar los alimentos hacia el estómago e impide que estos se regresen hacia el esófago. Si este mecanismo de válvula no funciona adecuadamente, pueden producirse agruras y otras molestias.

El monitoreo de pH es uno de los mejores métodos para diagnosticar la enfermedad por reflujo gastroesofágico de manera fisiológica y es reconocido como un estudio para diagnosticar este problema tan común en pacientes con endoscopía superior normal, pero que tienen síntomas de reflujo. Las indicaciones de este estudio son:

- Ayuda a confirmar el diagnóstico de reflujo gastroesofágico, sobre todo cuando los hallazgos por endoscopía no coinciden con los síntomas del paciente. También cuando el tratamiento no ha mejorado los síntomas o se encuentra en valoración para cirugía anti-reflujo.
- Valoración de síntomas no comunes de enfermedad por reflujo gastroesofágico, como dolor en el pecho que no es de origen cardiaco y el médico quiere valorar si la causa es reflujo gastroesofágico. También se indica para valorar pacientes con asma, ronquera, faringitis de repetición o tos persistente.

Antes del procedimiento, es importante que tu médico tenga conocimiento de los medicamentos que estás tomando, ya que hay algunos que pueden afectar el resultado de este estudio. Estos incluyen: inhibidores de la bomba de protones, como el omeprazol; bloqueadores H2, como la ranitidina; antiácidos, como el Melox; bloqueadores de los canales del calcio, como el verapamilo y nifedipina; y los nitratos, como el isosorbide.

Habla con tu médico acerca de todos los medicamentos que estás tomado antes de la pH-metría. No suspendas ninguno sin consultar primero con tu médico. Si estás tomando inhibidores de la bomba de protones –como el omeprazol– o bloqueadores H2 –como la ranitidina– deberás suspenderlos una semana antes del estudio a menos que te indique tu médico que debes continuarlos para valorar la efectividad de estos medicamentos.

El estudio de pH-metría consiste en la colocación de un catéter delgado de plástico flexible por la nariz hacia el estómago; éste se fija en la nariz con cinta adhesiva. El catéter tiene sensores que detectan si se regresa líquido ácido o no ácido del estómago hacia el esófago. El catéter va conectado a una grabadora de datos que llevarás por fuera de tu cuerpo. Si el estudio es ambulatorio, te irás a tu casa para realizar tus actividades rutinarias por 24 horas, como comer, dormir o incluso ir a trabajar. Te entregarán un pequeño diario para que anotes tus molestias o presiones algunos botones en la grabadora cuando tengas síntomas. Es importante que sigas las instrucciones de tu médico o enfermera. Al terminar este tiempo, volverás a la unidad donde te colocaron el pH-metro para que te lo retiren. Tu médico pasará los datos registrados en la grabadora a una computadora en donde, con un programa especial, revisará la información. Posteriormente, se le entregará un reporte a tu médico.

Existe otra forma de pH-metría inalámbrica llamada tecnología Bravo. En este procedimiento, se utiliza una cápsula que se coloca en la parte inferior del esófago; ésta envía de forma inalámbrica la información de acidez a una grabadora de datos. No se coloca catéter por la nariz por lo cual es más cómodo. Este procedimiento se puede realizar por 24 o 48 horas de acuerdo con el criterio del médico. La cápsula adherida al esófago se cae en cinco o siete días y sale con una evacuación. Los inconvenientes de este procedimiento son el costo, que genera dolor en el pecho y que no detecta el reflujo no ácido.

BIBLIOGRAFÍA Y CRÉDITOS

Para la elaboración de este libro se consultaron varios cientos de estudios científicos y enseguida se presentan los de mayor importancia, los cuales están disponibles en las bibliotecas médicas. La mayoría de las investigaciones aparecen únicamente con el nombre del primer autor. Algunas referencias fueron empleadas en varios capítulos. La obra también contiene información obtenida de noticias que han aparecido en publicaciones científicas en la Internet. El libro contiene, además, información propia de la experiencia médica del autor.

CAPÍTULO PRIMERO: PANORAMA DEL ESTADO NUTRICIONAL Y LAS ENFERMEDADES DIGESTIVAS EN MÉXICO

1. Aranda Palacios S. Alimentación en México. Cuicuilco Revista de Ciencias Antropológicas, México. Ed Navarra, 2013, 242 pp.
2. Barret S., et al: Fads, Frauds and Quackery. In Modern Nutrition in Health and Disease. Edited by Ross AC, Caballero B, Cousins RJ. Ed 11. Pensylvannia, USA. LWW, 2012.
3. Bourges H. Nutrición y Alimentos. Su problemática en México: Compañía Editorial Continental S.A. de C.V., 1982.
4. Comisión Nacional de Alimentación. Programa Nacional de Alimentación 1990-1994, México 1990.
5. Gómez F. Desnutrición. Bol Med Hosp Inf Mex 1946; 3:546.
6. Hechos, Modas y Falacias sobre los alimentos. En Nelson JK y Cols: Dietética y Nutrición, Manual de la Clínica Mayo, ed 7. España; Mosby, 1996:23-26.
7. Instituto Nacional de la Nutrición Salvador Zubirán y Comisión Nacional de Alimentación. Encuesta Nacional de la Alimentación en el Medio Rural, 1989. México: Publicación L-86 de la División de Nutrición de Comunidad, INNSZ, 1990.
8. Jarvis W: How Quackery Harms. In Dubious Cancer Treatment. Edited by S Barret, BR Cassileth. Tampa American Cancer Society, Florida Division, 1991.

9. Kauffer-Horwitz. La Nutrición en México en la Década de los Noventa, en Casanueva E. (ed), Nutriología Médica, ed 1. México; Panamericana, 1995:20-27.

10. Kroker, M. F., et al. The Double Burden of Undernutrition and Excess Body Weight in Mexico. Am J Clin Nutr. 2014; 100 (suppl) 1652S.

11. Marshall, C. W. Vitamins and Minerals Help or Harm? Philadelphia: George F. Stickley Co, 1985; 70.

12. Miskovitz P. The Doctors Guide to Gastrointestinal Health. New Jersey, U.S.A. John Wiley & Sons, Inc. 2005.

13. Ponce García J Ed. Asociación Española de Gastroenterología: Tratamiento de las Enfermedades Gastroenterológicas, Elsevier Doyma 3ª Ed. Barcelona, España 2011.

14. Puffer, R. R. y Cols. Patterns of Urban Mortality. Washington, DC: Pan American Health Organization. Publicación científica 151, 1967

15. Rivera, J., et al. Desnutrición Crónica en México en el último cuarto de siglo: análisis de cuatro encuestas nacionales, Salud Pública de México, México. 2013; 55:161S.

16. Sepúlveda-Amor J. y Cols. Estado nutricional de prescolares y mujeres en México: resultados de una encuesta probabilística nacional. Gac Med Mex 1990,126(3):207-225.

17. Shamah, T., et al. Qué y cómo comemos los mexicanos, México: FUNSALUD, INSP, 2015.

18. Waterlow, J. C., Classification and Definition of Protein Calorie Malnutrition. Br Med J 1972; 3:566-569.

19. Willett, W. C. Balancing Lifestyle and Genomics Research for Disease Prevention. Science. 2002; 296:695-8.

CAPÍTULO SEGUNDO: UN VIAJE A TRAVÉS DE TU APARATO DIGESTIVO

1. Carabotti M., et al. The Gut-brain Axis: Interactions Between Enteric Microbiota, Central and Enteric Nervous System. Annals of Gastroenterology. 2015.

2. Drossman, D. A. Biopsychosocial Issues in Gastroenterology. In Sleisenger and Fordtran's Gastrointestinal and Liver Disease, Ed 10th. Saunders Elsevier, 349-362, 2016.

3. Foster, J. A., et al. Gut Microbiota and Brain Function: An Evolving Field in Neuroscience. International Journal of Neuropsycopharmacology. 2016; 19(5).
4. Foster, J. A., et al. Stress & The Gut-brain Axis: Regulation by the Microbiome. Neurobiology of Stress. 2017; 7:124-136.
5. Furness, J. B. The Enteric Nervous System. 1st Ed. Wiley-Blackwell, 2006.
6. Guyton and Hall Textbook of Medical Physiology. 13th Ed. WB Saunders 2015.
7. Johnson L. Gastrointestinal Physiology. 8th Ed. Mosby 2013.
8. Kennedy, P. J., et al. Irritable Bowel Syndrome: A Microbiome-gut-brain Axis Disorder? World Journal of Gastroenterology: WJG. 2014; 20: 14105.
9. Merck Manual Home Health Handbook. Overview of the Digestive System. Accesado noviembre 2018.
10. National Digestive Disease Information Clearinghouse. (2013) The Digesive System and How It Works. (NIH publication No. 13-2681). Washington, DC: U.S. Government Printing Office. General patient information fact sheet.
11. Schmulson, M. J., et al. What is New in Rome IV. J Gastroenterol 2017; 23:151-163.
12. Wilkins, T., et al. Probiotics for Gastrointestinal Conditions a Summary of the Evidence. Am Fam Physician. 2017; 96:170-178.

CAPÍTULO TERCERO: LOS ALIMENTOS SON TU MEJOR MEDICINA

1. Fitch, C., et al. Position of the Academy of Nutrition and Dietetics: Use of Nutritive and Nonnutritive Sweeteners. Journal of the Academy of Nutrition and Dietetics. 2012; 112:739.
2. Mayo Clinic Staff. Added sugars: Don't get sabotaged by sweeteners https://www.mayoclinic.org/healthy-lifestyle/nutrition-and-healthy-eating/in-depth/added-sugar/art-20045328 Accesado noviembre 2018.
3. Harvard, School of Public Health, Types of Fat. https://www.hsph.harvard.edu/nutritionsource/types-of-fat/ Accesado noviembre 2018.
4. Siri-Tarino, P. W., et al. Meta-analysis of Prospective Cohort Studies Evaluating the Association of Saturated Fat with Cardiovascular Disease. Am J Clin Nutr. 2010; 91:535-46.

5. Farvid, M. S., et al. Dietary Linoleic Acid and Risk of Coronary Heart Disease: A Systematic Review and Meta-analysis of Prospective Cohort studies. Circulation, 2014.

6. American Heart Association. Whole Grains and Fiber. http://www.heart.org/HEARTORG/HealthyLiving/HealthyEating/HealthyDietGoals/Whole-Grains-and-Fiber_UCM_303249_Article.jsp#.W3BZZelhiUk Accesado noviembre 2018.

7. Bouvard, V., et al. On Behalf of the International Agency for Research on Cancer Monograph Working Group. Carcinogenicity of Consumption of Red and Processed Meat. Lancet Oncology. 2015; 16:1599-1600.

8. Tanja, K. T., et al. Milk and Dairy Products: Good or Bad for Human Health? An Assessment of the Totality of Scientific Evidence. Food Nutr Res. 2016; 60:340.

9. American Heart Association. Suggested Servings from Each Food Group. https://www.heart.org/en/healthy-living/healthy-eating/eat-smart/nutrition-basics/suggested-servings-from-each-food-group Accesado noviembre 2018.

10. Kratz, M., et al. The Relationship Between High-fat Dairy Consumption and Obesity, Cardiovascular, and Metabolic Disease. Eur J of Nutr. 2013; 52:1-24.

11. Health Gov. Physical activity. https://health.gov/paguidelines/ Accesado noviembre 2018.

12. Warburton, D. E., et al. Health Benefits of Physical Activity: The Evidence. CMAJ. 2006; 174:801-9.

13. Organización Mundial de la Salud. Recomendaciones mundiales sobre la actividad física para la salud. http://www.who.int/dietphysicalactivity/factsheet_recommendations/es/ Accesado noviembre 2018.

14. Gerber, N., et al. The Influence of Cooking and Fat Trimming on the Actual Nutrient Intake from Meat. Science. 81:148, 2009.

15. American Heart Association. Meat, Poultry and Fish. https://www.heart.org/en/healthy-living/healthy-eating/eat-smart/nutrition-basics/meat-poultry-and-fish-picking-healthy-proteins Accesado noviembre 2018.

16. Shin, J. Y., et al. Egg Consumption in Relation to Risk of Cardiovascular Disease and Diabetes: A Systematic Review and Meta-analysis. Am J Clin Nutr. 2013; 98:146-59.

17. Djousse, L., et al. Egg Consumption and Risk of Heart Failure in the Physicians Health Study. Circulation. 2008; 117:512-6.

18. Rong, Y., et al. Egg Consumption and Risk of Coronary Heart Disease and Stroke: Dose-response meta-analysis of Prospective Cohort Studies. BMJ 2013; 346: e8539.

19. Bellisle, F., et al. Intense Sweeteners, Energy Intake and the Control of Body Weight. Eur J Clin Nutr. 2007; 61:691-700.

20. Fagherazzi, G., et al. Chronic Consumption of Artificial Sweetener in Packets or Tablets and Type 2 Diabetes Risk: Evidence from the E3N-European Prospective Investigation into Cancer and Nutrition Study. Ann Nutr Metab. 2017; 70;51-58.

21. Fumiaki, I., et al. Consumption of Sugar Sweetened Beverages, Artificially Sweetened Beverages, and Fruit Juice and Incidence of Type 2 Diabetes: Systematic Review, Meta-analysis, and Estimation of Population Attributable Fraction. BMJ. 2015; 351:h3576.

22. Harvard T.H. Chan School of Public Health. Low Calorie Sweeteners. https://www.hsph.harvard.edu/nutritionsource/healthy-drinks/artificial-sweeteners/ Accesado noviembre 2018.

23. Suez, J., et al. Artificial Sweeteners Induce Glucose Intolerance by Altering the Gut Microbiota. Nature. 2014; 514:181-186.

24. Popkin, B. M., et al. A New Proposed Guidance for Beverage Consumption in the United States. American Journal of Clinical Nutrition. 2006; 83:529-542.

25. Azad, M. B., et al. Nonnutritive Sweeteners and Cardiometabolic Health: A Systematic Review and Meta-analysis of Randomized Controlled Trials and Prospective Cohort Studies. CMAJ. 2017; 189; E929-E939.

26. Ding, M., et al. Association of Coffee Consumption with Total and Cause-specific Mortality in Three Large Prospective Cohorts. Circulation. 2015; 115;017341.

27. International Agency for Research on Cancer. Coffee Drinking and Mortality in 10 European Countries: A Multinational Cohort Study. Ann Intern Med. 2017; 167:236-247.

28. U.S Department of Health and Human Services and U.S. Department of Agriculture. 2015-2020 Dietary Guidelines for Americans. 8th Edition. December 2015. https://health.gov/dietaryguidelines/2015/ Accesado noviembre 2018.

29. El Plato del Bien Comer. Secretaría de Salud. Norma Oficial Mexicana NOM-43-SSA2-2005.

30. Moyer, V. A., et al. Vitamin, Mineral, and Multivitamin Supplements for the Primary Prevention of Cardiovascular Disease and Cancer: U.S. Preventive Services Task Force Recommendation Statement. Ann Intern Med. 2014; 160:558-64.

31. Dehghan, M., et al. Associations of Fats and Carbohydrate Intake with Cardiovascular Disease and Mortality in 18 Countries from Five Continents (PURE): A Prospective Cohort Study. The Lancet. 2017; 390:2050-62.

32. Miller, V., et al. Fruit, Vegetable, and Legume Intake, and Cardiovascular Disease and Deaths in 18 countries (PURE): A Prospective Cohort Study. The Lancet. 2017; 390:2037-49.

33. Mursu, J., et al. Dietary Supplements and Mortality Rate in Older Women: The Iowa Women's Health Study. Archives of Internal Medicine. 2011; 17:1625-33.

34. Mayo Clinic. Are Dietary Dupplements Right for You? https://www.mayoclinic.org/healthy-lifestyle/nutrition-and-healthy-eating/in-depth/are-dietary-supplements-right-for-you/art-20232605%20Accesado%20Diciembre%202017 Accesado noviembre 2018.

35. Ward, E. Addressing Nutritional Gaps with Multivitamin and Mineral Supplement. Nutrition Journal. 2014; 13:72.

36. Nutrition.gov. Questions to Ask Before Taking Vitamin and Mineral Supplements. https://www.nutrition.gov/dietary-supplements/questions-to-ask-before-taking-vitamins-and-mineral-supplements Accesado agosto 2018.

37. Food and Drug Administration. Tips for Older Dietary Supplement Users. https://www.fda.gov/food/dietarysupplements/usingdietarysupplements/ucm110493.htm Accesado noviembre 2018.

38. Marra, M. V., et al. Position of the American Dietetic Association: Nutrient Supplementation. J Am Diet Assoc. 2009; 109:2073-85.

CAPÍTULO CUARTO: CÓMO EL ESTRÉS IMPACTA A TU DIGESTIÓN

1. National Institute of Mental Health. 5 Things you Should Know about Stress. https://www.nimh.nih.gov/health/publications/stress/index.shtml#pub1 Accesado noviembre 2018.

2. Mayo Clinic. Stress Management. https://www.mayoclinic.org/healthy-lifestyle/stress-management/basics/stress-basics/hlv-20049495? Accesado febrero 2018.

3. Helpguide.org. Stress. https://www.helpguide.org/home-pages/stress.htm Accesado noviembre 2018.

4. American Psychological Association. How Stress Affects Your Health. https://www.apa.org/helpcenter/stress.aspx Accesado noviembre 2018

5. Stress Institute. http://www.stressinstitute.com/?id=30 Accesado noviembre 2018.

6. Everyday Health. Everything You Ever Wanted to Know about Stress, Including How to Manage It. https://www.everydayhealth.com/stress/guide/ Accesado noviembre 2018.

7. WebMD. Causes of Stress. https://www.webmd.com/balance/guide/causes-of-stress#1 Accesado noviembre 2018.

8. National Institute of Mental Health. Generalized Anxiety Disorder: When Worry Gets Out of Control. https://www.nimh.nih.gov/health/publications/generalized-anxiety-disorder-gad/index.shtml Accesed noviembre 2018.

9. Gastrointestinal Society. Stress and Your Gut. https://www.badgut.org/information-centre/a-z-digestive-topics/stress-and-your-gut/ Accessed noviembre 2018.

10. Davidson, K. W., et al. Don't Worry, Be Happy: Positive Affect and Reduced 10-year Incident Coronary Heart Disease: The Canadian Nova Scotia Health Survey. Eur Heart J. 2010; 31:1065-1070.

11. Spiller, R., et al. An Update on Post-Infectious Irritable Bowel Syndrome: Role of Genetics, Immune Activation, Serotonin and Altered Microbiome. Neurogastroenterol Motil 2012; 18:258-68.

12. Camilleri, M., et al. Intestinal Permeability and Irritable Bowel Syndrome. Neurogastroenterol Motil 2007; 19:945-52.

13. Gareau, M. G., et al. Pathophysiological mechanimsms of stress-induced intestinal damage. Curr Mol Med 2008; 8:274-81.

14. Yamasaki, T., et al. Intravenous Corticotropin-releasing Hormone Administration Increases Esophageal Electrical Sensitivity in Healthy Individuals. J Neurogastroenterol Motil. 2017;23: 526-532.

15. Song, E. M., et al. The Association Between Reflux Esophagitis and Physical Stress. Dig Dis Sci. 2013; 58: 471-477.
16. Levenstein, S. et al. Psychological Stress Increases Risk for Peptic Ulcer Regardless of Helicobacter Pylori Infection or Use of Nonsteroidal Anti-inflammatory Drugs. Clin Gastroenterol Hepatol. 2015; 13:498-506.
17. Qin, H. Y., et al. Impact of Psychological Stress on Irritable Bowel Syndrome. World J Gastroenterol. 2014; 20:14126-14131.
18. WebMD. Stress, Anxiety and Irritable Bowel Syndrome. https://www.webmd.com/ibs/guide/stress-anxiety-ibs#2 Accesado noviembre 2018.
19. Konturek, P. C., et al. Stress and the Gut: Pathophysiology, Clinical Consequences, Diagnostic Approach and Treatment Options. J of Physiology and Pharmacol. 2011; 62: 591-599.
20. Drossman, D. A., Functional Gastrointestinal Disorders: History, Pathophysiology, Clinical Features and Rome IV. Gastroenterology. 2016; 150: 1262-1279.
21. Chang, L. The Role of Stress on Physiologic Responses and Clinical Symptoms in Irritable Bowel Syndrome. Gastroenterology. 2011; 140:761-765.
22. Hadhazy, A. Think twice: How the Gut's Second Brain Influences Mood and Well-Being. Scientific American. February 2010. Accesado noviembre 2018: https://www.scientificamerican.com/article/gut-second-brain/
23. Bannaga, A. S., et al. Inflammatory Bowel Disease and Anxiety: Links, Risks, and Challenges Faced. Clin Exp Gastroenterol. 2015; 8:111-117.
24. Mawdsley, J. E., et al. Psychological Stress in IBD: New Insights into Pathogenic and Therapeutic Implications. Gut. 2005; 54:1481-1491.
25. Sajadinejad, M. S., et al. Psychological Issues in Inflammatory Bowel Disease: An Overview. Gastroenterology Research and Practice. 2012; 2012, 106502, 11 pages.
26. PsychCentral. 20 Tips to Tame Your Stress. https://psychcentral.com/lib/20-tips-to-tame-your-stress/ Accesado noviembre 2018.
27. PsychCentral. Learning Deep Breathing. https://psychcentral.com/lib/learning-deep-breathing/ Accesado noviembre 2018.
28. Stanghellini, V. Relationship Between Upper Gastrointestinal Symptoms and Lifestyle, Psychosocial Factors and Comorbidity in the General Population: Results from the Domestic/International Gastroenterology Surveillance Study (DIGEST). Scand J Gastroenterol. 1999; 231:29-37.

CAPÍTULO QUINTO: ENFERMEDAD POR REFLUJO GASTROESOFÁGICO (ERGE)

1. American College of Gastroenterology. Acid Reflux. http://patients.gi.org/topics/acid-reflux/ Accesado noviembre 2018.
2. American Gastroenterological Association. What Is Gastroesophageal Reflux Disease (GERD)? https://www.gastro.org/practice-guidance/gi-patient-center/topic/gastroesophageal-reflux-disease-gerd Accesado noviembre 2018.
3. Buttar, et al. Pathogenesis of Gastroesophageal Reflux and Barrett Esophagus. Mayo Clin Proc. 2001; 76:226-34.
4. De Groot, N. L., et al. Systematic Review: The Effects of Conservative and Surgical Treatment for Obesity on Gastro-Oesophageal Reflux Disease. Aliment Pharmacol Ther. 2009; 30:1091-102.
5. El-Serag, H. B., et al. Gastroesophageal Reflux Among Different Racial Groups in the United States. Gastroenterology 2004; 126:1692-1699.
6. Fass, R., et al, Management of Heartburn Not Responding to Proton Pump Inhibitors. Gut. 2009; 58:295-309.
7. Feldman, M., et al. Gastroesophageal Reflux Disease. In: Sleisenger and Fordtran's Gastrointestinal and Liver Disease. 10th ed. Philadelphia, Pa.: Saunders Elsevier; 2016.
8. Hampel, H., et al. Meta-Analysis: Obesity and the Risk for Gastroesophageal Reflux Disease and its Complications. Ann Intern Med. 2005; 143:199-211.
9. Huerta-Iga, F., et al. Diagnóstico y Tratamiento de la Enfermedad por Reflujo gastroesofágico: Recomendaciones de la Asociación Mexicana de Gastroenterología. Rev Gastroenterol Mex. 2016; 81:208-22.
10. Katz, P. O., et al. Guidelines for the Diagnosis and Management of Gastroesophageal Reflux Disease. Am J Gastroenterol. 2013; 108:308-28.
11. Lundell, L., et al. Comparison of Outcomes Twelve Years After Antireflux Surgery or Omeprazole Maintenance Therapy for Reflux Esophagitis. Clin Gastroenterol Hepatol. 2009; 7:1292-98.
12. Maret-Ouda J., et al. Recurrence of reflux after laparoscopic antireflux surgery-reply. JAMA. 2018; 319:83.
13. Mayo Clinic Staff. Gastroesophageal Reflux Disease. https://www.mayo-clinic.org/diseases-conditions/gerd/symptoms-causes/syc-20361940 Accesado noviembre 2018.

14. Medscape. Gastroesophageal Reflux Disease. https://emedicine.medscape.com/article/176595-overview#showall Accesado noviembre 2018.
15. NIDDKD. Acid Reflux (GER & GERD) in Adults. https://www.niddk.nih.gov/health-information/digestive-diseases/acid-reflux-ger-gerd-adults Accesado noviembre 2018.
16. Spechler, S. J., Epidemiology and Natural History of Gastro-Oesophageal Reflux Disease. Digestion. 1992; 51 Suppl 1:24-9.
17. Tutuian, R. Adverse Effects of Drugs on the Esophagus. Best Pract Res Clin Gastroenterol. 2010; 24:91-7.
18. Yamasaki, T., et al. Update on Functional Heartburn. Gastroenterology & Hepatol. 2017; 13:725-34.
19. Zaheer, N., et al. Endoscopic Management of Gastroesophageal Reflux Disease: Revisited. Clin Endosc. 2016; 49:408-416.

CAPÍTULO SEXTO: DISPEPSIA (INDIGESTIÓN)

1. Bazaldua, A. V., et al. Evaluation and Management of Dispepsia. Am Fam Physician. 1999; 60:1773-1784.
2. Ford, A. C., et al. Effect of Dyspepsia on Survival: A Longitudinal 10-year Follow-Up Study. Am J Gastroenterol. 2012; 107:912.
3. Ford, A. C., et al. What is the Prevalence of Clinical Significant Endoscopic Findings in Subjects with Dyspepsia? Systematic Review and Meta-Analysis. Clin Gastroenterol Hepatol. 2010; 8:830.
4. Goldman, L. et al. Functional Gastrointestinal Disorders. In: Goldman's Cecil Medicine. 25th ed. Philadelphia, Pa.: Saunders Elsevier, 2016.
5. Harmon, R. C., et al. Evaluation and Management of Dispepsia. Therap Adv Gastroenterol. 2010; 3:87-98.
6. Lacy, B. E., et al. Review Article: Current Treatment Options and Management of Functional Dispepsia. Aliment Pharmacol Ther. 2012; 36:3.
7. Mayo Clinic Staff. Indigestion. https://www.mayoclinic.org/diseases-conditions/indigestion/symptoms-causes/syc-20352211 Accesado noviembre 2018.
8. Mayo Clinic Staff. Nonulcer Stomach Pain. https://www.mayoclinic.org/diseases-conditions/nonulcer-stomach-pain/symptoms-causes/syc-20375709 Accesado noviembre 2018.

9. Moayyedi, P. M., et al. Management of Dispepsia. Am J Gastroenterol. 2017. http://www.nature.com/articles/ajg2017154 Accesado noviembre 2018.

10. NIDDK. Indigestion. https://www.niddk.nih.gov/health-information/digestive-diseases/indigestion-dyspepsia Accesado noviembre 2018.

11. Tack, M. et al. Functional Dispepsia. Curr Opin Gastroenterol. 2011; 27:549-557.

12. Talley, N. J., Functional Dispepsia. Gut Liver. 2017; 11:349-357.

CAPÍTULO SÉPTIMO: ÚLCERA PÉPTICA

1. American College of Gastroenterology. Peptic Ulcer Disease. http://patients.gi.org/topics/peptic-ulcer-disease/ Accesado noviembre 2018.

2. American Gastroenterological Association. Peptic Ulcer Disease. https://www.gastro.org/practice-guidance/gi-patient-center/topic/peptic-ulcer-disease Accesado noviembre 2018.

3. Anand BS, et al. Peptic Ulcer Disease. https://emedicine.medscape.com/article/181753-overview Accesado noviembre 2018.

4. Bosques-Padilla, F. J., et al. IV Consenso Mexicano sobre Helicobacter pylori. Rev Gastroenterol Mex. 2018; 83:325-341.

5. Chey WD et al. American College of Gastroenterology Guideline: Treatment of Helicobacter Pylori Infection. Am J Gastroenterol. 2017; 112:212-239.

6. Crowe, S. E., et al. Peptic ulcer disease (Beyond the Basics) UpToDate. https://www.uptodate.com/contents/peptic-ulcer-disease-beyond-the-basics. Accesado noviembre 2018.

7. Drini, M., et al. Peptic Ulcer Disease and Nonsteroidal Anti-Inflammatory Drugs. Aust Prescr. 2017; 40:91-93.

8. Fashner, J., et al. Diagnosis and Treatment of Peptic Ulcer Disease and H. Pylori Infection. Am Fam Physician. 2015; 91:236.

9. Feldman, M., et al. Peptic Ulcer Disease. In: Sleisenger and Fordtran's Gastrointestinal and Liver Disease: Pathophysiology, Diagnosis, Management. 10th ed. Philadelphia, Pa.: SaundersElsevier, 2016

10. Lanza, F. L., et al. Practice Parameters Committee of the American College of Gastroenterology. Guidelines for Prevention of NSAID-Related Ulcer Complications. Am J Gastroenterol. 2009; 104:728-38.

11. Mayo Clinic Staff. Peptic Ulcer. https://www.mayoclinic.org/diseases-conditions/peptic-ulcer/diagnosis-treatment/drc-20354229 Accesado noviembre 2018.
12. Milosavljevic, T., et al. Complications of Peptic Ulcer Disease. Dig Dis. 2011; 29:491-3.
13. NIDDKD. Peptic Ulcers. https://www.niddk.nih.gov/health-information/digestive-diseases/peptic-ulcers-stomach-ulcers Accesado noviembre 2018.
14. WebMD. Peptic Ulcer Disease. https://www.webmd.com/digestive-disorders/tc/peptic-ulcer-disease-topic-overview#1 Accesado noviembre 2018.

CAPÍTULO OCTAVO: ENFERMEDAD DEL HÍGADO GRASO NO ALCOHÓLICO

1. Ahmed, A., et al. NAFLD Review: Diagnosis, Treatment and Outcomes. Clin Gastroenterol & Hepatol. 2015; 13:2062-2070.
2. Ajmera, V. H., et al. Is Moderate Alcohol Use in Nonalcoholic Fatty Liver Disease Good or Bad? A critical review. Hepatology. 2017; 65:2090-2099.
3. Alberti, K. G., et al. Harmonizing the Metabolic Syndrome: A Joint Interim Statement of the International Diabetes Federation Task Force on Epidemiology and Prevention National Heart, Lung, and Blood Institute. Circulation. 2009; 120:1640-5.
4. Angulo, P., et al. Liver Fibrosis, but no Other Histologic Features, is Associated with Long-Term Outcomes of Patients with Nonalcoholic Fatty Liver Desease. Gastroenterology. 2015; 149:389.
5. Benedict, M., et al. Non-Alcoholic Fatty Liver Disease: An Expanded Review. World J Hepatol. 2017; 9:715-732.
6. Bren, A., et al. Non-Alcoholic Fatty Liver Disease and Cardiovascular Risk. Int J Cardiol. 2013; 167:1109-1117.
7. Carrillo Esper, R., et al. Hígado Graso y Esteatohepatitis No Alcohólica. Conceptos Actuales. Rev Fac Med (Mex). 2011; 54:29-45.
8. Chalasani, N., et al. The Diagnosis and Management of Nonalcoholic Fatty Liver Disease: Practice Guidance from the American Association for the Study of Liver Diseases. Hepatology. 2018; 67:328-357.

9. Cleveland, E., et al. Diagnostic challenges of nonalcoholic fatty liver disease/nonalcoholic steatohepatitis. Clin Liver Dis. 2018. https://aasldpubs.onlinelibrary.wiley.com/doi/10.1002/cld.716 Accesado noviembre 2018.

10. Feldman, M., et al. Nonalcoholic Fatty Liver Disease. In: Sleisenger & Fordtran's Gastrointestinal and Liver Disease: Pathophysiology, Diagnosis, Management. 10th ed. Philadelphia, Pa: Saunders Elsevier; 2016. pp 1428.

11. George, E. S., et al. Practical Dietary Recommendations for the Prevention and Management on Nonalcoholic Fatty Liver Disease in Adults. Adv Nutr. 2018; 9:30-40.

12. Hung, C. K., et al. Current Treatment of Nonalcoholic Fatty Liver Disease/Nonalcoholic Steatohepatitis. Clin Liver Dis. 2018; 22:175-187.

13. Kalia, H. S., et al. The Prevalence and Pathobiology of Nonalcoholic Fatty Liver Disease in Patients of Different Races or Ethnicities. Clin Liver Dis. 2016; 20:215-224.

14. Kanwar, P., et al. The Metabolic Syndrome and Its Influence on Nonalcoholic Steatohepatitis. Clin Liver Dis. 2016; 20:225-243

15. Ma, J., et al. Sugar-Sweetened Beverage, Diet Soda, and Fatty Liver Disease in the Framingham Heart Study cohorts. J Hepatol. 2015; 63:462-9.

16. Mayo Clinic. Nonalcoholic Fatty Liver Disease. https://www.mayoclinic.org/diseases-conditions/nonalcoholic-fatty-liver-disease/symptoms-causes/syc-20354567 Accesado noviembre 2018.

17. Miller, E. R., et al. Meta-Analysis: High-Dosage Vitamin E Supplementation May Increase All-Cause Mortality. Ann Intern Med. 2005; 142:37-46.

18. NIDDKD. Nonalcoholic Fatty Liver Disease & NASH. https://www.niddk.nih.gov/health-information/liver-disease/nafld-nash/all-content Accesado noviembre 2018.

19. Pent, L., et al. Weight Reduction for Non-alcoholic Fatty Liver Disease. Cochrane Database Syst Rev. 2011; 15:CD003619.

20. Rinella, M. E., Nonalcoholic Fatty Liver Disease. A Systematic Review. JAMA. 2015; 313:2262-2273.

21. Sayiner, M., et al. Epidemiology of Nonalcoholic Fatty Liver Disease and Nonalcoholic Steatohepatitis in the United States and the Rest of the World. Clin Liver Dis. 2016; 20:205-214.

22. Singh, S., et al. Fibrosis Progression in Nonalcoholic Fatty Liver Disease vs Nonalcoholic Steatohepatitis: A Systematic Review and Meta-Analysis of Paired-Biopsy Studies. Clin Gastroenterol Hepatol. 2015; 13:643.
23. Statapathy, S. K., et al. Epidemiology and Natural History on Nonalcoholic Fatty Liver Disease. Semin Liver Dis. 2015; 35:221-235.
24. Tsai, E., et al. Diagnosis end evaluation of nonalcoholic fatty liver disease/nonalcoholic steatohepatitis, including noninvasive biomarkers and transient elastography. Clin Liver Dis 2018; 22:73-92.

CAPÍTULO NOVENO: SÍNDROME DE INTESTINO IRRITABLE (COLON IRRITABLE)

1. American College of Gastroenterology. Irritable Bowel Syndrome. http://patients.gi.org/topics/irritable-bowel-syndrome/#tabs2 Accesado noviembre 2018.
2. Weinberg, D. S., et al American Gastroenterological Association. Guideline on the Pharmacological Management of IBS. Gastroenterology. 2014; 147:1146-1148.
3. Carmona-Sánchez, R., et al. Consenso Mexicano Sobre el Síndrome de Intestino Irritable. https://www.sciencedirect.com/science/article/pii/S0375090616000185 Accesado noviembre 2018.
4. Chang, L., The Role of Stress on Physiologic Responses and Clinical Symptoms in Irritable Bowel Syndrome. Gastroenterology. 2011; 140:761-765.
5. Chey, W. D., Et al. Irritable Bowel Syndrome: A Clinical Review: JAMA. 2015; 313:949-958.
6. Dionne, J., et al. A Systematic Review and Meta-Analysis Evaluating the Efficacy of a Gluten-Free Diet and a Low FODMAPs Diet in Treating Symptoms of IBS. Am J Gastroenterol. 2018; 113:1290-1300.
7. Drossman, D. A., Functional Gastrointestinal Disorders: History, Pathophysiology, Clinical Features and Rome IV. Gastroenterology. 2016; 150:1262-1279.
8. Ford, A. C., et al. ACG Monograph on the Management of Irritable Bowel Syndrome and Chronic Constipation. Am J Gastroenterol 2014; 109: S2-S26.

9. Ford, A. C., et al. Effect of Antidepressant and Psychological Therapies in Irritable Bowel Syndrome: An Updated Systematic Review and Meta-Analysis. Am J Gastroenterol 2018. https://www.nature.com/articles/s41395-018-0222-5 Accesado noviembre 2018.
10. Halmos, E. P., et al. A Diet Low in FODMAP Reduces Symptoms of Irritable Bowel Syndrome. Gastroenterology. 2014; 146:67-75.
11. Harvard Health Publishing. Irritable Bowel Syndrome. https://www.health.harvard.edu/a_to_z/irritable-bowel-syndrome-ibs-a-to-z Accesado noviembre 2018.
12. IrritableBowelSyndrome.net. https://irritablebowelsyndrome.net/what-is-ibs/ Accesado noviembre 2018.
13. Lacy, B. E., et al. New and Emerging Treatment Options for Irritable Bowel Syndrome. Gastroenterol Hepatol. 2015; 11:1-19.
14. Medscape. Irritable Bowel Syndrome. https://emedicine.medscape.com/article/180389-overview?src=refgatesrc1 Accesado noviembre 2018.
15. Moayyedi, P., et al. The Effect of Fiber Supplementation on Irritable Bowel Syndrome: A Systematic Review and Meta-Analysis. Am J Gastroenterol. 2014; 109:1367-1374.
16. National Center for Complementary and Integrative Health. Probiotics. https://nccih.nih.gov/health/probiotics Accesado noviembre 2018.
17. NIDDKD. Irritable Bowel Syndrome. https://www.niddk.nih.gov/health-information/digestive-diseases/irritable-bowel-syndrome Accesado noviembre 2018.
18. Poynard, T., et al. Meta-Analysis of Smooth Muscle Relaxants in the Treatment of Irritable Bowel Síndrome. Aliment Pharmacol Ther. 2001; 15:355-61.
19. Schmulson, M. J., et al. Guía Clínicas de Diagnóstico y Tratamiento en Gastroenterología del Síndrome de Intestino Irritable. Tratamiento. Rev Gastroenterol Mex. 2009; 74:63-70.
20. Schnabel, L., et al. Association Between Ultra-Processed Food Consumption and Functional Gastrointestinal Disorders: Results from the French NutriNet-Santé Cohort. Am J Gastroenterol. 2018. http://www.nature.com/articles/s41395-018-0137-1
21. Schumann, D., et al. Yoga vs a Low-FODMAP Diet in Patients with Irritable Bowel Syndrome. Aliment Pharmacol Ther. 2018; 47:203-211.

22. World Gastroenterology Organisation Global Guidelines. Irritable Bowel Syndrome: A Global Perspective. http://www.worldgastroenterology.org/UserFiles/file/guidelines/irritable-bowel-syndrome-english-2015.pdf Accesado noviembre 2018.

CAPÍTULO DÉCIMO: ESTREÑIMIENTO

1. American College of Gastroenterology. Constipation and Defecation Problems. http://patients.gi.org/topics/constipation-and-defection-problems/ Accesado noviembre 2018.
2. Bharucha, A. E., et al. American Gastroenterological Association Medical Position Statement on Constipation. Gastroenterology. 2013; 144:211.
3. Biggs, W. S., et al. Evaluation and Treatment of Constipation in Infants and Children. Am Fam Physician. 2006; 73:469-77.
4. Bouras, E. P., et al. Chronic Constipation in the Elderly. Gastroenterol Clin North Am. 2009; 38:463-80.
5. Cash, B. D., et al. Systematic Review: FDA-Approved Prescription Medications for Adults with Constipation. Gastroeterol Hepatol. 2006; 2:736-749.
6. Dimidi, E., et al. The Effect of Probiotics on Functional Constipation in Adults: A Systematic Review and Meta-Analysis of Randomized Controlled Trials. Am J Clin Nutr. 2014; 100:1075-84.
7. Duyff, R. L., Carbs. American Dietetic Association Complete Food and Nutrition Guide. 5th ed. Houghton Mifflin Harcourt, Boston New York 2017.
8. Ford, A. C., et al. Laxatives for Chronic Constipation in Adults. BMJ. 2012; 345:e6168.
9. Gray JR. What is Chronic Constipation? Definition and Diagnosis. Can J Gastroenterol. 2011; 25:7B-10B.
10. Hayat, U., et al. Chronic Constipation: Update on Management. Cleveland Clinic Journal of Medicine. 2017; 84:397-408.
11. International Foundation for Functional Gastrointestinal Disorders. About Constipation. https://aboutconstipation.org/what-is-constipation.html Accesado noviembre 2018.

12. Jamshed, N., et al. Diagnostic Approach to Chronic constipation in Adults. Am Fam Physician. 2011; 84:299-306.

13. Katelaris, P., et al. Comparison of the Effectiveness of Polyethylene Glicol with and without Electrolytes in Constipation: A Systematic Review and Network Meta-Analysis. BMC Gastroenterol. 2016; 16:42.

14. Lee-Robichaud, H., et al. Lactulose Versus Polyethylene Glicol for Chronic Constipation. Cochrane Database Syst Rev. 2010; 7: p. CD007570.

15. Lewis, S. J. & Heaton, K. W. Stool form Scale as a Useful Guide to Intestinal Transit Time. Scand J Gastroenterol. 1997; 32:920-924.

16. Martínez, G., Casos Especiales: Estreñimiento en el niño, el anciano y la mujer embarazada. En: Mearin F, ed. Patologías Digestivas en Atención Primaria: Módulo 1. Estreñimiento. Luzan S.A. de Ediciones. Madrid, 2003:27-31.

17. Mayo Clinic. Constipation. https://www.mayoclinic.org/diseases-conditions/constipation/symptoms-causes/syc-20354253 Accesado noviembre 2018.

18. Mayo Clinic. Over-the-counter laxatives for constipation: Use with Caution. https://www.mayoclinic.org/diseases-conditions/constipation/in-depth/laxatives/art-20045906?pg=1 Accesado noviembre 2018.

19. NIDDKD. Constipation. https://www.niddk.nih.gov/health-information/digestive-diseases/constipation/all-content Accesado noviembre 2018.

20. Quereshi, W., et al. ASGE Guideline on the Use of Endoscopy in the Management of Constipation. Gastrointest Endosc. 2005; 62:199-201.

21. Remes Troche, J. M., et al. Guidelines for Diagnosis and Treatment of Constipation in Mexico. An Epidemiology (Meta-Analysis of the Prevalence), Pathophysiology and Classification. Rev Gastroenterol Mex. 2011; 76:126-132.

22. Talley, N. J., et al. Risk Factors for Chronic Constipation Based on a General Practice Sample. Am J Gastroenterol. 2003; 98:1107-11.

23. Verghese, T. S., et al. Constipation in Pregnancy. The Obstetrician & Gynaecologist. 2015; 111-15.

24. Wald, A. Constipation: pathophysiology and management. Curr Opin Gastroenterol. 2015; 31:45-9.

CAPÍTULO DECIMOPRIMERO: CÁNCER DE COLON Y PÓLIPOS

1. American Cancer Society. Colorectal Cancer Facts & Figures 2017-2019. Atlanta, Ga: American Cancer Society; 2017.
2. American Cancer Society. Colorectal Cancer. https://www.cancer.org/cancer/colon-rectal-cancer.html Accesado noviembre 2018.
3. American Joint Committee on Cancer. Colon and Rectum. Amin, M. B., Edge, S. Greene, F. Byrd, DR. Brookland R. K., et al, eds. AJCC Cancer Staging Manual. 8th ed. New York, NY: Springer; 2016.
4. Bonnington, S. N., et al. Surveillance of Colonic Polyps: Are We Getting It Right? World J Gastroenterol. 2016; 22:1925-1934.
5. Burch, J. A., et al. Diagnostic Accuracy of Faecal Occult Blood Tests in Screening for Colorectal Cancer: A Systematic Review. Journal of Medical Screening 2007; 14:132-137.
6. Chan, A. T., et al. Primary Prevention of Colorectal Cancer. Gastroenterology. 2010; 138:2029-2043.e10.
7. Hannan, L. M., et al. The Association Between Cigarette Smoking and Risk of Colorrectal Cancer in a Large Prospective Cohort from the United States. Cancer Epidemiol Biomarkers. 2009; 18:3362-7.
8. Johnson, C. M., et al. Meta-Analysis of Colorectal Cancer Risk Factors. Cancer Causes Control. 2013; 24:1207-1222.
9. Kahi, C. J., et al. Colonoscopy Surveillance After Colorrectal Cancer Resection: Recommendations of the US Multi-Society Task Force on Colorrectal Cancer. Gastrointest Endosc. 2016: 83:489-497.
10. Leslie, A., et al. The Colorrectal Adenoma-Carcinoma Sequence. Br J Surg. 2002; 89:845-60.
11. Libutti, S. K., et al. Chapter 57: Cancer of the colon. In: DeVita VT, Lawrence TS, Rosenberg SA, eds. DeVita, Hellman, and Rosenberg's Cancer: Principles and Practice of Oncology. 10th ed. Philadelphia, Pa: Lippincott Williams & Wilkins; 2015.
12. Mayo Clinic. Colon Cancer. https://www.mayoclinic.org/diseases-conditions/colon-cancer/symptoms-causes/syc-20353669 Accesado noviembre 2018.
13. National Cancer Institute. Aspirin to Reduce Cancer Risk. https://www.cancer.gov/about-cancer/causes-prevention/research/aspirin-cancer-risk octubre 2018.

14. National Cancer Institute. Tests to Detect Colorrectal Cancer and Polyps. https://www.cancer.gov/types/colorectal/screening-fact-sheet Accesado octubre 2018.

15. Ransohoff, D. F. How Much Does Colonoscopy Reduce Colon Cancer Mortality? Annals of Internal Medicine. 2009; 150:50-52.

16. Rodrigues-Cuevas SA. Epidemiología del Cáncer en México y Latinoamérica. En: Medina Franco H, Ramos-De la Medina A (ed): Cirugía Oncológica: Principios y Práctica. 1ª ed. México: Editores de Textos Mexicanos 2005:49-54.

17. Song, M., et al. Nutrients, Foods, and Colorrectal Cancer Prevention. Gastroenterology. 2015; 148:1244-1260.

18. Steele, S. R., et al. Endoscopy and Polyps-Diagnostic and Therapeutic Advances in Management. World J Gastroenterol 2013; 19:4277-4288.

19. US Preventive Services Task Force. Screening for Colorrectal Cancer: US Preventive Services Task Force Recommendations Statement. JAMA. 2016; 315:2564-75.

20. Wang, Y., et al. A pooled Analysis of Alcohol Intake and Colorrectal Cancer. Int J Clin Med. 2015; 8:6878-6889.

21. Wolf, A. M.D., et al. Colorectal Cancer Screening for Average-Risk Adults: 2018 guideline update from the American Cancer Society. CA Cancer J Clin. 2018. https://www.ncbi.nlm.nih.gov/pubmed/29846947

22. Wolin, K. Y., et al. Physical Activity and Colon Cancer Prevention: A Meta-Analysis. Br J Cancer. 2009; 100:611-6.

23. World Cancer Research Fund/ American Institute for Cancer Research. Continuous Update Project Expert Report 2018. Diet, Nutrition, Physical Activity and Colorrectal Cancer. http://www.aicr.org/continuous-update-project/reports/colorectal-cancer-2017-report.pdf Accesado septiembre 2018.

CAPÍTULO DECIMOSEGUNDO: GAS INTESTINAL

1. Agrawal, A., et al. Treatment of Bloating and Distension – Role of Probiotics. Aliment Pharmacol Ther. 2011; 34:580-1.

2. American College of Gastroenterology. Belching, Bloating and Flatulence. http://patients.gi.org/topics/belching-bloating-and-flatulence/ Accesado octubre 2018.

3. Azpiroz, F., Intestinal gas. In: Sleisenger and Fordtran's Gastrointestinal and Liver Disease. 10th Ed. Elsevier. Philadelphia, PA. 2016. Pp242-250.
4. Bredenoord, A. J., et al. Physiologic and Pathologic Belching. Clin Gastroenterol Hepatol. 2007; 5:772.
5. Chitkara, D. K., et al. Aerophagia in Adults: A Comparison with Functional Dyspepsia. Aliment Pharmacol Ther. 2005; 22:855.
6. Di Stefano, M., et al. The Effect of Oral Alpha-Galactosidase on Intestinal Gas Production and Gas-Related Symptoms. Dig Dis Sci. 2007; 52:78-83.
7. Distrutti, E., et al. Rectal Function and Bowel Habit in Irritable Bowel Syndrome. Am J Gastroenterol. 2004; 99:131-7.
8. Ganiats, T. G., et al. Does Beano Prevent Gas? A Double-Blind Crossover Study of Oral Alpha-Galactosidase to Treat Dietary Oligosaccharide Intolerance. J Fam Pract. 1994; 39:441-5.
9. GI Society. Canadian Society of Intestinal Research. https://www.badgut.org/information-centre/a-z-digestive-topics/intestinal-gas/ Accesado octubre 2018.
10. Hall, R. G., et al. Effects of Orally Administered Activated Charcoal on Intestinal Gas. Am J Gastroenterol. 1981; 75:192-6.
11. IFFGD. Controlling Intestinal Gas. https://www.iffgd.org/symptoms-causes/intestinal-gas.html Accesado octubre 2018.
12. Lacy, B. E., et al. Pathophysiology, Evaluation, and Treatment of Bloating. Gastroenterol Hepatol. 2011; 7:729-739.
13. Manichanh, C., et al. Anal Gas Evacuation and Colonic Microbiota in Patients with Flatulence: Effect of Diet. Gut. 2014; 63:401-408.
14. Mayo Clinic. Intestinal Gas. https://www.mayoclinic.org/symptoms/intestinal-gas/basics/definition/sym-20050922 Accesado octubre 2018.
15. Merck Manual. Gas-Related Complaints. https://www.msdmanuals.com/professional/gastrointestinal-disorders/symptoms-of-gi-disorders/gas-related-complaints Accesado octubre 2018.
16. NIDDKD. Gas in the digestive tract. https://www.niddk.nih.gov/health-information/digestive-diseases/gas-digestive-tract/all-content Accesado octubre 2018.
17. Perez, F., et al. Gas distribution within the Human Gut: Effect of Meals. Am J Gastroenterol. 2007; 102:842-51.

18. Poynard, T., et al. Meta-Analysis of Smooth Muscle Relaxants in the Treatment of Irritable Bowel Syndrome. Aliment Pharmacol Ther 2001; 15:355-61.

19. Ringer-Kulka, T., et al. Probiotic Bacteria Lactobacillus NCFM and Bifidobacterium Lactis Bi-07 versus Placebo for the Symptoms of Bloating in Patients with Functional Bowel Disorders: A Double-Blind Study. J Cin Gastroenterol. 2011; 45:518-25.

20. Suarez, F. L., et al. Identification of Gases Responsable for the Odour of Human Flatus and Evaluation of a Device Purported to Reduce This Odour. Gut 1998; 43:100-4.

CAPÍTULO DECIMOTERCERO: INTOLERANCIA A LA LACTOSA

1. Feldman, M., et al. Maldigestion and malabsorption. In: Sleisenger & Fordtran's Gastrointestinal and Liver Disease: Pathophysiology, Management. 19th ed. Philadelphia, Pa.: Saunders Elsevier; 2016: pp 1808.

2. NIDDK. Lactose Intolerance. https://www.niddk.nih.gov/health-information/digestive-diseases/lactose-intolerance/all-content Accesado noviembre 2018.

3. Berni, C. R., et al. Diagnosing and Treating Intolerance to Carbohydrates in Children. Nutrients. 2016; 157.doi: 10:3390/nu803157.

4. Bhatnagar, S., et al. Lactose Intolerance. BMJ. 2007; 334:1331-2.

5. Storhaug, C. L., et al. Country, Regional, and Global Estimates for Lactose Malabsorption in Adults: A Systematic Review and Meta-analysis. The Lancet. Gastroenterology & Hepatology. 2017; 2:738-746.

6. Luyt, D., et al. Standards of care Committee of the British Society for Allergy and Clinical Immunology (BSACI). BSCAI Guideline for the Diagnosis and Management of Cow's Milk Allergy. Clinical and Experimental Allergy. 2014; 44:642-672.

7. Misselwitz, B., et al. What is Normal and Abnormal in Lactose Digestión? The Lancet. Gastroenterology & Hepatology. 2017; 2:696-697.

8. Lisker, R., et al. Lactase Deficiency in a Rural Area of Mexico. Am J Clin Nutr. 1974; 27:756-9.

9. Cifuentes, G. E., et al. Deficiencia de Lactasa Intestinal en un Pueblo Nahua: Alternativas para los Programas de Intervención Nutricional en la Región. Rev Invest Clin 1985; 37:311-5.

10. Heyman, M., et al. Lactose Intolerance in Infants, Children, and Adolescents. Pediatrics. 2006; 118:1279-1286.
11. Leavitt, M., et al. Clinical Implications of Lactose Malabsorption versus Lactose Intolerance. J Clin Gastroenterol. 2013; 47:471.
12. Heaney, R. P., et al. Dairy Intake, Dietary Adequacy, and Lactose Intolerance. Advances in Nutrition. 2013; 4:151.
13. Gudmand-Hoyer, E., et al. Individual Sensitivity to Lactose in Lactose Malabsorption. Am J Dig Dis. 1977; 22:177-81.
14. Mayo Clinic. Lactose Intolerance. https://www.mayoclinic.org/diseases-conditions/lactose-intolerance/symptoms-causes/syc-20374232 Accesado septiembre 2018.
15. Dalal, S.R., Chang EB. Chapter 65: Disorders of Epitelial Transport, Metabolism, and Digestión in the Small Intestine. In: Podolsky DK, Camilleri M, Fitz JG, Kaloo AN, Shanahan F, Wang TC, eds. Yamada's Textbook of Gastroenterology. 6th ed. West Sussex: John Wiley & Sons; 2016:1276-1293.
16. Selfnutrition data. Know What You Eat. http://nutritiondata.self.com/ Accesado septiembre 2018.
17. Savaiano, D. A., Lactose Digestión from Yogurt: Mechanism and Relevance. Am J Clin Nutr. 2014; 99:1251S-5S.
18. Food Allergy Research & Education. Milk Allergy. https://www.foodallergy.org/common-allergens/milk Accesado septiembre 2018.
19. National Institutes of Health. Calcium. https://ods.od.nih.gov/factsheets/Calcium-HealthProfessional/ Accesado septiembre 2018.

CAPÍTULO DECIMOCUARTO: ENFERMEDAD DIVERTICULAR DEL COLON

1. American Society of Colon and Rectal Surgeons. Diverticular Disease Expanded Versión. https://www.fascrs.org/patients/disease-condition/diverticular-disease-expanded-version-0 Accesado noviembre 2018.
2. Cao, Y., et al. Meat Intake and Risk of Diverticulitis Among Men. Gut. 2018; 67:466-472.
3. Crowe, F. L., et al. Diet and Risk of Diverticular Disease on Oxford Cohort of European Prospective Investigation into Cancer and Nutrition (EPIC):

Prospective Study of British Vegetarians and Non-Vegetarians. BMJ. 2011; 343: d4131.

4. Feuerstein J.D., et al. Diverticuosis and diverticulitis. Mayo Clin Proceedings 2016; 91:1094-104.
5. Harvard Health Publishing. Diverticular Disease of the Colon. https://www.health.harvard.edu/diseases-and-conditions/diverticular-disease-of-the-colon Accesado noviembre 2018.
6. Liu, P.H., et al. Adherence to a healthy lifestyle is associated with a lower risk of diverticulitis among men. Am J Gastroenterol 2017; 112:1868-76.
7. Matrana, D. A., et al. Epidemiology and Pathophysiology of Diverticular Disease. Clin Colon Rectal Surg. 2009; 22:141-146.
8. Morris, A. M., et al. SigmoidDdiverticulitis: A Systematic Review. JAMA. 2014; 311:287-297.
9. NIDDK. Diverticular Disease. https://www.niddk.nih.gov/health-information/digestive-diseases/diverticulosis-diverticulitis Accesado noviembre 2018.
10. Peery, A. F. Colonic diverticula and diverticular disease: 10 facts clinicians should know. N C Med. 2016; 77:220-2.
11. Pemberton, J., et al. Diverticular Disease (Beyond the Basics. https://www.uptodate.com/contents/diverticular-disease-beyond-the-basics Accesado noviembre 2018.
12. Rezapour, M., et al. Diverticular Disease: An Update on Pathogenesis and Management. Gut Liver. 2018; 12:125-132.
13. Stollman, N. H., et al. American Gastroenterological Association Institute Guideline on the Management of Actute Diverticulitis. Gastroenterology 2015; 149:1944-1949.
14. Stollman, N. H., et al. Diagnosis and Management of Diverticular Disease of the Colon in Adults. Am J Gastroenterol. 1999; 94:3110-3121.
15. Razik, R., et al. Diverticular disease: Changing epidemiology and management. Drugs & Aging 2015; 32349-60.
16. Strate, L. L., et al. Heritability and Familial Aggregation of Diverticular Disease: A Population Based Study of Twins and Siblings. Gastroenterology. 2013; 144:736-742.
17. Strate, L. L., et al. Obesity Increases the Risk of Diverticulitis and Diverticular Bleeding. Gastroenterology. 2009; 136:115-122.

18. Strate, L. L., et al. Use of Aspirin or Nonsteroidal Anti-Inflammatory Drugs Increase Risk for Diverticulitis and Diverticular Bleeding. Gastroenterology. 2011; 140:1427-33.
19. Tanase, I., et al. Epidemiology of diverticular disease – systematic review of the literature. Chururgia 2015; 110:9-14.
20. Wieghard, N., et al. Trends in the Surgical Management of Diverticulitis. Ann Gastroenterol. 2015; 28:25-30.
21. Wilkins, T., et al. Diagnosis and Management of Acute Diverticulitis. Am Fam Physician. 2013; 87:612-620.
22. World Gastroenterology Organisation. Diverticular Disease. http://www.worldgastroenterology.org/guidelines/global-guidelines/diverticular-disease/diverticular-disease-english Accesado noviembre 2018.

CAPÍTULO DECIMOQUINTO: ENFERMEDAD DE CROHN Y COLITIS ULCERATIVA CRÓNICA INESPECÍFICA (CUCI)

1. Ananthakrisnan, A. N., et al. Aspirin, Nonsteroidal Anti-Inflammatory Drug Use, and Risk for Cron's Disease and Ulcerative Colitis: A Cohort Study. Annals of Internal Medicine. 2012; 156:350-359.
2. Burisch, J., et al. Inflammatory Bowel Disease Epidemiology. Current Opinion in Gastroenterology. 2013; 29:357-362.
3. Coleman, S. C., Probiotics & IBD. Today's Dietitian. 2013; 14:34.
4. Crohn's & Colitis Foundation. What are Crohn's & Colitis? http://www.crohnscolitisfoundation.org/what-are-crohns-and-colitis/ Accesado noviembre 2018.
5. Ghazi, L. J., et al. Crohn's Disease. Medscape. https://emedicine.medscape.com/article/172940-overview Accesado noviembre 2018.
6. Goldman, L., et al., eds. Inflammatory Bowel Disease. In: Goldman-Cecil Medicine. 25th ed. Phladelphia, Pa.: Saunders Elsevier, 2016.
7. Harbord, M., et al. Third European Evidence-Based Consensus on Diagnosis and Management of Ulcerative Colitis. Part 2: current management. Journal of Crohn's and Colitis. 2017; 11:769-784.
8. Hartman, C., et al. Nutritional status and nutritional therapy in inflammatory bowel disease. World J Gastroenterol. 2009; 15:2570-2578.

9. Janowitz, H. D., et al. Ulcerative Colitis in Adults. Am J Gastroenterol. 2010; 105:501-523.

10. Kornbluth, A., et al. Ulcerative Colitis Practice Guidelines in Adults: American College of Gastroenterology, Practice parameters Committee. Am J Gastroenterol. 2010; 105:501-523.

11. Lim, H. S., et al. Elimination Diet and Nutritional Deficiency in Patients with Inflammatory Bowel Disease. Clin Nutr Res Food 2018; 7:48-55.

12. Mayo Clinic. Crohn's Disease. https://www.mayoclinic.org/diseases-conditions/crohns-disease/diagnosis-treatment/drc-20353309 Accesado noviembre 2018.

13. Mayo Clinic. Ulcerative Colitis. https://www.mayoclinic.org/diseases-conditions/ulcerative-colitis/symptoms-causes/syc-20353326 Accesado noviembre 2018.

14. Molodecky, N. A., et al. Increasing Incidence and Prevalence of the Inflammatory Bowel Diseases with Time, Based on Systematic Review. Gastroenterology. 2012; 142:46-54.

15. NIDDKD. Crohn's Disease. https://www.niddk.nih.gov/health-information/digestive-diseases/crohns-disease/all-content Accesado noviembre 2018.

16. NIDDKD. Ulcerative Colitis. https://www.niddk.nih.gov/health-information/digestive-diseases/ulcerative-colitis Accesado noviembre 2018.

17. Peppercorn, M. A., et al. Crohn's disease (Beyond the Basics). https://www.uptodate.com/contents/crohn-disease-beyond-the-basics Accesado noviembre 2018.

18. Podolsky, D.K. Inflammatory bowel disease. N Eng J Med 2001; 347:417-429.

19. RutGeerts, P., et al. Infliximab for Induction and Mantenance Therapy for Ulcerative Colitis. N Eng J Med 2005; 353:2462-76.

20. Shanahan, F. Ulcerative Colitis. In: Hawkey CJ, Bosch J, Richter JE, Garcia-Tsao G, Chan FKL, eds. Textbook of Clinical Gastroenterology and Hepatology. 2nd Ed. Oxford: Wiley-Blackwell; 2012:355-371.

21. Sutherland, J., et al. Oral 5-aminosalicylic Acid for Mantenance of Remission in Ulcerative Colitis. Cochrane Database Syst Rev 2006; CD000543.

22. Timmer, A., et al. Azathioprine and 6-mercaptopurine for maintenance of remission in ulcerative colitis. Cochrane Database Syst Rev. 2012;9:CD000478.
23. Ungaro, R., et al. Ulcerative Colitis. The Lancet. 2017; 389: 1756-1770.
24. Walfish, A. E., et al. Crohn's Disease. The Merck Manual website. https://www.msdmanuals.com/home/digestive-disorders/inflammatory-bowel-diseases-ibd/crohn-disease Accesado noviembre 2018.
25. Walfish AE, et al. Ulcerative Colitis. The Merck Manual website. https://www.msdmanuals.com/home/digestive-disorders/inflammatory-bowel-diseases-ibd/ulcerative-colitis Accesado noviembre 2018.
26. Yamamoto-Furusho, J. K., et al. Consenso Mexicano para el Diagnóstico y Tratamiento de la Colitis Ulcerosa Crónica Idiopática. Rev Gastroenterol Mex. 2018; 83:144-167.
27. Yamamoto-Furusho, J. K., et al. Diagnóstico y Tratamiento de la Enfermedad Inflamatoria Intestinal: Primer Consenso Latinoamericano de la Pan American Crohn's and Colitis Organisation. Rev Gastroenterol Mex. 2017; 82:46-84.

CAPÍTULO DECIMOSEXTO: HEMORROIDES, FISURA ANAL Y PRURITO ANAL

1. Abier Abdelnaby and J Marcus Downs. Diseases of the Anorectum in: Sleisenger & Fordtran's Gastrointestinal and Liver Disease: Pathophysiology, Management. 19th ed. Philadelphia, Pa.: Saunders Elsevier; 2016: Chapter 129 pp 2319.
2. Alonso-Coello, P., et al. Fiber for the Treatment of Hemorrhoids Complications: A Systematic Review and Meta-Analysis. Am J Gastroenterol. 2006; 101:181-188.
3. American Society of Colon and Rectal Surgeons. Pruritus ani. https://www.fascrs.org/patients/disease-condition/pruritus-ani Accesado noviembre 2018.
4. Fargo, M. V., et al. Evaluation and management of common anorectal conditions. Am Fam Physician. 2012; 85:624.
5. Harvard Health Publishing. Hemorrhoids and What to Do About Them. https://www.health.harvard.edu/diseases-and-conditions/hemorrhoids_and_what_to_do_about_them Accesado noviembre 2018.

6. Kaidar-Person, O., et al. Hemorrhoidal Disease: A comprehensive Review. J Am Coll Curg. 2007; 2014:102-17.
7. Klein, J. W. Common Anal Problems. Medical Clinic of North America. 2014; 98:609.
8. Lohsiriwat, V. Hemorrhoids: From Basic Pathophysiology to Clinical Management. World J Gastroenterol. 2012; 18:2009-2017.
9. Lohsiriwat, V. Treatment of Hemorrhoids: A Coloproctologist's View. World J Gastroenterol. 2105; 21:9245-9252.
10. Mayo Clinic. Anal Fissure. https://www.mayoclinic.org/diseases-conditions/anal-fissure/symptoms-causes/syc-20351424 Accesado noviembre 2018.
11. Mayo Clinic. Anal itching. https://www.mayoclinic.org/diseases-conditions/anal-itching/symptoms-causes/syc-20369345 Accesado noviembre 2018.
12. Mayo Clinic. Hemorrhoids. https://www.mayoclinic.org/diseases-conditions/hemorrhoids/symptoms-causes/syc-20360268 Accesado noviembre 2018.
13. NIDDKD. Hemorrhoids. https://www.niddk.nih.gov/health-information/digestive-diseases/hemorrhoids/all-content Accesado noviembre 2018.
14. Perera, N., et al. Phlebotonics for Haemorrhoids. Cochrane Database Syst Rev. 2012; 8:CD004322.
15. Samim, M., et al. Topical Diltiazem Cream versus Botulinum Toxin a for the Treatment of Chronic Anal Fissure: A Double-Blind Randomized Clinical Trial. Ann Surg. 2012; 255:18-22.
16. Shao, W. J., et al. Systematic Review and Meta-Analysis of Randomized Controlled Trials Comparing Botulinum Toxin Injection with Lateral Internal Sphincterotomy for Chronic Anal Fissure. Int J Colorectal Dis. 2009; 24:995-1000.
17. Siddiqi, S., et al. Pruritus ani. Ann R Coll Surg Engl. 2008; 90:457-463.
18. Swamiappan, M., et al. Anogenital Pruritus- An Overview. J Clin Diagn Res. 2016; 10:1-3.
19. Wald, A., et al. ACG Clinical Guideline: Management of Benign Anorectal Disorders. Am J Gastroenterol. 2014; 109:1141-57.
20. Sun, Z., et al. Review of Hemorrhoid Disease: Presentation and Management. Clin Colon Rectal Surg. 2016; 29:22-29.

CAPÍTULO DECIMOSÉPTIMO: PROCEDIMIENTOS DE ENDOSCOPÍA E IMAGEN PARA EL DIAGNÓSTICO Y TRATAMIENTO DE LAS ENFERMEDADES DIGESTIVAS

1. American Gastroenterological Association. Procedures. https://www.gastro.org/practice-guidance/gi-patient-center/procedures Accesado noviembre 2018.
2. ASGE Technolgy Committee. Electronic Chromoendoscopy. Gastrointestinal Endosc 2015; 81:249-61.
3. ASGE, Procedures. https://www.asge.org/home/for-patients/procedures Accesado noviembre 2018.
4. Colorectal Cancer: Screening, U.S. Preventive Services Task Force website. https://www.uspreventiveservicestaskforce.org/Page/Document/UpdateSummaryFinal/colorectal-cancer-screening2 Accesado noviembre 2018.
5. Dhakshina, G., et al. Virtual Colonoscopy: Utility, Impact and Overview. World J Radiol 2013; 5:61-67.
6. Lin, J. S., et al. Screening for Colorrectal Cancer: Updated Evidence Report and Systematic Review for the US Preventive Services Task Force. JAMA. 2016; 315:2576-2594.
7. Mayo Clinic Staff. Tests and Procedures. https://www.mayoclinic.org/tests-procedures Accesado noviembre 2018.
8. National Institute of Diabetes anD Digestive and Kidney Diseases. Diagnostic Tests. https://www.niddk.nih.gov/health-information/diagnostic-tests Accesado noviembre 2018.
9. Van de Bruaene, C., et al. Small Bowel Capsule Endoscopy: Where Are We After Almost 15 Years of Use? World J Gastrointest Endosc. 2015; 7:13-36.
10. Yu Kyung Cho. How to Interpret Esophageal Impedance pH Monitoring. J Neurogastroenterol Motil. 2010; 16:327-330.

Figura 1 del capítulo 2 es adaptada de: Guyton and Hall Texbook of Medical Physiology, 12th Edition.

Figura 2 del capítulo 3 es adaptada de: Norma Oficial Mexicana NOM-043-SSA2-2005.

La escala de Bristol en el capítulo décimo es adaptada de Lewis SJ & Heaton KW. Stool form scale as a useful guide to intestinal transit time. Scand J Gastroenterol. 1997; 32:920-924.

ÍNDICE TERMINOLÓGICO

A
Aceites 52, 62
Acetaminofeno 131
Acesulfame 67
Actividad física 51, 87, 141, 155, 170, 188
Aditivos 19
Agua 53, 64
Ajo 195, 200
Alcohol y cáncer 178, 189
Alergia a la leche 206
Alfa galactosidasa 201
Alimentos
  procesados 53
Alprazolam 157
Aminosalicilatos 230, 238
Ano 32, 256
Antiácidos 102, 113, 128
Antibióticos 128,217,240
Antidepresivos 156
Antiinflamatorios no esteroideos 120
Arroz integral 55
Asados, alimentos 61
Aspartame 67
Aspirina 120, 189
Aves 61
Azatioprina 231, 239
Azúcares 19, 41, 52

B
Bacteroides 36
Bario, estudios con 99, 183, 217
Barrett, esófago de 99, 104
Biofeedback 282
Biológicos, medicamentos 231, 239
Biopsia
  Hepática 139
  Por endoscopía 267
Bloqueadores H2 103, 114, 127
Bolo alimentario 30
Brócoli 57

C
Café 64, 102
Calcio 71
Cáncer
  De ano 254
  De colon 19, 175
  De esófago 99
  De estómago 123
  De hígado 137
Canola 52, 63
Cápsula endoscópica 279
Carbohidratos 29, 41, 52
Carbón activado 201
Caries dental 43
Carne
  asada 61
  blanca 52, 61
  grasas en la 44
  procesada 52, 180
  roja 52, 180
Cebollas 57, 195
Cereales 54, 68
Cirrosis 137

Colecistocinina 34
Colesterol 48
Colitis ulcerativa crónica inespecífica 233
Colon 32, 33
Colon irritable 145
Colon, cáncer de 175
Colonoscopía 183, 270
Colonoscopía virtual 277
Comida rápida 52
Constipación (Ver *Estreñimiento*)
Crohn, enfermedad de 226

D

Diarrea 146, 227, 234
Diazepam 157
Diclofenaco 121
Digestión 29
Dispepsia 109
Distensión abdominal 146, 197
Diverticulosis 213, 215

E

Eje intestino cerebro 35, 149
Ejercicio (Ver *Actividad física*)
Endoscopía digestiva superior 99, 112, 124, 266
Endulzantes artificiales 66
Enemas 172
Enfermedad Celiaca 154
Enfermedad del hígado graso no alcohólico 133
Enfermedad por reflujo gastroesofágico 95
Eructos 97, 110, 196
Esofagitis 98
Esomeprazol 103, 114, 128
Estómago, cáncer de 123
Estreñimiento 148, 159
Estrés 75, 111, 150

F

Famotidina 103, 114, 127
Fibra dietética 49, 171
Fibrosis del hígado 137
Firmicutes 36
Fitoquímicos 72
Fisura anal 253
Flatos 192, 202
Flatulencia 196
Fluoxetina 156
FODMAP 154
Frijoles 52, 57, 194
Fructosa 42
Frutas 43, 51, 58

G

Gases 181, 191
Gases con mal olor 200
Gastrina 34
Gastritis 111, 123
Granos 51, 54
Grasas, tipos de 45
Grasas Omega-3 47

H

HDL (lipoproteína de alta densidad) 47
Helicobacter pylori 122
Hidrocarburos aromáticos policíclicos 180
Hidrogenadas, grasas 46
Hígado 39
Hígado graso 133

Hemorroides 247
Hepatitis 39
Huevos 52, 62

I
Ibuprofeno 101, 121
Indigestión (ver *Dispepsia*)
Infliximab 231, 239
Inhibidores de bomba
de protones 103, 114, 128
Intestino delgado 31
Intestino grueso (ver *Colon*)
Intolerancia a la lactosa 203

K
Ketorolaco 101, 121

L
Lactasa 209
Lácteos 52, 203
Lácteos sin lactosa 209
Laxantes
ablandadores 172
estimulantes 172
lubricantes 172
osmóticos 171
LDL (lipoproteína de baja
densidad) 46
Leche
de soya 53
de vaca 53, 65
Legumbres 52, 57
Linaza 171

M
Magnesia, leche de 171
Manometría ano-rectal 281
Manometría esofágica 281
Margarina 52, 66
Mariscos 52, 61
Meditación 91, 155
Metanotiol 191
Microbiota 36
Monoinsaturadas, grasas 48

N
Nitrosaminas 181
Nueces 62
Nutriente 29, 41

O
Obesidad 21, 177
Oliva, aceite de 52, 63
Omeprazol 103, 114, 128

P
Pancreatitis 111, 231, 239
Pantoprazol 103, 114, 128
Paracetamol (ver *Acetaminofeno*)
Peritonitis 219
Pescado 48, 52, 61, 140, 243
PH-metría esofágica 282
Píloro 31
Pinaverio, bromuro de 156
Polietilenglicol 171, 252
Polinsaturadas, grasas 47
Polipectomía 183, 187, 273
Pólipos del colon 176, 273
Pollo 52, 61
Probióticos 37, 157, 244
Proteínas 43
Prurito anal 256
Psicoterapia 92

Q

Quesos 59, 209

R

Ranitidina 103, 114, 127
Recomendaciones para mejorar tu alimentación 50
Recto 30, 32, 176, 233, 247
Rectosigmoidoscopía flexible 183, 250, 275
Redes sociales 78
Reflujo gastroesofágico 38, 95
Refrescos embotellados 66
Relajación, técnicas de 90, 195
Resistencia a la insulina 135, 136
Resonancia magnética 185, 229

S

Sacarina 67
Sal 53
Saturadas, grasas 46
Secretina 34
Semillas 52
Senósidos 156, 172
Serie esófago gastroduodenal 99, 124, 229
Simeticona 201
Síndrome de intestino irritable 83, 145
Síndrome metabólico 136
Sobrepeso 51, 96, 135, 177
Sorbitol 195
Soya 44, 63
Sucralosa 67
Sulfuro de hidrógeno 191
Suplementos dietéticos 71
Supositorios 172

T

Tomografía computarizada 139, 185, 217, 229
Transgrasas 46
Trasplante de hígado 143
Trimebutina 156

U

Úlcera péptica 82, 117
Ultrasonido 112, 139, 151, 185

V

Vesícula biliar 40
Verduras 51, 56, 140, 154, 167, 188, 214, 243
Vitaminas 71
Vómitos 97, 118, 205, 216, 227

Y

Yoga 91, 155

www.ingramcontent.com/pod-product-compliance
Lightning Source LLC
Chambersburg PA
CBHW061744250726
48657CB00001B/22
* 9 7 8 1 7 9 5 2 9 9 6 8 8 *